国家卫生健康委员会"十四五"规划教材

全国高等中医药教育教材

供中医骨伤科学等专业用

实验骨伤科学

第 2 版

骨中
傷醫

主 编　王海彬　穆晓红

副主编　王培民　杨燕萍　顾海潮

编 委（按姓氏笔画排序）

王伟军（湖北中医药大学）　　　　金红婷（浙江中医药大学）

王海彬（广州中医药大学）　　　　周　驰（广州中医药大学）

王培民（南京中医药大学）　　　　胡一梅（成都中医药大学）

乔　野（辽宁中医药大学）　　　　顾海潮（云南中医药大学）

李念虎（山东中医药大学）　　　　桑晓文（陕西中医药大学）

杨济洲（北京中医药大学）　　　　曾　平（广西中医药大学）

杨燕萍（上海中医药大学）　　　　颜春鲁（甘肃中医药大学）

张　颖（河南省洛阳正骨医院）　　穆晓红（北京中医药大学）

秘 书　周　驰（兼）　杨济洲（兼）

人民卫生出版社

·北 京·

图书在版编目（CIP）数据

实验骨伤科学 / 王海彬，穆晓红主编 . —2 版 . —
北京：人民卫生出版社，2021.8
ISBN 978-7-117-31523-4

Ⅰ.①实… Ⅱ.①王…②穆… Ⅲ.①中医伤科学 –
高等学校 – 教材 Ⅳ.①R274

中国版本图书馆 CIP 数据核字（2021）第 164043 号

人卫智网	www.ipmph.com	医学教育、学术、考试、健康，
		购书智慧智能综合服务平台
人卫官网	www.pmph.com	人卫官方资讯发布平台

实验骨伤科学
Shiyan Gushang Kexue
第 2 版

主　　编：王海彬　穆晓红
出版发行：人民卫生出版社（中继线 010-59780011）
地　　址：北京市朝阳区潘家园南里 19 号
邮　　编：100021
E - mail：pmph @ pmph.com
购书热线：010-59787592　010-59787584　010-65264830
印　　刷：人卫印务（北京）有限公司
经　　销：新华书店
开　　本：850 × 1168　1/16　印张：14　插页：4
字　　数：367 千字
版　　次：2012 年 7 月第 1 版　2021 年 8 月第 2 版
印　　次：2021 年 9 月第 1 次印刷
标准书号：ISBN 978-7-117-31523-4
定　　价：56.00 元

数字增值服务编委会

◇◇◇ 修 订 说 明 ◇◇◇

为了更好地贯彻落实《中医药发展战略规划纲要(2016—2030年)》《中共中央国务院关于促进中医药传承创新发展的意见》《教育部 国家卫生健康委 国家中医药管理局关于深化医教协同进一步推动中医药教育改革与高质量发展的实施意见》《关于加快中医药特色发展的若干政策措施》和新时代全国高等学校本科教育工作会议精神,做好第四轮全国高等中医药教育教材建设工作,人民卫生出版社在教育部、国家卫生健康委员会、国家中医药管理局的领导下,在上一轮教材建设的基础上,组织和规划了全国高等中医药教育本科国家卫生健康委员会"十四五"规划教材的编写和修订工作。

为做好新一轮教材的出版工作,人民卫生出版社在教育部高等学校中医学类专业教学指导委员会、中药学类专业教学指导委员会和第三届全国高等中医药教育教材建设指导委员会的大力支持下,先后成立了第四届全国高等中医药教育教材建设指导委员会和相应的教材评审委员会,以指导和组织教材的遴选、评审和修订工作,确保教材编写质量。

根据"十四五"期间高等中医药教育教学改革和高等中医药人才培养目标,在上述工作的基础上,人民卫生出版社规划、确定了第一批中医学、针灸推拿学、中医骨伤科学、中药学、护理学5个专业100种国家卫生健康委员会"十四五"规划教材。教材主编、副主编和编委的遴选按照公开、公平、公正的原则进行。在全国50余所高等院校2 400余位专家和学者申报的基础上,2 000余位申报者经教材建设指导委员会、教材评审委员会审定批准,聘任为主编、副主编、编委。

本套教材的主要特色如下:

1. **立德树人,思政教育** 坚持以文化人,以文载道,以德育人,以德为先。将立德树人深化到各学科、各领域,加强学生理想信念教育,厚植爱国主义情怀,把社会主义核心价值观融入教育教学全过程。根据不同专业人才培养特点和专业能力素质要求,科学合理地设计思政教育内容。教材中有机融入中医药文化元素和思想政治教育元素,形成专业课教学与思政理论教育、课程思政与专业思政紧密结合的教材建设格局。

2. **准确定位,联系实际** 教材的深度和广度符合各专业教学大纲的要求和特定学制、特定对象、特定层次的培养目标,紧扣教学活动和知识结构。以解决目前各院校教材使用中的突出问题为出发点和落脚点,对人才培养体系、课程体系、教材体系进行充分调研和论证,使之更加符合教改实际、适应中医药人才培养要求和社会需求。

3. **夯实基础,整体优化** 以科学严谨的治学态度,对教材体系进行科学设计、整体优化,体现中医药基本理论、基本知识、基本思维、基本技能;教材编写综合考虑学科的分化、交叉,既充分体现不同学科自身特点,又注意各学科之间有机衔接;确保理论体系完善,知识点结合完备,内容精练、完整,概念准确,切合教学实际。

4. **注重衔接,合理区分** 严格界定本科教材与职业教育教材、研究生教材、毕业后教育教材的知识范畴,认真总结、详细讨论现阶段中医药本科各课程的知识和理论框架,使其在教材中得以凸显,既要相互联系,又要在编写思路、框架设计、内容取舍等方面有一定的区分度。

5

5. 体现传承，突出特色 本套教材是培养复合型、创新型中医药人才的重要工具，是中医药文明传承的重要载体。传统的中医药文化是国家软实力的重要体现。因此，教材必须遵循中医药传承发展规律，既要反映原汁原味的中医药知识，培养学生的中医思维，又要使学生中西医学融会贯通，既要传承经典，又要创新发挥，体现新版教材"传承精华、守正创新"的特点。

6. 与时俱进，纸数融合 本套教材新增中医抗疫知识，培养学生的探索精神、创新精神，强化中医药防疫人才培养。同时，教材编写充分体现与时代融合、与现代科技融合、与现代医学融合的特色和理念，将移动互联、网络增值、慕课、翻转课堂等新的教学理念和教学技术、学习方式融入教材建设之中。书中设有随文二维码，通过扫码，学生可对教材的数字增值服务内容进行自主学习。

7. 创新形式，提高效用 教材在形式上仍将传承上版模块化编写的设计思路，图文并茂、版式精美；内容方面注重提高效用，同时应用问题导入、案例教学、探究教学等教材编写理念，以提高学生的学习兴趣和学习效果。

8. 突出实用，注重技能 增设技能教材、实验实训内容及相关栏目，适当增加实践教学学时数，增强学生综合运用所学知识的能力和动手能力，体现医学生早临床、多临床、反复临床的特点，使学生好学、临床好用、教师好教。

9. 立足精品，树立标准 始终坚持具有中国特色的教材建设机制和模式，编委会精心编写，出版社精心审校，全程全员坚持质量控制体系，把打造精品教材作为崇高的历史使命，严把各个环节质量关，力保教材的精品属性，使精品和金课互相促进，通过教材建设推动和深化高等中医药教育教学改革，力争打造国内外高等中医药教育标准化教材。

10. 三点兼顾，有机结合 以基本知识点作为主体内容，适度增加新进展、新技术、新方法，并与相关部门制订的职业技能鉴定规范和国家执业医师（药师）资格考试有效衔接，使知识点、创新点、执业点三点结合；紧密联系临床和科研实际情况，避免理论与实践脱节、教学与临床脱节。

本轮教材的修订编写，教育部、国家卫生健康委员会、国家中医药管理局有关领导和教育部高等学校中医学类专业教学指导委员会、中药学类专业教学指导委员会等相关专家给予了大力支持和指导，得到了全国各医药卫生院校和部分医院、科研机构领导、专家和教师的积极支持和参与，在此，对有关单位和个人表示衷心的感谢！希望各院校在教学使用中，以及在探索课程体系、课程标准和教材建设与改革的进程中，及时提出宝贵意见或建议，以便不断修订和完善，为下一轮教材的修订工作奠定坚实的基础。

人民卫生出版社

2021 年 3 月

◇◇ 前　言 ◇◇

　　中医骨伤科学是中医学的重要组成部分,实验骨伤科学是根据中医骨伤科学发展的需要而形成的一门新兴学科。它以中医基础理论为指导,用现代科学和技术揭示骨伤科疾病发生与发展的规律,探索骨伤科疾病的病因、发病机制和病程转归,阐明防治疾病的原理,以提高诊断、预防、治疗和康复的水平。

　　随着现代生物学、计算机及信息技术的综合利用,我们对疾病的发生发展规律也有了更深入的认识,不仅要知其然,更要知其所以然。在做强临床的同时,还要做好科研的总结和创新工作,做到临床和科研相互支持,共同发展。因此,实验骨伤科学越来越显示出其在中医骨伤科学中的重要地位和作用。

　　本书第一章由张颖、曾平、王海彬编写,第二章由顾海潮、周驰编写,第三章由穆晓红、李念虎编写,第四章由王培民、金红婷编写,第五章由金红婷、王培民编写,第六章由颜春鲁、胡一梅、桑晓文编写,第七章由王伟军、颜春鲁、杨燕萍编写,第八章由桑晓文、杨济洲编写,第九章由胡一梅、穆晓红编写,第十章由杨燕萍、王伟军编写,第十一章由李念虎、曾平、乔野编写。本教材在编写过程中,力求内容系统完整,层次清晰,突出基础实验知识及实验技能,便于教与学,体现实验教学改革的内涵;在介绍实验原理及各种实验仪器、材料的基础上,详细描述操作步骤及注意事项、技巧分析,介绍骨伤实验的前沿成果,提出了常见问题及处理方法;在介绍生物信息学的基本原理和意义方面,系统揭示了大量复杂的生物数据所赋有的生物学奥秘,为迅速便捷发现、掌握精准的研究前沿提供信息支持。

　　本教材适用于中医骨伤科学专业本科层次教学使用,可以拓宽学生的知识面,增强实验能力,为中医骨伤科的人才培养提供知识技能,亦可供相关临床学科的医务人员学习参考。

　　本教材力求做到既能涵盖传统与现代中医骨伤科临床诊治方法,又能较全面地反映骨伤科的实验研究学术动态与进展,但由于内容丰富,涉及面宽,创新性较强,难免有疏漏与需要提高之处,恳请读者多提宝贵意见,以便进一步修订提高。

编者

2021 年 3 月

◇◇◇ 目 录 ◇◇◇

第一章 实验骨伤科学发展概况 1

第一节 实验骨伤科学发展简史 1

第二节 实验骨伤科学的主要内容 2

一、基础研究 2

二、应用研究 2

三、发展研究 3

第三节 实验骨伤科学的研究方法特点 3

一、实验骨伤科研究要以中医药理论为指导 3

二、实验骨伤科研究要与临床相结合 3

三、实验骨伤科研究要整体实验与体外实验相结合 4

四、建立"病"与"证"的动物模型 4

第二章 实验骨伤科学的研究思路与方法 6

第一节 实验骨伤科学的科研选题 6

一、选题基本原则 6

二、选题基本程序 7

三、选题注意事项 9

第二节 实验骨伤科学的科研设计 10

一、科研设计的基本内容 10

二、科研设计三要素 11

三、科研设计应遵循的原则 13

第三节 范例解析 14

一、题目与立项依据 14

二、项目的研究目标、研究内容以及拟解决的关键问题 17

三、研究方案及可行性分析 18

四、本项目的特色与创新之处 19

第三章 骨伤科生物学基础 21

第一节 骨 21

一、骨组织细胞与骨基质 21

　　二、骨的发生发育 ··23

　　三、影响骨生长发育的因素 ··25

第二节　骨骼肌 ···27

　　一、骨骼肌组织 ···27

　　二、骨骼肌的发生发育与再生修复 ···28

第三节　软骨 ··29

　　一、软骨的组织结构 ··29

　　二、软骨膜 ··31

　　三、软骨的类型 ··31

　　四、软骨的组织发生、生长、退行性变与再生 ··32

　　五、软骨的损伤修复 ··33

　　六、软骨组织工程 ···33

　　七、参与软骨形成的主要基因和信号通路 ··36

第四节　椎间盘 ···36

　　一、椎间盘的组织结构 ··36

　　二、椎间盘的血供和神经支配 ···37

　　三、椎间盘的组织发生 ··38

　　四、参与椎间盘形成的主要基因和信号通路 ···38

第五节　关节 ··39

　　一、关节的概述 ··39

　　二、滑膜关节的结构 ··39

　　三、滑膜关节的功能 ··40

　　四、关节发育与形成的过程 ··40

　　五、滑膜关节发生发育的调节 ···42

第六节　神经 ··43

　　一、神经系统的发生 ··43

　　二、神经的生长发育 ··43

　　三、神经信息的传递 ··44

　　四、神经递质与神经调质 ···44

　　五、受体与离子通道 ··44

第四章　常见骨伤科疾病动物模型 ···46

第一节　实验动物分类标准 ··46

第二节　常用实验动物的品种、特点 ··47

　　一、小鼠 ···47

　　二、大鼠 ···49

　　三、豚鼠 ···50

　　四、家兔 ···50

　　五、犬 ··51

第三节　动物实验基本技术操作方法 ··51

一、实验动物的抓取和固定方法 ··· 51

二、实验动物的编号标记方法 ··· 52

三、实验动物的麻醉方法 ··· 53

四、实验动物的被毛去除方法 ··· 53

五、实验动物的给药途径和方法 ··· 53

六、实验动物的标本收集方法 ··· 55

七、实验动物的处死方法 ··· 56

第四节　常见骨伤科疾病动物模型制备 ··· 57

一、急性软组织挫伤动物模型 ··· 57

二、长骨干骨折动物模型 ··· 57

三、颈椎病动物模型 ··· 58

四、腰椎间盘突出症动物模型 ··· 60

五、肩关节周围炎动物模型 ··· 61

六、膝骨关节炎动物模型 ··· 62

七、类风湿关节炎动物模型 ··· 62

八、股骨头缺血性坏死动物模型 ··· 62

九、周围神经损伤动物模型 ··· 63

十、骨质疏松症动物模型 ··· 63

十一、慢性化脓性骨髓炎动物模型 ··· 64

十二、骨伤常用基因工程动物模型 ··· 64

第五章　骨伤组织学技术与方法 ··· 66

第一节　一般骨组织技术 ··· 66

一、骨组织制片的方法 ··· 66

二、骨组织染色的方法 ··· 67

第二节　电镜技术 ··· 69

一、透射电子显微镜 ··· 70

二、扫描电子显微镜 ··· 70

三、其他显微镜技术 ··· 70

第三节　一般组织化学技术 ··· 71

一、骨组织切片的制备 ··· 71

二、骨组织化学显色方法 ··· 72

第四节　免疫组织化学技术 ··· 73

一、实验原理 ··· 74

二、实验步骤 ··· 74

三、非特异性着色对策和对照设计结果判断 ····································· 74

第五节　原位组织学技术 ··· 76

第六节　骨组织形态计量学技术 ··· 77

一、骨组织形态计量学的主要计算参数及含义 ································· 77

二、全自动图像分析 ··· 81

三、骨组织形态计量学的优越性 ·· 81

四、骨组织形态计量学的局限性 ·· 81

第六章　骨伤科细胞生物学技术与方法 ·· 82

第一节　成骨细胞的分离、培养、鉴定和检测 ·································· 82

一、成骨细胞的分离和培养 ·· 83

二、成骨细胞的鉴定 ·· 83

三、成骨细胞功能测定 ·· 85

第二节　破骨细胞的分离、培养、鉴定和检测 ·································· 85

一、破骨细胞的形态及功能 ·· 85

二、破骨细胞的分离与培养 ·· 86

三、破骨细胞的鉴定和检测 ·· 86

第三节　软骨细胞的分离、培养、鉴定和检测 ·································· 87

一、软骨细胞分离技术 ·· 87

二、关节软骨细胞培养技术 ·· 88

三、细胞因子 ·· 89

四、关节软骨细胞鉴定技术 ·· 89

第四节　髓核细胞的分离、培养、鉴定和检测 ·································· 90

一、髓核细胞分离、培养 ·· 90

二、小鼠髓核细胞的检测与鉴定 ·· 91

三、髓核细胞的分泌 ·· 91

第五节　神经细胞的分离、培养、鉴定和检测 ·································· 92

一、神经细胞的分离和培养 ·· 92

二、神经细胞的鉴定和检测 ·· 93

第六节　骨髓间充质干细胞的分离、培养、鉴定及检测 ·························· 94

一、骨髓间充质干细胞的分离培养 ·· 94

二、骨髓间充质干细胞的鉴定及检测 ······································ 95

三、骨髓间充质干细胞多向分化能力 ······································ 96

第七节　骨原细胞的分离、培养、鉴定和检测 ·································· 96

一、骨原细胞的分离和培养 ·· 96

二、骨原细胞的形态鉴定 ·· 97

三、骨原细胞的检测 ·· 98

第七章　骨伤科分子生物学技术与方法 ·· 101

第一节　聚合酶链反应技术 ·· 102

一、PCR 的基本原理 ·· 102

二、反转录 PCR 的基本原理 ·· 102

三、实时荧光定量 PCR 的基本原理 ·· 102

第二节　基因重组技术 ·· 105

第三节　核酸杂交技术 ·· 108

一、DNA 探针的制备 ……………………………………………………………… 111

二、Southern 印迹法 ……………………………………………………………… 111

三、Northern 印迹法 ……………………………………………………………… 112

第四节　蛋白质检测方法 …………………………………………………………… 112

第五节　分子生物学对骨伤科相关疾病的影响 …………………………………… 113

一、中医药治疗骨关节炎分子生物学研究进展 ………………………………… 113

二、中医药治疗颈椎病的分子机制研究 ………………………………………… 116

第八章　影像学与电生理技术在实验骨伤科学中的应用 …………………… 118

第一节　X 线技术 …………………………………………………………………… 119

一、X 线成像的原理 ……………………………………………………………… 119

二、X 线技术的发展 ……………………………………………………………… 119

三、数字 X 线技术的分类 ………………………………………………………… 119

第二节　小动物成像 ………………………………………………………………… 120

一、小动物成像的背景与原理 …………………………………………………… 120

二、小动物成像技术的发展 ……………………………………………………… 120

三、小动物成像技术分类 ………………………………………………………… 121

第三节　显微 CT ……………………………………………………………………… 124

一、显微 CT 测量原理 …………………………………………………………… 124

二、图像分析和形态计量分析 …………………………………………………… 124

第四节　放射性核素骨显像 ………………………………………………………… 126

一、放射性核素骨显像的原理 …………………………………………………… 126

二、检查方法 ……………………………………………………………………… 127

三、显像的种类 …………………………………………………………………… 128

四、放射性核素分析在骨伤科基础科学研究中的运用 ………………………… 129

第五节　电生理技术 ………………………………………………………………… 130

一、生物电测量技术的原理 ……………………………………………………… 130

二、电生理测量技术 ……………………………………………………………… 130

第九章　骨伤科流行病学与循证医学 ………………………………………… 134

第一节　骨伤科流行病学与循证医学研究方法 …………………………………… 135

一、观察性研究 …………………………………………………………………… 135

二、实验性研究 …………………………………………………………………… 135

三、循证医学研究 ………………………………………………………………… 136

第二节　骨伤科疾病分布特征研究 ………………………………………………… 136

一、设计原理 ……………………………………………………………………… 136

二、方案要素设计 ………………………………………………………………… 138

三、资料的整理与分析 …………………………………………………………… 139

第三节　骨伤科发病影响因素研究 ………………………………………………… 140

一、队列研究 ……………………………………………………………………… 140

二、病例对照研究 ··· 147
第四节　骨伤科疾病治疗方法研究 ··· 152
一、设计原理 ··· 152
二、方案要素设计 ··· 153
三、资料的整理与分析 ·· 155
第五节　骨伤科学的证据评价研究 ··· 157

第十章　生物信息学在实验骨伤科学研究中的应用 ··············· 164
第一节　常用大型数据库简介 ··· 165
一、科学网 ·· 165
二、NCBI 数据库 ··· 165
第二节　常用文献数据库 ··· 166
一、PubMed 数据库 ··· 166
二、PMC 数据库 ··· 167
第三节　常用核酸数据库 ··· 167
一、一级核酸数据库 ··· 167
二、二级核酸数据库 ··· 167
第四节　常用功能基因组数据库 ·· 170
一、GEO DataSets 数据库 ··· 171
二、GEO Profiles 数据库 ··· 174
第五节　常用蛋白质数据库 ·· 175
一、UniProt 数据库 ··· 176
二、PDB 数据库 ··· 178
第六节　常用化合物数据库 ·· 179
一、PubChem 数据库介绍 ··· 179
二、PubChem Compound 数据库检索 ·· 180
三、PubChem Compound 检索结果注释解读 ······························· 180
第七节　常用蛋白质相互作用数据库 ······································ 181
一、STRING 数据库介绍 ·· 181
二、STRING 数据库 PPI 网络分析方法 ······································ 181
第八节　常用功能富集分析数据库 ··· 182
一、DAVID 数据库介绍 ··· 182
二、DAVID 在线 GO 功能注释和 KEGG pathway 富集分析工具 ········ 182

第十一章　骨伤科生物力学 ··· 184
第一节　生物力学基础 ·· 184
一、生物力学概念 ··· 184
二、研究内容和方法 ··· 184
第二节　生物力学实验方法 ·· 185
一、机械性能测试方法 ·· 185

二、电阻应变测试方法 ……………………………………………………………………… 188

三、光测法 ……………………………………………………………………………………… 190

四、有限元分析方法 …………………………………………………………………………… 193

第三节　骨伤科生物力学实验 ………………………………………………………………… 195

一、柳木夹板固定治疗骨折的生物力学实验研究 ………………………………………… 195

二、肩关节的生物力学 ………………………………………………………………………… 197

三、骨质疏松性椎体压缩骨折与经皮椎体成形术 ………………………………………… 201

主要参考文献 …………………………………………………………………………………… 205

01章PPT

PPT 课件

第一章

实验骨伤科学发展概况

学习目标

通过学习本章,了解实验骨伤科学的发展简史、主要内容、方法特点等;了解实验骨伤科学的发展历程以及骨伤学科发展的意义。

第一节　实验骨伤科学发展简史

中医药学是中华民族传统文化的精髓,是在人们生产、生活的过程中所产生,并随着社会生产变化而不断发展的学科。它源远流长,数千年来为中华民族的繁衍与健康做出了不朽的贡献。中医骨伤科学是中医药学的重要组成部分,蕴涵着深厚的中医药文化底蕴。我国自古以来就不乏伤科名家流派,各流派都产生了诸多名医大师。伤科派系经过几千年的传承与发展,保留了大量的理论和实践精华,有些还形成了系统论著,如唐代蔺道人撰写的《仙授理伤续断秘方》是我国现存最早的一部中医骨伤科专著;清代医家吴谦等所著《医宗金鉴·正骨心法要旨》,直到现代还发挥着不可替代的重要作用。

自近代以来,随着自然科学的迅速发展和西方医学的持续引入,中医骨伤科学界不断地将实验技术方法运用于中医骨伤科的理、法、方、药相关研究中。如将中医药理论与现代科学技术方法相结合,研究正骨手法、小夹板固定及骨伤疾病中药复方,发掘运用中药单体与中药提取物的功效、药性、归经、配伍、炮制、毒性、体内代谢过程等;通过建立骨伤"病""证"及"病证结合"的实验模型,深入研究中医骨伤科学在疾病治疗过程中的具体作用机制,使骨伤科实验的研究内容更加广泛,研究思路更为开阔,研究方法和手段更具有科学先进性。目前的骨伤科研究除采用经典的实验学研究方法外,还结合组织学、形态学、病理生理学、生物化学、生物力学、免疫学、细胞学、分子生物学、系统生物学、生物信息学、组织工程学等多种学科的新技术、新方法,不断深化研究,均取得了丰硕的成果。

近几十年来,中医骨伤科学发展迅速,在众多学者、专家们的共同努力下,也出版了一些关于实验骨伤科学的书籍。如时光达、陈宝兴主编的《实验骨伤科学》,以组织形态学为基础,对当时发展的检验技术作了部分介绍。该书于 2001 年由人民卫生出版社再版,对原版内容进行了调整,增加了"骨免疫细胞化学研究""骨的 PCR 基因扩增技术"两章,删除了"骨骼负载试验"有关章节,调整了"骨伤科实验研究方法学""骨密度测量方法"等有关内容,使其更符合教学和科研工作。2001 年施杞教授、王和鸣教授主编的《骨伤科学》专著中,专设"骨伤实验学"一篇,介绍了骨伤科动物模型的建立以及骨与软骨细胞培养技术。2010 年,沈霖教授、林燕萍教授、王拥军教授主编了《骨伤科实验技术》,书中增加了细胞信号转导研究的最新进展。2012年王拥军教授主编了《实验骨伤科学》，书中也增加了部分循证医学的内容。此外，《中国中医骨伤科杂志》《中国骨伤》《中医正骨》《中华创伤骨科杂志》《中华骨科杂志》等专业杂志发表了大量的中医骨伤科实验学研究论文，并有大量研究成果在 *Bone*、*Spine*、*JBMR*、*JBJS*、*Orthopaedic Surgery* 等国际著名骨科专业期刊发表，不断促进实验骨伤科学的发展。

骨伤科实验研究方法始终在中医药理论的指导下，将现代科学方法技术与中医药理论相结合来研究中医骨伤理论和技术，用以阐明中医骨伤科学在疾病治疗中的具体作用及疗效机制，丰富了中医药理论内涵，使骨伤科学在继承的基础上不断发展、创新和提高。

第二节　实验骨伤科学的主要内容

科学研究一般采取联合国教育、科学及文化组织（UNESCO）的分类方法，即按研究性质分为基础研究、应用研究与发展研究。

一、基础研究

基础研究（fundamental research）指为了获得关于现象和可观察事实的基本原理的新知识而进行的实验性或理论性研究。基础研究又分为两类，即纯基础研究与应用基础研究。

（一）纯基础研究

这类研究的主要任务是开拓人类的知识，探索并认识自然界的普遍本质和各种物质运动的基本规律，在探索过程中发现新事实、新原理、新规则。

骨伤科纯基础研究的主要任务是在中医药理论的指导下认识骨伤疾病的外在症状，揭示骨伤疾病发病的本质，探索健康与疾病相互转化的规律，增加新的医学科学知识。如伤科循经推拿手法机制中的经络实质、经络传感的物质基础等研究，均为纯基础研究。

（二）应用基础研究

应用基础研究，指事先赋予一定应用目的性的基础研究。这类研究以基础理论知识为指导，针对应用技术中带有普遍性的问题进行理论探索。

骨伤科应用基础研究的主要任务是探索骨伤疾病的病因、病机及预后转归，通过开展特定的相应基础研究工作，为建立有效的疾病诊断、预防、治疗、康复方法等提供理论依据。如骨伤疾病的中医辨证分型，证型的调查，方药、针灸、练功及推拿治疗骨伤疾病的机制研究等均属此范畴。

二、应用研究

应用研究（applied research）是指为获得新知识而进行的创造性研究，主要针对某一特定的目的或目标。应用研究是运用基础理论成果，直接解决社会生产中的技术难点，着重研究如何把科学理论知识转化为新技术、新工艺、新方法、新产品，从而为提高生产水平提供比基础研究更为具体的指导性理论和方法。

骨伤科应用研究主要是指为解决骨伤科临床疾病的防治以及临床教学中的各种实际问题而进行的研究。如骨伤疾病的诊断、治疗、康复、预防的新方法与新技术的研究，新药、新生物制品的筛选和药理、毒理研究，新医疗器械的模型设计，重大骨伤疾病的中医药治疗方案等。

三、发展研究

骨伤科发展研究主要是运用基础研究和应用研究成果,对现有骨伤疾病的诊断、治疗、康复、预防技术进行实质性的改进提高;进行新药、新生物制品、新医疗器械的研制开发;应用生物技术对医用动物、药用植物进行性能改良及对特殊用途的医用转基因动植物的遗传进行操作及培育等。

第三节　实验骨伤科学的研究方法特点

骨伤科实验研究方法,既有医学实验研究的共同特点,又有本学科自身的独特发展规律。

一、实验骨伤科研究要以中医药理论为指导

中医骨伤科学是我国劳动人民在长期与创伤和疾病的斗争中不断总结发展而形成的一门学科,战国、秦、汉时期,骨伤科疾病的治疗偏重于药物;隋唐时期,骨伤科学术已初步形成;宋、元时期,骨伤科学术不断成长;明代骨伤科逐步发展,并形成了主张八纲整体辨证论治的药物派和主张经络穴位辨证施治的少林派。两大学派的发展,奠定了后世骨伤科整体观、筋骨并重观的基础,提出了内外兼治、手法药物并重、动静结合等治疗原则。同时,中医骨伤科学是中医药学的重要组成部分,中医药理论与现代科学方法相结合,更有利于中医骨伤理论与技术的发展和提高。

中医骨伤科的理论丰富,治疗上以多种内服外用药物、整骨理筋手法及系统的练功康复方法来疏通气血,调理脏腑。以骨伤中药药理研究为例,目前主要研究方式有两种:一是按照西药药理学的方法进行研究,提取中药内的活性成分,利用网络药理学技术在分子层面上解释中药治疗骨伤科疾病的具体作用机制。另一种是在中医药理论的指导下,将药物按照药性进行分类,在宏观层面上以中医思维来解释中药治疗骨伤科疾病的作用机制。这两种方式均已取得了不少成绩,促进了后续研究的开展。只有坚持以中医药基本理论为指导,研究其机制、配伍和功效,研究中医骨伤科"病""证"与现代病理生理及药理作用的内在联系,才能创立独特的、具有中医药特色的骨伤中药药理研究方法,并促进中医骨伤科的发展。

二、实验骨伤科研究要与临床相结合

中医骨伤科临床是指导骨伤实验研究的基石。大量骨伤临床实践积累的宝贵经验,为中医骨伤科论治内伤外损、理筋整骨的功效、适用范围、作用特点等建立了坚实的临床基础。很多研究工作表明,骨伤基础研究与临床相结合,对于发展传统的骨伤科理论、丰富现代医学内容、提高临床疗效都有重要的意义。

早在明朝李时珍的《本草纲目》中就已经记载了动物实验,但由于不同动物的种属不同,药物代谢存在着很大的差别。尽管大量研究工作表明,药物在人体和动物,尤其是哺乳动物,所表现的作用和毒性在大多数情况下与临床研究结果是一致的,但有些药物对人有明显作用,对动物却无作用。哺乳动物种属之间的药理代谢差异主要分为两类:一是实验中某种动物出现的生理或毒理反应在其他动物体内未出现,这种称为质的种属差异。例如,治疗类风湿关节炎的中药雷公藤在治疗过程中表现出对人有毒,甚至可引起中毒死亡,但对羊等动物却没有明显毒性。另一种是不同动物之间药物的作用强度和持续时间不同,这种称为

量的种属差异。有些药物在动物实验中有效，而临床上可能效果不理想，如丹参及其提取物对实验性骨折有明显促进作用，但在临床上很少用单味丹参治疗骨折。中药研究成果最终要由临床实践来检验，在动物实验研究中，要把实验的标准化和临床的真实性衔接起来，实验研究的目的不仅要探索机制，更要考虑研究结果的实用性与转化应用价值。因此，实验骨伤科学研究也必须与临床相结合。

三、实验骨伤科研究要整体实验与体外实验相结合

整体实验与体外实验是医学研究中的两大重要途径，两者互相补充，可以从不同角度、不同深度研究骨伤科疗效机制。整体实验比较接近临床状态，适用于综合性研究，所得结果较为全面，部分结果可直接为临床应用提供依据，这对提高疗效有积极意义。但整体实验也存在着不足之处，如药物的代谢容易受体内神经 - 体液调节和各种复杂因素的干扰，较难深入了解事物的本质和各种变化的细节与内在规律。体外实验主要包括体外器官、组织（如骨组织、软骨组织、肌组织等）、细胞（如成骨细胞、破骨细胞、软骨细胞、成纤维细胞、骨髓间充质干细胞等）等在体外所进行的各种研究，实验条件容易控制，可以从不同层次、不同深度研究，而且可以避开在体动物实验中复杂因素的干扰，直接作用于体外器官、组织或细胞，进行直接观测，获得较准确、精细的结果，可以直接评价药物的作用。体外实验适用于分析性研究，但也存在一些缺点和局限性——它失去了机体完整统一的内环境和神经 - 体液调控作用，失去了体内各种组织、细胞之间的正常比例和相互关系，与临床状态相距较远，容易受到外环境各种因素的干扰，不能用于研究药物对精神状态方面的影响，某些药物须经体内代谢成活性物质才能发挥药理作用，体外实验有时得不到正确结果。此外，体外实验所用药物的剂量、浓度、酸碱度、离子含量等，特别是中药制剂的杂质，都会影响实验结果。同时体外实验模型的疗效验证仍需在在体动物模型上完成，距离临床应用还有很大一段距离。我们应该充分认识整体实验和体外实验模型的作用和优缺点，选择合适的模型，从不同的维度来证实结果的科学性。这些都是中药药理等研究必须注意的问题。

中医药理论以整体思想体系为基础，重视宏观控制与调节。因此，在具体研究工作中，经常将细胞实验与整体实验有机结合，从不同角度分析药物的作用和机制，能起到相互补充、相互印证的极好效果。整体与局部、分析与综合相结合，是实验骨伤科研究的重要方法。

四、建立"病"与"证"的动物模型

为阐明人类疾病的发生机制或探索治疗方法而制作的、具有人类疾病模拟表现的实验动物，称为人类疾病动物模型。许多实验不能在人体上直接进行，因而需要借助实验动物，在严格控制有关条件的情况下，利用动物和人所具有的生理、病理共性，模拟中医病因病机理论，进行生命的反应特征、疾病发生发展规律以及药物作用机制等基础实验研究。应用动物模型研究人类疾病，既可克服某些疾病临床研究的困难，解决以人作为实验对象在伦理道德和方法上的诸多问题，又可避免临床经验的局限性。在生命科学和医药学发展史上极其重要的动物模型，已经成为现代西医学及中医药学深入研究不可缺少的工具，且有良好的发展前景和很高的实用价值。同时，中医动物模型是开展系列中医理论实验研究的前提，也是揭示、论证中医理论的重要工具，因此建立高度吻合中西医临床病证的动物模型，是当前中医药动物模型发展的趋势。在实验骨伤科学的研究中，目前应用较多的动物模型主要是"病"的模型，如切除卵巢导致骨质疏松，肌内注射醋酸泼尼松龙导致股骨头坏死等；另一类为建立中医"证"的动物模型，如复制的"气虚""血瘀""肾虚""脾虚"等动物模型，但目前仍相对较少。究其原因，建立"证"的动物模型，最理想的情况是先对某种中医"证"的病因

病机和生理生化变化等本质有所了解,然后才能采取适当的手段在动物身上复制模型。但是目前对各种"证"的本质还远未彻底阐明,而中医病因与疾病之间的关系是非特异性的,如六淫、七情、伤食等因素均可引起单一脏腑或多个脏腑功能失调而出现不同的临床症状,目前的造模仍以西医病理病因造模方法为基础,施加以中医证候体现的干预因素,未能较好地体现疾病和证候之间的因果关联,进而导致病证结合模型无法体现中医临床治则。这也是实验骨伤科学需要不断努力的方向。

（张　颖　曾　平　王海彬）

复习思考题

1. 骨伤科研究的意义是什么?
2. 骨伤科的实验研究分为哪几类? 其定义分别是什么?
3. 实验骨伤科学的研究方法特点有哪些?
4. 哺乳动物种属之间的药理代谢差异主要分为哪几类?
5. 实验骨伤科学研究为什么必须与临床相结合?
6. 整体实验与体外实验相结合的意义有哪些?
7. 为什么说实验骨伤科学动物模型的建立仍需要不断努力?
8. 结合本章课程内容和文献,以及中医骨伤科临床常见病、多发病,撰写一篇骨伤科疾病的实验研究方法综述。

◇◇◇ **第二章** ◇◇◇

实验骨伤科学的研究思路与方法

学习目标

通过本章学习,掌握实验骨伤科学的选题基本原则、基本程序,掌握科研设计三要素和遵循的原则,了解实验骨伤科学的研究思路与方法。

第一节　实验骨伤科学的科研选题

科研选题即选择一个科研题目,就是提出问题,是指根据选题的原则、程序,确定研究的具体科学技术问题的一个过程。科学研究的第一步就是选择和确立所要研究的题目,这是整个科研工作的起点,也是关键性的第一步,是整个科学研究带有方向性的关键决策。科研题目是贯穿于整个研究工作的主体思想,是指导研究工作各项设计安排的主线。英国科学学创始人贝尔纳指出:"提出课题比解决课题更困难。"科学研究的价值取决于研究主题,研究主题决定了研究工作是否有意义。因此,选好科研题目、确定主攻方向是科学研究工作中具有战略意义的首要问题。科研选题恰当与否,对课题能否中标及课题研究工作的实验进展都会产生直接影响。

实验骨伤科学的研究既要着眼于常见病、多发病及严重危害人民健康疾病的临床诊疗,又要关注目前诊断以及防治效果不尽如人意的骨伤科疾病,并根据工作条件、技术力量等实际情况,有的放矢地选择一个有价值而又适合研究者个人能力与客观条件的课题。

一、选题基本原则

(一) 中医特色

中医药学是中华民族几千年来防病治病经验的结晶,具有独特的理论体系、丰富的实践经验和显著的临床疗效。中医药学重视整体观念、"天人合一"、辨证论治,这在当前健康观念更新、医学模式转变过程中的优势尤为突出,特色鲜明。因此,实验骨伤科学的实验研究必须坚持中医特色,以中医药基本理论为指导,突出整体观为主的辨证论治体系,围绕中医理、法、方、药等具有中医药特色的方面去研究,要选择那些中医药防治有优势的疾病,在中医理论指导下,积极合理地利用现代科学技术,立足于多学科相互渗透,通过实验研究进一步提高中医药对骨伤科疾病的防治水平,更好地服务于人类健康。

(二) 科学性

科研课题是研究者对某一问题的理论认识和实践手段的概括,集中体现了研究者的科学思维、理论深度以及实践能力,是命题者与实践者智慧、经验与技巧的结合。选题的科学性反映了研究者的学术思路、科学素养及科学精神。

所谓选题的科学性原则,是指选题必须建立在严谨的科学依据上,符合最基本的科学原理,遵循客观规律,必须来源于临床实践。要以客观事实或合乎逻辑推理的科学理论为依据,与已有的科学理论、科学规律及定律一致,要根据自然科学的基本原则和实践,不能主观臆想或凭空猜想。实验骨伤科学的科研目前大部分是基于既往临床实践经验,因此必须在保证选题方向正确、合理、科学的基础上开展研究工作。

(三)创新性

创新性原则是指所选课题具有先进性和新颖性。它是科学研究的生命线和灵魂,也是科研选题的一项基本原则。缺乏创新性,处于同水平或低水平的重复研究,是人力、物力的浪费,同时难以得出有价值的成果。作为理论与基础研究课题,要求通过研究有新见解、新发现、新结论;作为应用研究课题,则要求总结辨证论治的新规律,提出防治重大疾病的新疗法,或发明新技术、新材料、新工艺、新产品、新的诊疗仪器,或是把原有技术应用推广于新领域。但需要在继承的基础上才能进行创新,不能凭空进行创造和发明。

(四)可行性

可行性是指选题实施的可行性,要慎重考虑主客观条件,从实际出发,量力而行,客观评估课题是否具备实施的条件。主观上要正确评价"人"的因素,即申请者的知识结构和水平、研究能力和个人素质,课题组成员的知识和技术结构、年龄层次合理;客观上要正确评价研究条件是否具备,这主要是指技术手段、动物供应、临床资料、情报文献、经费支持、研究时间、协作条件及研究方案是否合理等。

(五)需要性

所谓需要性原则,就是要从社会的物质文明和精神文明建设的实际需要出发,满足社会需要和科学自身发展的需要,选择医疗卫生保健事业中具有重要意义和迫切需要解决的关键问题进行研究,具有理论意义或运用价值。例如,由于目前我国提前步入老龄化社会以及长期高强度的工作与学习压力,颈椎病、腰椎间盘突出症、腰椎管狭窄症、骨质疏松症、骨质疏松性骨折、骨关节炎等"筋骨病"已成为严重危害人民身体健康、影响生活质量的重大疾病,开展中医药防治此类疾病的研究就具有迫切的需求,因此近十年来一直作为重点方向进行研究。

社会需要可分为近期需要和长远需要两种。所以选题时,要有全面观念,既要选择当前迫切需要的课题,又要考虑到长远的需要,选出带有战略意义的课题。例如,慢性病(包括慢性筋骨病)的防治、提高生命质量等都属于长远需要的课题,选题时应给予相当的地位。因此,选题时应善于将近期需要和长远需要结合起来,将近期需要的课题构成为长远需要的课题的一部分。

(六)效益性

效益性是指预期成果可能收到的社会效益和经济效益。其表现形式可以是发表论文、科研奖项、培养人才、经济增长等。要求以最小的人、财、物、时间的投入,获得最大的效益。对于基础研究课题,要求具有理论意义或存在潜在的应用价值,对于应用课题,要求具有经济效益或社会效益。医学科研的目的,是为了社会发展和人类健康,故应把科研的社会效益与经济效益放在同等重要的位置。作为中医药科研成果,应能在社会和国民经济建设,以及中医理论发展、医疗工作、教学工作等方面产生效益,但应强调在体现社会效益的基础上考虑经济效益。

二、选题基本程序

任何一个科研课题的确立,都需要经过"提出问题""查阅文献""建立假说""确定题目"等环节,这就是选题的基本程序。好的选题都是经过在实践中发现解决问题的思路,再经过临床调查和文献查阅,理清思路、明确方向、提出假说,最后确定题目。

(一) 提出问题

提出问题是科研选题的始动环节。在日常的医疗、教学、科研实践活动中,经常会遇到一些目前科学理论、科学技术无法解释或无法解决的现象和问题,其实这就是科研选题的土壤,但要提出一个有意义的科研选题却不容易。在日常工作及生活中要做到以下几个方面:①坚持学习,开阔眼界,勤于探索,只有知识面宽,好奇心强,才能触类旁通,产生新的、独特的见解。②追根溯源,永不放弃。③养成敏锐观察的习惯。根据社会需要及个人学识专长,"做生活有心人",细心观察事物的变化和差异,善于思考,谨慎分析,发现问题,提出问题,形成初始意念。初始意念的发生是偶然的,但它又是在有意识的反复思考及充分酝酿的基础上迸发的,一闪即逝,具有突发性、偶然性和瞬间性,研究者要善于捕捉,否则就会与它失之交臂。爱因斯坦曾指出:"提出一个问题往往比解决一个问题更重要。"研究者要培养敏锐的观察力及勤于思索的习惯,善于发现及提出问题。能否正确提出问题,往往决定着问题能否解决及解决的难易程度。

(二) 查阅文献

初始意念只是研究者对问题的一个粗浅和局限的认识,若要把这种初始意念完善、系统、深刻,进而建立工作假说,就必须查阅文献资料。因此,问题提出后,要带着问题或初始意念查阅复习有关文献资料,了解前人与他人的研究情况,了解目前的进展、动向及存在的问题。在对资料分析综合的基础上,对问题发生的原因及解决问题的方法提出设想,根据文献提供的信息建立和完善选题的假说。

(三) 建立假说

围绕初始意念,经过文献检索后,在理论上对所研究的问题进行合理而充分的解释,这种确立有待证实的理论认识称为建立假说。"假说"是根据一定的科学事实和科学理论,对拟研究的问题提出的假定性说明或试探性解释。它是自然科学理论思维的一种重要形式,任何一种科学理论在未得到实验证实之前均表现为假说。假说的构成要素包括:前提、相关概念及论述。科学假说是科学理论形成和发展的中间环节,是医学科研的重要内容,也是科技创新的源泉。建立假说是科研选题的核心问题,科研工作就是围绕假说而开展的,因此假说的建立具有重要意义。

1. 科学假说的条件

(1) 符合自然科学的基本原理。

(2) 基于以往的科学资料。

(3) 具有个人的实践经验。

2. 科学假说的特性

(1) 来源的科学性:科学假说是建立在事实资料和科学推理的基础上,具有事实和科学理论的基础,也与已知的科学理论和基本事实相符合。

(2) 说明的预测性:尽管假说是以事实为依据、通过科学思维作出的推想,但这种推想只是一个推测性的说明,尚未达到确切可靠的认识,因而有待于进一步通过科学实验来检验或证实,具有一定的假定性。有时假说形式是多元的,其意义是相对的。

(3) 解释的系统性:假说不仅要有事实依据,而且应能够说明和解释已有的现象;不仅能够解释说明以往的理论、事实和现象,也能解释以往理论不能说明的事实和现象。假说能够揭示的范围越大,表明假说反映客观规律的程度越好。中医骨伤科是临床学科,其假说应以解释临床现象、病理特征、治则治法、预后转归为主要内涵。

（4）结论的可验证性：假说的科学价值在于可被重复和验证。一个好的假说应当是可以重复和验证的，重复和验证得越多，科学价值越大，越接近理论范畴。

（5）具有工具性：科学假说继承或运用已有的科学理论，在原有理论的薄弱环节、空白点和矛盾点上，通过创新性的思维活动，提出有预见性的新假说，新假说的形成即是解决问题的开始。

（6）易变性：对同一现象或问题，由于占有材料、看问题角度、知识结构的不同，可以提出多种不同的假说；对同一现象提出的假说，还会随着实践过程的新发现、争论的发展而变化或修改。可出现以下发展：新假说驳倒旧假说，两个对立假说互补构成更完整的假说，两个对立假说随科学发展被逐渐淘汰。

3. 建立科学假说的方法　常协同使用逻辑思维方法和非逻辑思维方法建立科学假说。

（1）直觉和灵感：在实践的基础上对客观事物有一个较为迅速的直接的综合判断，即是直觉，其具有突然达到洞察事物本质及规律的作用。灵感是在长期实践、不断累积经验和知识的基础上，经过客观条件的激发，大脑在长期思索后突然出现的富有创造力的思路，具有突发性和偶然性。直觉和灵感均属于非逻辑思维方式。

（2）比较分类和类比法：比较分类是通过将几个研究对象作对比，确定它们的共同点及差异，发现其共同属性及特殊属性，将共同点及差异点归为不同类别，产生不同等级的系统。也可以用已知事物的现象或规律与未知事物作对比，从而得出未知事物的现象或规律。

类比法是指由一类事物所具有的某种属性，推测与其相似的事物也应具有这种属性。根据研究对象在某些方面的相同或相似属性，推断出它们在其他方面的属性也可能存在相似或相同。

（3）分析综合法：把需要进行研究的对象分解为局部或单个的要素进行研究，经过分析后，再将其连接起来，形成一个统一的认识。

（4）归纳演绎法：归纳即从个别事物找出共同本质或一般原理的方法。通过将大量分散的事实及现象进行综合化、系统化，从中找出共同点及内在规律，进而揭示事物的本质。演绎即从一般性原理推理到个别性结论，把一般事物的规律或现象推理到个别事物的方法。事物存在着共性，又各具个性，演绎法只为假说的建立提供了一种思维方式，并不意味着通过演绎法所得出的结论都是可靠的。

（四）确定题目

在科学假说建立之后，应当围绕这一假说进行科学构思，集思广益，确定题目。一个好的科研题目应该具有简明、新颖、醒目、高度概括等特点。科研题目是反映研究内容的画龙点睛之笔，字数不多，但要直接或间接反映出受试对象、处理因素及效应指标三大要素以及它们之间的联系，并含蓄体现假说内容。

三、选题注意事项

（一）应具有清晰性

目标、任务明确而清晰，不抽象笼统，选题范围要根据具体情况和要求量力而行，不应片面追求"大而全"。

（二）注意突出中医药特色

可以增加选题的准确性。如"肝主筋""肾主骨"等中医骨伤科经典理论，其特色鲜明，临床应用广泛，也是骨伤科实验研究中值得长期研究的课题。

（三）多从差异入手

外部现象的差异往往是事物内部矛盾的表现。从量变到质变的观点来看，当两类事物之间某现象的差异达到一定程度时,就会产生质的变化,因此比较事物的特征与区别,应先从差异入手。相同的疾病有时会发生特殊的现象,日常工作中要注意观察以往没有观察到的现象,发现以往没有发现的问题。抓住这些线索,也就抓住了科研题目。

(四)注意横向联系

科学是有结构的,从宏观到微观分为许多层次,每个层次又分为许多学科,学科之间纵横交叉、互相渗透。要注意加强学科之间的横向联系,从学科交叉点选题,借鉴移植相关学科或相关领域的新成果、新技术、新方法为本学科服务,这已成为科研选题的一个重要方面。

(五)注意从以往工作基础中选题

要善于从前期工作中挖掘题材,捕捉信息,并在此基础上进一步深入探讨。在已经完成的工作或课题中挖掘、拓展出新颖的课题,也可以在原有课题中寻找突破口申报课题,使研究系统化、规模化。原有课题或工作中的阴性或相矛盾的结果,也是研究的可拓展处。这种选题工作基础厚实,目的明确,中标和成功的可能性都比较大,是科研选题中较为常用的一种方法和思路。

(六)注意从临床实践中选题

临床实践中经常遇到的、特殊的、偶然发现的问题或现象,或临床感到困惑或不解的新问题、新现象,无法用现有的理论知识解释,均需要科学研究予以解决。

第二节 实验骨伤科学的科研设计

科研设计是指科学研究具体内容方法的设想和计划安排。任何一项科研,当题目确定之后,接下来就是制订一份科学、合理、详细的研究计划(或称科研设计)。科研设计的目的在于使该科研项目能达到预期结果,同时避免不必要的人力、物力、财力、时间的浪费。好的研究设计,可以用比较少的人力、物力获得可靠的科研结论。科研设计可分两个方面,即专业设计和统计学设计。前者是运用专业理论、技术知识来进行的设计,主要解决实验观察结果的有效性和独创性;后者是运用统计学知识和方法来进行的设计,主要解决实验观察结果的可重复性和经济性。两者应相互结合,缺一不可。中医骨伤科的科学研究与医学各科科学研究的基本点是一样的,同样由受试对象、处理因素、效应指标三部分组成。

一、科研设计的基本内容

(一)确定研究目的

研究目的是课题的核心,是课题要解决的主要问题。研究目的要尽可能明确、具体,不要涉及面太广,过于空泛,以免影响质量。一项具体研究工作一般只要求解决 1~2 个问题。

(二)确定研究对象

根据研究目的,确定研究对象的条件和要求,以及不适宜对象的排除标准。对研究对象的条件应作严格规定,尽量减少样本内部的变异,以保证其同质性。

(三)确定研究内容

根据研究目的,确定研究内容。

(四)确定研究观察指标

根据研究目的,确定研究的观察指标,即在研究中用来反映事物性质、规模差异的项目。要紧密围绕研究课题设置指标,指标不宜过多,尽量选用客观、定量的指标,少选主观、定性的指标。

（五）确定合适的研究方法及统计学处理方法

依据研究目的、内容要求和研究者对方法的掌握程度而定。应说明本项研究统计学设计采用了哪几种数据处理方法及标准，所使用的统计工具及软件名称。本教材列出常用的医学研究方法分类，见图 2-1。

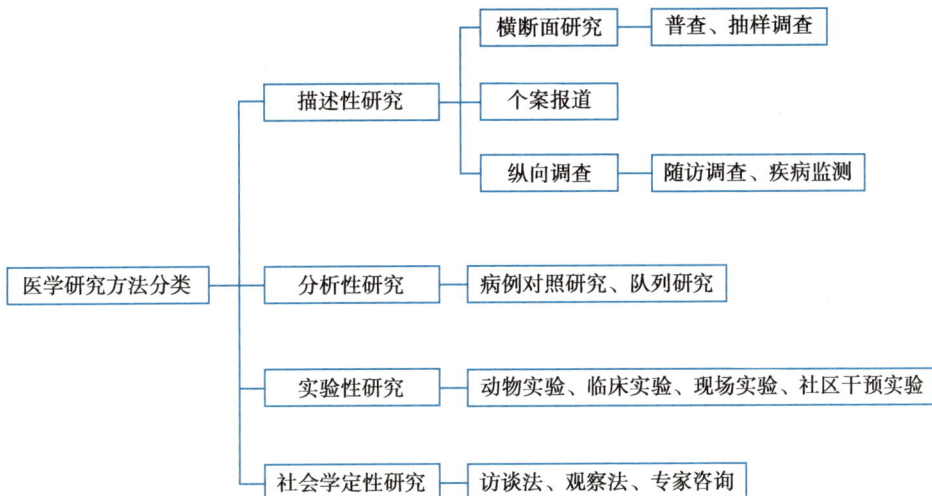

图 2-1　医学研究方法分类

（六）估算合适的样本量

为了得出确切的结果，应有足够的样本量。样本量估算的基本原则是在保证研究结论具有一定可靠性和精确度的前提下，选用最少的研究对象。样本含量的估计可通过公式计算，也可查表得到。

二、科研设计三要素

受试对象、处理因素和效应指标为科研设计的三要素。三要素在实验设计中的安排与处理是否科学、合理、完善，关系到科研工作的成功与否。

（一）受试对象

医学科研的受试对象也称实验观察对象。受试对象指处理因素作用的客体，在医学科研设计中，受试对象绝大多数是人或动物。受试对象应具备敏感性、特异性、稳定性及经济性。敏感性高的受试对象易于对处理因素的作用显示效应；特异性高的受试对象易于排除非处理因素的干扰；稳定性好的受试对象易于减少误差；经济性是指易于找到且费用低廉的受试对象。受试对象的选择取决于研究目的，应明确而不省略，要符合实验目的，且同质性好。

根据具体情况可以采用人或动物的整体作为受试对象，在体内进行试验；也可以采用人或动物的器官、组织和细胞等作为受试对象，在体外进行试验。受试对象可以是正常的，也可以是病理性的。整体实验和体外实验是医学科研的两大重要途径。前者较为接近临床状态，所得结果比较全面，适合综合性研究；但干扰因素较多，难以深入了解事物的本质和内在规律。后者适合于分析性研究，并可排除体内各种复杂因素的干扰，进行直接观测，获得准确、精细的结果。

（二）处理因素

处理因素指根据研究目的外加于受试对象上，在实验中需要观察并阐明其处理效应的因素,可以是生物的、化学的或物理的。物理因素可以有电、磁、光、声、温度、射线、力等;化学因素可以有药物、营养素、激素、毒物等各种有机和无机的化学物质;生物因素可以有寄生虫、真菌、细菌、病毒及其生物制品等。处理因素的选择取决于研究者的研究目的。处理因素应标准化,处理因素在确立后,在整个实验过程中都应保持始终如一。

医学科学研究中一定要明确区分处理因素和非处理因素。处理因素是研究过程中要阐明的因素,非处理因素是指与处理因素同时存在的所有影响实验结果的干扰因素。非处理因素影响了实验效应且在不同处理组的分布不同,则称为混杂因素,导致实验产生混杂效应。因此,对非处理因素要严格加以控制,能减小的非处理因素要尽量减小,不能减小的非处理因素应使实验组和对照组保持均衡一致。

(三)效应指标

处理因素作用于受试对象引起实验效应,而效应或反应是通过具体实验指标反映的,因此效应指标是指鉴定实验结果的方法与尺度。根据数量特征分类,效应指标可分为计数指标和计量指标两大类。

1. 计数指标 指以等级标准判断的指标。如"是""否";"阳性""阴性";"有效""无效";"痊愈""显效""好转""无效"等。

2. 计量指标 指可量化的指标,如许多检查和检验指标。计量指标对事物的本质及其变化的反映更加清楚准确,因此在指标的设计上应尽量选择计量指标。

另外,根据指标的性质可分为客观指标和主观指标。客观指标通过仪器或某些特定程序测量而得到,易于排除人为因素的干扰;主观指标由受试者或研究者的主观判断所描述,易受人为因素的干扰而产生偏倚。根据实验目的可分为主要指标和次要指标。主要指标与研究目的有本质联系,能够提供可信证据;次要指标能够辅助支撑研究目的,或是与次要研究目的有关的指标。

3. 效应指标选择的基本要求

(1)关联性:选用的指标必须与研究目的有着本质的密切联系,能够确切地反映处理因素的效应。效应指标的关联性常常反映科研人员的专业知识与技术水平,可通过查阅文献资料或理论推导来确定指标的关联性。

(2)客观性:指标是否客观,是由指标数据来源决定的。指标数据若由观察者或受试对象根据主观感受程度判定的,称为主观指标,如骨质疏松症患者腰背部的疼痛程度就是主观指标;指标数据若由仪器仪表检测而得到,则称为客观指标,如运用电化学发光法测定血清骨钙素水平、运用双能 X 线骨密度仪测定的骨密度等就是客观指标。

(3)灵敏性:所选指标对处理因素产生的效应具有一定的敏感性,以使实验效应能够充分地显示出来,正确反映处理因素对受试对象所产生的作用。

(4)特异性:体现了指标的排他性。特异性高的指标,易于提示出事物的本质特点而不受其他因素的干扰。在设计时应注意选择特异性高的指标,如尿液中的脱氧吡啶酚就能特异地反映骨组织中胶原蛋白的吸收情况,骨碱性磷酸酶是骨形成的特异性指标。

(5)精确性:具有指标的准确度和精密度双重含义。准确度是测定值与真实值接近的程度,是测定正确性的量度,主要受系统误差的影响。精密度是每次测定值集中的程度,即重复观察时,观察值与其平均值的接近程度,其差值属于随机误差。从科研要求看,首先必须准确,其次要求精密。因此,既准确又精密最为理想,准确但精密度不是很高尚可,但精密度高而准确度差是不行的。

(6)稳定性:指相关指标的变异程度。设计时要注意选择稳定性好,即变异程度小的指标。

三、科研设计应遵循的原则

医学科研设计是对受试对象、处理因素、效应指标及实验条件和实验方法进行合理选择、科学组织的一项工作。其主要作用是减少误差,提高实验效率,因此根据误差产生的来源,在设计时必须遵循五项基本原则:对照原则、随机原则、重复原则、均衡原则、盲法原则。

(一) 对照原则

对照原则是设计原则中的首要原则,因为有比较才有鉴别,对照是比较的基础。设立对照组的目的是平衡非处理因素在实验中的影响,减少或消除误差,显示处理因素的效应。在实验中设置与实验组相互比较的对照组,使各组除处理因素外,其他可能影响实验结果的条件应尽量一致,其中一组作为实验组,其他为对照组,以观察不同处理的效应区别。在设立对照组时要求"组间一致性",对照组与实验组要有完全的可比性,以减少干扰因素的作用,消除或减少实验误差。在医学研究中,不仅自然环境和实验条件对实验有很大影响,而且生物的变异使实验更加复杂而难以控制。解决这个困难的最好办法还是对照。对照时使实验组与对照组的非处理因素处于基本相同状态,其结果是实验误差得到相应的抵消或减少。

医学科研设计常用的对照类型有以下 7 种:

1. 空白对照 对照组不施加任何处理或干预因素,实验组施加处理因素,以比较两组的观察结果。然而,不给患者任何处理因素不符合伦理道德。因此,不宜用于临床疗效研究,而多用于动物实验及无法设盲的研究中。

2. 实验对照 实验组施加处理因素和部分非处理因素,对照组仅施加与实验组同等的非处理因素,两组非处理因素的影响互相抵消。

3. 安慰剂对照 给对照组受试者使用无药理活性的安慰剂称为安慰剂对照。设置安慰剂对照的目的是消除药物以外因素(主要是受试对象的精神心理因素)影响所产生的偏倚,更为准确地判断药物的疗效。安慰剂对照适用于临床研究,可增加研究的论证强度,因为人的精神心理因素对机体反应、疾病的治疗和康复具有重要影响。但安慰剂对照的设置要掌握两个原则:①应在不损害受试者健康的前提下使用;②仅适用于慢性疾病且病情稳定时。

4. 标准对照 是指采用目前公认的、通用的方法做对照。在临床研究中,这种对照应注意标准对照组必须是代表当时水平的疗法,切不可用降低标准对照组的办法使实验效应提高。

5. 自身对照 对照与试验在同一受试对象进行。在同一受试对象的不同时间、对称部位、不同部位或不同器官采取不同处理措施。自身对照有前后对照和交叉对照两种形式。前后对照为不同处理因素先后作用于同一受试对象,从而对比不同处理因素作用的结果,如比较两种药物治疗某种疾病的效果,可在同一受试对象上先用甲药,后用乙药;自身交叉对照为不同处理因素同时作用于同一受试对象的对称部位或不同部位、不同器官,进而对比不同处理因素作用的结果。

6. 相互对照 相互对照指不同组间、不同剂量间的对照。该设计的前提为已知需要比较的几种治疗方案均有效。如几种药物治疗同一疾病,对比这几种药物的效果,就是相互对照。

7. 历史对照 是以本人过去研究结果或他人的研究结果与本次研究结果做对照。运用此种对照方法要特别注意资料的可比性,要考虑各方情况和相关条件的一致性。除了非处理因素影响较小的少数疾病外,一般不宜使用这种对照。

(二) 随机原则

随机原则是指受试对象的抽样、样本分组与实验顺序均是随机决定的。随机化是指被研究的样本是由总体中任意抽取的,每个观察单位都有同等被抽取的机会。通过随机化,一是尽量使抽取的样本能够代表总体,缩小误差,使实验结果具有普遍的推广价值;二是使非处理因素在实验组与对照组中分布均衡,尽量减少混杂因素,缩小或消除组间差异,使处理因素产生的效应更加客观,符合实际,避免偏差或掺入主观因素。

(三) 重复原则

1. 重复的必要性　随机抽取样本,能在很大程度上抵消非处理因素所造成的偏性,但由于个体变异的原因及各种偶然因素的影响,一次实验结果不够确实可靠,需要多次重复实验,验证实验结果的真实性、可靠性。重复的目的有两个方面:一是稳定标准差,获得实验误差估计值;二是使均值接近真实值,使实验组与对照组的差异能够准确地显露出来,从而让实验结论较为可靠。

2. 重复次数　一般要求至少三次,应根据研究工作实际情况考虑重复实验次数。

3. 样本数量重复　是指研究中有一定数量的重复观察结果,因此,样本量的估计是重复原则应用的基础。样本量并非越大越好,样本量太大,一是统计学没有必要,二是会导致伦理学和经济问题,三是导致系统误差的增加。样本数量的估算应根据研究目的及研究对象自身的波动情况而定,其大小取决因素有三:一是现象的自身变异大小;二是影响因素控制条件;三是允许误差大小。

(四) 均衡原则

在医学科研设计中要注意考虑均衡原则,即各实验组之间,除了要观察的处理因素外,其他一切条件要尽可能一致。如动物实验,动物的种属、品系、窝别、年龄、性别、体重、健康状况、生理条件、饲养环境等均要保持一致;如临床研究,以患者为受试对象,则要求患者的病种、病期、病型、性别、年龄、社会因素、心理因素等保持基本一致。一般地,贯彻了随机原则,各组的非处理因素基本上是均衡的,但因为受样本例数的限制,也难以保证其均衡性,故需要根据具体情况适当调整,满足实验要求。目的是更好地避免偏倚,减少误差,提高实验的精确性。

(五) 盲法原则

研究结果的偏倚可以来自设计到结果分析的任何一个环节,在以人作为研究对象时,研究者和受试对象的心理因素常常是产生这种偏倚的重要原因,进行盲法设计就是为了克服这种偏倚。所谓"盲法"是指按照实验方案规定,不让参与研究的受试者和/或观察者、其他有关工作人员知道患者所接受的是何种处理(实验药或对照药),以避免对实验结果产生人为的干扰和心理因素的影响。盲法可分为单盲法、双盲法和三盲法。单盲法是指只有研究对象不知道试验分组的情况,避免了来自研究对象的心理和主观因素的影响;双盲法是指研究对象和观察者均不知道研究对象的分组和接受处理的情况,避免了来自研究对象和观察者的主观因素的影响;三盲法是指研究对象、观察者、资料分析者均不知道研究对象的分组及处理情况,该方法可以有效地避免来自研究对象、观察者、资料分析者的主观偏性,但实施难度较高。

第三节　范例解析

一、题目与立项依据

题目:补肾中药介导骨形成蛋白-7(BMP-7)调控骨代谢的机制研究

骨质疏松症（osteoporosis，OP）是人类最常见的代谢性骨病，已成为全球公共卫生热点。骨质疏松症的药物治疗包括抑制骨吸收的药物如双膦酸盐、选择性雌激素受体调节剂、激素替代治疗、降钙素、维生素 D 和钙剂，促进骨形成的药物如甲状旁腺素，双重作用机制的药物如雷奈酸锶。虽然治疗药物很多，但对已有骨量减少的患者，如何促进骨形成、增加骨量、改善乃至恢复骨重建（bone reconstruction）是目前世界研究的重点。（注解：提出研究背景，说明需要针对解决的问题）

中医学经典文献认为骨之强健与脆弱是肾中精气盛衰的重要标志。肾中精气充盈则骨髓生化有源，骨得到髓的滋养，骨矿含量正常而骨强健有力。人体衰老则肾气衰，肾精虚少，骨髓化源不足，不能营养骨骼而致骨髓空虚，从而导致骨骼疾病的发生。因此，肾、骨、髓之间相互影响，密切联系。《黄帝内经》曰："肾主骨""肾者……其充在骨。"《中西汇通医经精义》上卷曰："骨内有髓，骨者髓所生……肾藏精，精生髓，髓生骨，故骨者，肾之所合也。"《素问·痿论》云"肾者水脏也，今水不胜火。则骨枯而髓虚，故足不任身，发为骨痿"；《素问·逆调论》曰"肾不生，则髓不能满"，阐明了肾虚精亏，骨髓化生乏源，发为骨痿的病理改变。说明骨的发育、生长、代谢有赖于肾精滋养和肾气推动。（注解：简要说明中医"肾"与"骨"之间的有机联系）

前期研究表明，补肾中药能明显诱导 BMPs 的表达，从而促进骨形成。（注解：指出产生本思路的依据）本项目在"中医藏象理论"指导下，以转基因和基因敲除小鼠模型、携带荧光素酶报道基因单克隆细胞株为研究平台，采用细胞生物学、分子生物学等现代生物学研究方法，从 BMP 角度研究补肾中药对骨代谢和肾功能的作用机制，从"肾"与"骨"的内在联系以及补肾中药的作用机制等方面系统观察，进一步阐述补肾法调控骨代谢的机制，以深入探讨"肾主骨"理论的生物学特性，揭示"肾主骨"的内在规律，解决"肾主骨"理论现代生物学研究的思路和方法学"瓶颈"，为补肾中药临床应用提供基础和保障，丰富中医"肾主骨"理论的现代科学内涵。（注解：提出本项目要解决的问题和意义）

"肾主骨"理论在《黄帝内经》中就已经提出。《素问·上古天真论》曰："三八，肾气平均，筋骨劲强……四八，筋骨隆盛，肌肉满壮；五八，肾气衰，发堕齿槁；六八，阳气衰竭于上，面焦，发鬓颁白；七八，肝气衰，筋不能动，天癸竭，精少，肾脏衰，形体皆极；八八，则齿发去。"说明人体生命活动及骨的发育、退变、衰老过程与"肾"功能密切相关。

《素问·逆调论》曰："是人者，素肾气胜，以水为事，太阳气衰，肾脂枯不长……肾者水也，而生于骨，肾不生，则髓不能满，故寒甚至骨也，所以不能冻栗者……病名曰骨痹，是人当挛节也。"从中医生理学、病理学方面阐述了"肾"与"骨"的密切相关性，也证明了肾气虚弱是发生"骨痹"的内在机制。

《素问·痿论》云："肾气热，则腰脊不举，骨枯而髓减，发为骨痿。"《灵枢·五癃津液别》云："阴阳不和，则使液溢而下流于阴，髓液皆减而下，下过度则虚，虚故腰背痛而胫酸。"《素问·痿论》云："肾热者色黑而齿槁。"《素问·生气通天论》云："因而强力，肾气乃伤，高骨乃坏。"从中医生理学、病理学方面阐述了"肾"与"骨"的密切相关性，也证明了肾气虚弱是发生"骨痿"的内在机制。

"肾主骨"理论成熟于明清时期。元代医家杨清叟根据《黄帝内经》中的理论，结合临床实践，提出了"肾实则骨有生气"的论点（明代医家赵宜真集《仙传外科集验方》），并开始重视补肾与治伤的关系，薛己谓"筋骨作痛，肝肾之气伤也"（《正体类要·正体主治大法》）。《圣济总录》则以"补肝肾以壮骨"提出补肾当为"肾主骨"理论的临床治疗方法，而唐宗海在《中西汇通医经精义》中更是以"肾藏精，精生髓，髓生骨，故骨者，肾之合也……髓者，肾精所生，精足则髓足，髓在骨内，髓足则骨强"，详述精、髓、骨的来源及彼此间互生互用的关系，与现代《中医基础理论》对"肾主骨"的阐释最为相近。《圣济总录·诸痹门》大力提倡"补肝肾以壮骨",强调了补肾填精药的君药地位,并增加了养血柔阴的药物配伍,常用淫羊藿、补骨脂补肾阳,用女贞子、墨旱莲滋肾阴。(注解:阐明运用淫羊藿、补骨脂、女贞子、墨旱莲四味补肾中药的中医理论依据)

中医学所说的"肾"实际包括现代医学泌尿系统、生殖系统的功能,而且还与神经、内分泌、血液等系统密切相关,自然包括现代医学中的器官——肾。从胚胎学等方面也证明肾与骨在发生学上是同源器官,皆发生于中胚层。"肾主骨"的中心环节是钙磷代谢及必要的激素和细胞因子参与,而这些物质也与肾的功能活动密切相关,是"肾主骨"的物质基础。肾分泌大量活性维生素 D_3,调节钙磷代谢平衡,确保骨骼强壮。

骨形态发生蛋白质(bone morphogenetic protein,BMP)又称骨形成蛋白,BMP 能刺激 DNA 的合成和细胞的复制,从而促进间充质细胞定向分化为成骨细胞。它还是体内诱导骨和软骨形成的主要因子,并在肢体生长、软骨内骨化、骨折早期、软骨修复时表达,对骨骼的胚胎发育和再生修复起重要作用。BMP-7 是骨形成蛋白的家庭成员之一。BMP-7 与 BMP-2、BMP-4 一样,也有较强的成骨作用。胚胎时期,BMP-7 开始出现于肾间充质中,随后分布于发育的肾小管和集合管。出生后,BMP-7 在肾脏表达显著,由肾小管上皮细胞(renal tubular epithelial cell)分泌,主要集中于肾小管远端和集合管。BMP-7 不仅在肾的发育中具有重要作用,还与骨的发育密切相关。BMP-7 基因敲除小鼠表现出明显的骨骼缺陷,肾小球数目减少并伴有多囊肾疾病,出生后不久即死于肾发育不全。可见,BMP-7 对骨形成和发育有重要的影响,并与肾关系密切。

BMP-7 的主要生物学作用是诱导间质干细胞分化为成骨细胞,进而产生新生骨。它的诱导成骨作用是一个级联过程,大致可分为四个时期——趋化期、分化期、骨质形成期及重塑期。Tagil 等发现 BMP-7 可以增加骨向同种异体移植物内生长的距离,但是结合后由于再吸收增强而降低骨密度,二磷酸盐可抑制破骨细胞活性,因此可用于在移植后增强同种异体移植物的骨密度。

骨质疏松症的发病机制尚未完全阐明,但已有研究表明,其发病与骨代谢异常有关;研究显示,BMP-7 是作为骨形态发生蛋白家族的成员,可募集人间充质干细胞(hMsc)至骨折部位,改变 hMsc 迁移、侵袭能力,其具有治疗骨质疏松性骨折的潜力。

骨质疏松症患者松质骨中 BMP-7 表达下降。BMP-2 及 BMP-7 均能促进成骨细胞的分化和成骨活性,它们表达的降低必将阻碍成骨细胞生物学效应的发挥,成为老年性骨质疏松症发生的病因之一。BMP-7 对软骨细胞亦具有重要作用。Chubinskaya 等发现 BMP-7 刺激不同种属和不同年龄动物来源的关节软骨细胞,使其多数软骨细胞外基层蛋白合成增加。Merrihew 等发现随着软骨退化程度的增加,BMP-7 mRNA 和蛋白量逐渐下调。Loeser 等发现不论正常软骨细胞还是骨关节炎(osteoarthritis,OA)软骨细胞,BMP-7 比 IGF-I 具有更大的刺激蛋白聚糖生成的潜能,并证明两者联合使用是治疗 OA 的有效途径。

目前的研究表明,BMP-7 是一种具有强大骨诱导活性的成骨因子。BMP-7 不但具有强大的成骨作用,对关节软骨也有明显的促进修复作用。随着研究的深入,BMP-7 可望在骨折愈合、骨折延迟愈合、骨不连以及创伤性骨关节炎、退行性骨关节炎的治疗中发挥重要的作用。

BMP-7 对成骨细胞和软骨细胞的影响,可以是直接发生作用,亦可能是 BMP-7 通过影响其他 BMPs(如 BMP-2、BMP-4、BMP-6 等)间接发生作用。本项目还发现在该家族成员之间存在着一系列级联反应,BMP-2、BMP-4、BMP-6 和 BMP-7 之间可以发生相互作用。(注解:以上是研究现状分析,并解析研究思路的产生过程)

本项目组利用基因敲除模型动物和表达特异性报道基因的克隆细胞筛选药物等技术，建立了骨代谢疾病中药筛选技术平台，并初步建立了治疗代谢性骨病的"补肾中药数据库"。前期研究证明补肾中药具有促进骨形成和抑制骨吸收、降低骨转换率、提高骨质量的作用。研制了中药新制剂"健腰密骨片"(淫羊藿、补骨脂、女贞子等)并系统进行作用机制研究，证实该方明显改善骨质疏松症患者的肾虚症状、缓解腰背酸痛、增加椎体和前臂尺骨的骨密度值，甲状旁腺激素(PTH)、降钙素(CT)、骨钙素(BGP)、碱性磷酸酶(ALP)等血生化指标也证明该方抑制骨丢失。采用随机对照试验治疗 90 例肾亏型老年骨质疏松性腰痛患者，"健腰密骨片"总有效率为 93.33%，明显优于单纯化瘀通络对照组(86.67%)，在消除腰部和下肢疼痛、麻木等症状方面，"健腰密骨片"持续时间长。利用去卵巢骨质疏松大鼠模型，证明"健腰密骨片"及其有效组分淫羊藿苷、补骨脂素能提高骨密度、改善骨小梁微细结构、增加骨的生物力学性质。应用 BMP 基因敲除小鼠、反转录病毒、原位杂交、Western Blot 等方法，发现淫羊藿中淫羊藿苷、补骨脂中补骨脂素、女贞子中齐墩果酸和墨旱莲中墨旱莲总黄酮等有效组分明显促进骨形成，并发现这些有效组分明显促进 BMP-2 和 BMP-7 等的表达。(注解：阐述本研究的前期工作基础)

本项目计划在上述研究的基础上，利用转基因和基因敲除小鼠模型和携带荧光素酶报道基因单克隆细胞株，采用系统的细胞、分子生物学研究方法，研究肾产生的 BMP-7 调控骨代谢机制，并在此基础上深入探讨补肾中药介导 BMP-7 调控肾功能活动和骨代谢的机制，以揭示"肾主骨"理论的现代生物学特性，进一步阐述补肾法调控骨代谢的机制。(注解：此为小结)

二、项目的研究目标、研究内容以及拟解决的关键问题

(一)研究目标

在前期研究的基础上，利用转基因和基因敲除小鼠模型和携带荧光素酶报道基因单克隆细胞株，采用系统的细胞、分子生物学研究方法，研究肾产生的 BMP-7 调控骨代谢的机制。在此基础上，研究补肾中药介导 BMP-7 调控肾功能活动和骨代谢的机制，以揭示"肾主骨"理论的现代生物学特性，进一步阐述补肾法调控骨代谢、保护肾功能的机制。

(二)研究内容

1. 肾产生的 BMP-7 调控骨代谢研究　建立特异性在肾表达 BMP-7 的 Ksp-cadherin/BMP-7 转基因(Ksp-BMP-7-Tg)小鼠模型，并将 Ksp-BMP-7-Tg 和 OC-Noggin-Tg 转基因小鼠杂交，分别观察椎体、胫骨形态，检测血清 BMP-7 含量，了解肾分泌的 BMP-7 是否通过血液循环运输到骨组织。

2. 补肾中药介导 BMP-7 调控骨代谢的体外研究　筛选并建立携带荧光素酶报道基因(BMP-7-Luc Reporter)单克隆细胞株，进行 4 种补肾中药有效组分的筛选[淫羊藿(淫羊藿苷)、补骨脂(补骨脂素)、女贞子(齐墩果酸)和墨旱莲(墨旱莲总黄酮)]。挑选有明显刺激作用的中药有效组分，进一步研究对 BMP-7 和 BMP-2、BMP-4、BMP-6 以及下游靶基因的基因和蛋白表达的调控作用。

3. 补肾中药介导 BMP-7 调控骨代谢的体内研究　建立 BMP-7/Laz 转基因小鼠(BMP-7-Laz-Tg mice)，进行补肾方(淫羊藿苷、补骨脂素、齐墩果酸和墨旱莲总黄酮)及补肾阳方(淫羊藿苷、补骨脂素)、滋肾阴方(齐墩果酸、墨旱莲总黄酮)干预，观察对转基因小鼠肾 Laz 的表达以及骨组织形态、血清 BMP-7 含量的影响。

4. 结合中医理论综合分析，揭示"肾主骨"理论的现代生物学特性，阐述补肾法调控骨

代谢的机制。

（三）拟解决的关键问题

1. BMP-7 对骨发育有何影响？是否通过血液循环来运输 BMP-7？
2. 滋肾阴与补肾阳在 BMP-7 调控骨代谢中的作用有何不同？

三、研究方案及可行性分析

1. 肾产生的 BMP-7 调控骨代谢的研究

（1）Kidney-specific BMP-7 转基因小鼠的建立及表型的鉴定：获得 Ksp-cadherin/BMP-7 转基因小鼠（Ksp-BMP-7-Tg mice），通过实时 PCR（real-time PCR）技术及 Western Blot 实验进行基因表型鉴定。

1）动物分组：选用 4 周龄、8 周龄、12 周龄和 24 周龄的野生型和转基因小鼠进行实验，进行相关指标检测。

2）观察指标：应用显微 CT（micro-CT）进行椎体及胫骨扫描分析；运用骨组织形态计量学进行椎体及胫骨病理分析；采用 ELISA 法检测血清 BMP-7 的含量。

（2）Noggin 阻断肾介导 BMP-7 对骨的作用研究：Ksp-BMP-7-Tg 与 OC-Noggin-Tg 转基因小鼠进行杂交，获得 Ksp-BMP-7 和 OC-noggin 转基因小鼠。通过实时 PCR 技术及 Western Blot 实验进行基因表型鉴定。

1）动物分组与治疗：选用 4 周龄、8 周龄、12 周龄和 24 周龄的 WT、Ksp-BMP-7-Tg、OC-Noggin-Tg 和 Ksp-BMP-7、OC-noggin 转基因小鼠，进行相关指标检测。

2）骨形态与骨病理指标观察：应用显微 CT 进行椎体及胫骨扫描分析；运用骨组织形态计量学进行椎体及胫骨病理分析。

3）血清 BMP-7 的含量测定：采用 ELISA 法检测。如果发现在骨组织表达的 Noggin 可中和由肾产生的 BMP-7 对骨的作用，则说明肾分泌的 BMP-7 是通过血液循环运输到骨组织的。

2. 补肾中药介导 BMP-7 调控的骨代谢体外研究

（1）单克隆细胞株的建立与筛选：建立用于补肾中药调控骨代谢作用机制研究的单克隆细胞株。

1）根据已报道的 BMP-7 基因 DNA 反应区段的核苷酸序列，构建 10.8kb 的 5′端反应片段（5′-flanking fragments），并将其克隆在荧光素酶 cDNA 前，建立携带荧光素酶的报道基因（BMP-7-Luc Reporter）质粒。

2）将上述报道基因载体稳定地转染至前成骨细胞株 2T3 细胞中，克隆单克隆细胞株。

3）测试每一细胞株对 BMP 的反应（实时 PCR），挑选出对 BMP 反应灵敏并对 BMP 有特异性反应的单克隆细胞株（BMP-7-Luc-2T3 cell line）。

（2）补肾中药有效组分调控 BMP-7 启动子活性的研究：选择淫羊藿（淫羊藿苷）、补骨脂（补骨脂素）、女贞子（齐墩果酸）和墨旱莲（墨旱莲总黄酮）补肾中药的 4 种有效组分纳入实验方案。

1）分组：上述 4 种有效组分，每种分别取 $10\mu g/ml$、$30\mu g/ml$ 和 $90\mu g/ml$ 等不同浓度进行干预。同步采用 BMP-2 治疗为阳性对照组，正常培养血清为阴性对照组。

2）给药方法：将含 BMP-7-Luc 报道基因单克隆细胞株以 $2\times10^4/ml$ 的细胞密度接种在 96 孔培养板中，α-MEM 培养基［含 10% 胎牛血清（FBS）］培养，每组设 6 个复孔。按照上述分组方法进行给药干预，培养 24 小时和 48 小时后，利用双荧光报道基因检测系统检测荧光素酶活性的变化，筛选出具有对 BMP-7-Luc 报道基因有明显刺激作用的补肾中药有效组分。

（3）补肾中药有效组分对 BMP-7 信号转导途径的调控作用：检测上述补肾中药有效组分对 BMP-7 和其他 BMPs，以及下游靶基因的基因和蛋白表达的影响。

1）按以 $1×10^5$/ml 的细胞密度接种 BMP-7-Luc-2T3 单克隆细胞株在 6 孔培养板中，用含 10%FBS 的 α-MEM 培养基进行培养。按照上述分组方法进行给药干预，培养 48 小时和 72 小时后检测相关指标。

2）碱性磷酸酶（alkaline phosphatase，ALP）染色观察细胞分泌 ALP 功能。

3）应用实时 PCR 技术检测成骨细胞中 BMP-2、BMP-4、BMP-6 和 BMP-7 等基因的表达（涉及 BMPs 之间的级联反应，BMP-2、BMP-4、BMP-6 和 BMP-7 之间可以相互作用，而不仅直接作用于 BMP-7，还可以通过其他 BMPs 间接作用于 BMP-7）以及 Wnt-4、Wnt-9b 和 β-Catenin 等基因的表达。

4）应用实时 PCR 技术检测成骨细胞中 Type collagen Ⅰ、ALP、Osteocalcin、Osteopontin、Osterix 和 Runx2/Cbfa1 等与骨形成相关基因的表达。

5）应用 Western Blot 法检测成骨细胞中 Runx2/Cbfa1 蛋白的表达和磷酸化 Smad1/5/8 蛋白的表达，以及 β-Catenin 蛋白的表达。

3. 补肾中药介导 BMP-7 调控骨代谢的体内研究

（1）动物模型：构建由 10.8kb 的 5′端反应片段的 BMP-7 启动子驱动的表达 Laz 的转基因载体，将该克隆显微注射至小鼠受精卵的精核中，从而获得 BMP-7/Laz 转基因小鼠（BMP-7-Laz-Tg mice）。

（2）分组与治疗：选用 8 周龄野生型小鼠为空白对照组，转基因小鼠分为补肾方组（淫羊藿苷、补骨脂素、齐墩果酸和墨旱莲总黄酮）、补肾阳方组（淫羊藿苷、补骨脂素）、滋肾阴方组（齐墩果酸和墨旱莲总黄酮）和生理盐水组。各组 10 只，连续灌胃给药 60 天。

（3）肾与骨组织指标观察：β-gal 染色观察肾等组织中 Laz 的表达；应用显微 CT 进行椎体及胫骨扫描分析；运用骨组织形态计量学进行椎体及胫骨病理分析；采用 ELISA 法检测血清 BMP-7 的含量。

4. 数据统计分析 计数资料多组之间采用方差分析，各组两两比较采用 t 检验，相关性分析采用等级相关检验，数据统计分析使用 SPSS26.0 统计软件。

5. 结合中医理论综合分析，从 BMP-7 调控肾功能和骨代谢的机制方面，揭示"肾主骨"理论的现代生物学特性，阐述补肾法调控骨代谢的机制。

四、本项目的特色与创新之处

（一）从现代生物学角度揭示"肾"与"骨"的内在关系

从与"肾""骨"密切联系的 BMP-7 角度阐述中医"肾主骨"理论的生物学特性，证明其科学的内涵。

（二）从 BMP-7 研究补肾中药对骨代谢和肾功能的作用机制

补肾中药影响 BMP-7 的表达，既可以调控骨代谢，又可以维持肾功能，从而进一步揭示"肾主骨"理论的现代生物学机制，进一步阐述临床上"补肾法"防治骨代谢异常、保护肾功能的机制。

（顾海潮 周 驰）

复习思考题

1. 骨伤科研思路选题的基本原则有哪些？

2. 骨伤科研思路选题的注意事项有哪些?

3. 骨伤科研思路选题设计的主要要素有哪些?

4. 骨伤科研设计应遵循的原则有哪些?

5. 科研设计的基本内容有哪些?

03章PPT

PPT 课件

第三章

骨伤科生物学基础

♡ 思政元素

尊 重 生 命

在从学医到行医过程中,"生命至上"始终是我们秉承和践行的理念,从解剖学的"大体老师"到实验动物,从临终关怀到器官捐献,医学的本质是人学,每个生命都有尊严和价值,尊重生命的价值,提升同理心和同情心,尊重实验动物的生命,尊重它们为人类医学进步作出的贡献;加强对患者的人文关怀,理解尊重患者,真诚关照患者,为构建和谐的医患关系贡献自己的力量。

中医骨伤科学是研究防治骨、关节及其周围筋肉损伤和疾病的一门学科。骨、骨骼肌、软骨、椎间盘、关节、神经与骨伤科疾病的关系密切,这些组织器官的结构功能、发生发育以及对生长发育的调控因素,是研究中医骨伤科的生理病理基础,更是《实验骨伤科学》的基本内容。

第一节　骨

骨是骨骼系统的主要器官,由骨组织、骨髓和骨膜构成。骨组织是坚硬而有一定韧性的结缔组织,由大量钙化的细胞间质及细胞组成。钙化的细胞间质称为骨基质。细胞有四种,即骨细胞、成骨细胞、骨原细胞及破骨细胞,其中骨细胞最多,位于骨基质内,其余三种细胞均位于骨质边缘。

一、骨组织细胞与骨基质

(一)骨组织细胞

1. 骨细胞　骨细胞是扁椭圆形、多突起的细胞,单个分散排列于骨板内或骨板间,其胞质嗜碱性,骨细胞胞体在间质内占据的腔隙称为骨陷窝,每个骨陷窝内仅有一个骨细胞胞体,骨细胞突起所占的管状腔隙为骨小管,骨小管与相邻近的骨陷窝彼此相通,相邻骨细胞的突起以缝隙连接。电镜下,骨细胞粗面内质网极少,高尔基复合体也不发达,合成细胞间质的能力极低[图 3-1(见文末彩图),图 3-2]。

据测算,成熟骨细胞的胞体及其突起的总表面积占成熟骨基质总表面积的 90% 以上,这对于骨组织液与血液之间由细胞介导的无机物交换有着重要作用。骨陷窝 - 骨小管 - 骨陷窝组成的细胞外物质运输通道,是骨组织通向外界的唯一途径,深埋于骨基质的骨细胞正是通过该通道运输营养物质和代谢产物,而骨细胞 -

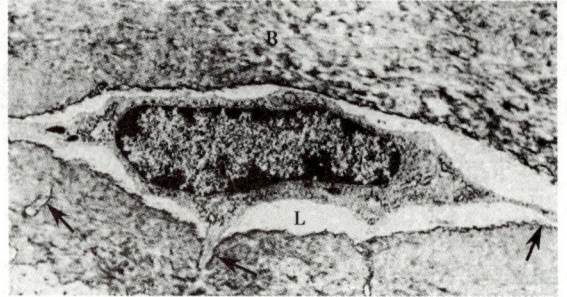

图 3-2　骨细胞电镜像

缝隙连接 - 骨细胞形成的细胞间信息传递系统,是骨细胞直接通讯的结构基础。不同阶段骨细胞的功能不同,骨细胞成熟后,其周围可见基质(如脂质、蛋白质及胶原)的崩解产物,致使陷窝扩大,常与破骨细胞的骨吸收同时存在,此为骨细胞性骨吸收。较高水平的甲状旁腺激素可引起骨细胞性溶骨,释放骨钙入血。当骨细胞性溶骨活动结束后,成熟骨细胞又可在较高水平的降钙素作用下进行继发性骨形成,使骨陷窝壁增添新的钙化骨基质。生理情况下,骨细胞性溶骨和骨细胞性成骨是反复交替的。骨细胞的功能是:①维持骨组织的完整性,维持骨基质的成骨作用;②参与调节体内钙、磷平衡。

2. 成骨细胞　又称骨母细胞,是骨形成细胞,位于骨组织表面,呈矮柱状多突起,胞质嗜碱性,含有丰富的碱性磷酸酶,细胞核较大且圆。细胞间以突起相连,并与骨组织内骨细胞突起相连[图 3-3(见文末彩图)]。电镜下显示典型分泌细胞的特征,粗面内质网丰富,高尔基复合体发达。

成骨细胞功能有:①合成并向骨组织表面添加胶原纤维和无定形有机基质。这些新形成的有机成分,在钙盐尚未沉积时称类骨质。成骨细胞在产生类骨质过程中,逐渐将自身包埋于其中,成为骨细胞。②产生基质小泡,并排入类骨质中,启动钙盐在类骨质中沉积。此外,成骨细胞还能分泌骨粘连蛋白、骨钙蛋白和多种生物活性物质。成骨细胞来源于骨祖细胞。

3. 骨原细胞　又称生骨细胞或骨祖细胞,是骨组织的干细胞。骨原细胞位于骨膜内,细胞小,呈梭形,细胞核椭圆形,胞质弱嗜碱性。电镜下,骨原细胞胞质中仅有少量的核糖体及线粒体,高尔基复合体不发达,染色质颗粒细而分散,其他的细胞器不发达,电子密度低。活化后的骨原细胞中,细胞核和细胞质内的核糖核酸含量增多,细胞质内的游离核蛋白体增多。骨原细胞有分裂增殖和进一步分化成专一功能细胞(成骨细胞或成软骨细胞)的功能。骨原细胞将向哪种细胞系转化,受多种因素(诸如压力、新形成组织等)影响,但其主要的影响因素是氧分压和营养成分的供给。

4. 破骨细胞　是专门从事骨吸收功能的一种细胞,故名破骨细胞。其数量较少,是多核巨细胞,直径约 $100\mu m$,一般含 2~50 个核,多者可达 100 个核。胞质呈泡沫状,多为嗜酸性,核为不规则的圆形、卵圆形,核膜光滑,染色质颗粒微细,分布均匀,故染色较淡,有 1~2 个核仁。破骨细胞位于骨组织表面的吸收陷窝[又称豪希普陷窝(Howship's lacuna)]内,此陷窝由破骨细胞侵蚀溶解骨组织所造成。贴附骨组织表面的一侧有纹状缘,电镜下可见许多不规则纤细的指状突起,是由内陷很深的质膜内褶组成,称为皱褶缘,伸进骨基质内。

骨组织被侵蚀溶解称为骨组织重吸收。破骨细胞侵蚀溶解骨组织的这种作用称为破骨细胞性溶骨。功能活跃的破骨细胞结构有明显的极性,以紧贴骨质侧为顶极,远离骨质侧为底极,依次分为四个区——皱褶缘区、亮区(皱褶缘周围的环形胞质区)、小泡区和基底区[图3-4(见文末彩图),图3-5]。

破骨细胞溶骨能力强,一个破骨细胞可以侵蚀溶解由100个成骨细胞所形成的骨质。其溶骨过程是:在即将被重吸收的骨质表面,破骨细胞以亮区肌动蛋白微丝赋予的移动性到达该处,并以皱褶缘区和亮区紧贴骨质表面。一方面通过皱褶突排出大量有机酸(如碳酸、柠檬酸和乳酸),造成局部酸性环境,皱褶缘附近有碳酸酐酶,其作用是增加碳酸产量,使骨基质中的不溶性钙盐转变成可溶的酸性盐而溶解。另一方面,大量初级溶酶体在皱褶缘基部以胞吐方式将其酸

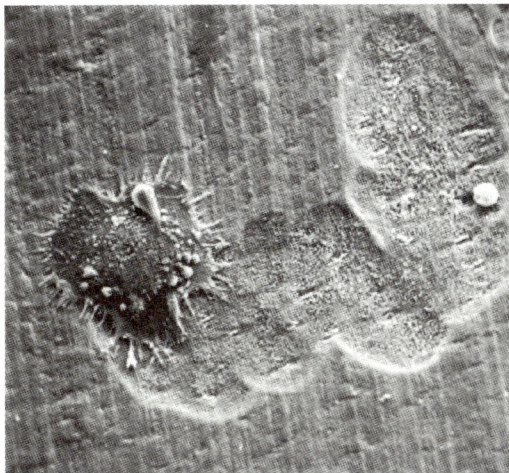

图3-5 破骨细胞电镜像

性水解酶排入吸收陷窝的细胞外分隔间,进行骨基质有机成分的细胞外消化;同时又以胞吞活动的方式形成小泡,将细胞外消化后的物质摄入细胞内,通过小泡与初级溶酶体融合而成的次级溶酶体进行细胞内消化。

(二)骨基质

骨基质由有机成分和无机成分组成,其中有机成分占成人骨干重的35%,主要为胶原纤维(约占90%以上)以及少量无定形基质(仅占10%)。人骨胶原纤维主要由I型胶原蛋白组成,还有少量的V型胶原蛋白。无定形基质是一种没有固定形态的胶状物,主要含中性或弱酸性糖胺聚糖,以及多种糖蛋白,这些糖蛋白参与骨的形成、钙化、吸收的调节。无机成分称为骨盐,占成人骨干量的65%,主要是羟基磷灰石[$Ca_{10}(PO_4)_6(OH)_2$]结晶,电镜下可见呈细针状,沿胶原原纤维长轴规则排列。

二、骨的发生发育

骨是由胚胎时期的间充质发生的,出生后继续生长发育直至成年。骨的内部改建持续终身,改建的速率随年龄增长逐渐减慢。骨组织发生的基本方式有两种,即膜内成骨和软骨内成骨,但骨组织发生的基本过程是一致的。

(一)骨组织发生的基本过程

骨组织的发生过程既有骨组织形成又有骨组织吸收。骨组织发生开始时,间充质细胞分裂增殖,分化为成骨细胞,产生胶原纤维和无定形基质,形成类骨质,并被包埋其中,成为骨细胞。继而类骨质矿化成骨基质,形成骨组织。骨组织的吸收主要靠破骨细胞。破骨细胞贴附于骨组织表面,分泌有机酸和溶酶体酶,溶解骨盐和降解有机质。骨组织形成和骨组织吸收同时存在,两者相辅相成,通过成骨细胞和破骨细胞相互调控,保证骨组织的发生与个体的生长发育相适应。

(二)骨组织发生的基本方式

1. 膜内成骨 膜内成骨是由间充质先分化成胚性结缔组织膜,再在此膜内成骨。人体内只有少数骨如顶骨、额骨、下颌骨、锁骨等以此形式发生。在将要形成骨组织的部位,间充质细胞增殖、迁移,聚集成膜状,同时血管增生。其中某处间充质细胞先分裂分化为骨原细胞,再进一步分化为成骨细胞,分泌类骨质,骨化后成为骨基质,形成最早的骨组织。该部位即为骨化中心,成骨过程由骨化中心向四周扩展。最初形成的初级骨小梁为针状,随后逐渐

增粗并相互连接成网状,并向四周发展,形成骨松质。骨松质周围的间充质分化成骨膜。此后骨组织不断生长和改建。以顶骨为例,外表面以成骨为主,内表面以骨吸收为主,骨的曲度不断改变,使颅腔增大以适应大脑发育。顶骨内、外表面改建形成骨密质,即内板和外板,其间的骨松质形成板障。

2. 软骨内成骨　软骨内成骨是由间充质先分化为软骨,然后软骨逐渐被骨组织取代。人体四肢骨、躯干骨及颅底骨等均以此种方式发生。下面以长骨为例描述此过程[图3-6(见文末彩图)]。

(1) 软骨雏形的形成:在将有长骨发生的部位间充质细胞聚集、分化为骨祖细胞,但无血管形成,进而分化为软骨细胞,分泌软骨基质,形成透明软骨。由于软骨形状与即将形成的长骨外形近似,故名软骨雏形。周围的间充质分化为软骨膜。

(2) 软骨的退化:软骨雏形生长到一定程度时,其中段的软骨细胞体积增大,并分泌碱性磷酸酶,导致细胞周围的薄层软骨基质钙化,钙化的软骨基质阻断了弥散性营养供应,导致软骨细胞退化死亡,留下较大的软骨陷窝。

(3) 骨领的形成:在软骨雏形中段开始退化的同时,周围的血管长入软骨膜,其内层的骨原细胞分化为成骨细胞,以膜内成骨方式在软骨表面形成薄层原始骨松质,形如领圈围绕着软骨雏形中段,故名骨领。骨领形成后,其周围的软骨膜改称为骨外膜。以后骨领逐渐改建为骨干的骨密质。

(4) 初级骨化中心的形成:在软骨雏形的中央部位软骨细胞发生退化死亡、残留较大的软骨陷窝处,是最早的骨化区域,称为初级骨化中心。骨外膜血管连同间充质细胞、骨原细胞、破骨细胞等穿过骨领,进入正在退化的软骨区。破骨细胞溶解吸收钙化的软骨基质,形成许多隧道,称为初级骨髓腔。接着骨原细胞不断分化为成骨细胞,贴附于残留的钙化软骨基质表面成骨,形成以钙化软骨基质为中轴、表面附以骨组织的条索状结构,称为初级骨小梁,又称过渡型骨小梁。

(5) 骨髓腔的形成:原始骨小梁的存在时间较为短暂,不久就被破骨细胞溶解吸收,原始的骨髓腔互相融合成较大的骨髓腔,腔内含有血管和骨髓组织。由于初级骨化中心两端的软骨不断生长,初级骨化中心的成骨过程也从骨干中段向两端推进,从而使长骨增长,骨髓腔也随之沿纵向扩展。

(6) 次级骨化中心的出现和骺板形成:出生前后,在长骨两端软骨中央出现新的骨化中心,称为次级骨化中心或骺骨化中心,出现时间因骨而异。次级骨化中心的形成过程和初级骨化中心相似,但骨化方向是从中央向四周辐射进行,最后大部分软骨被初级骨松质取代,使骨干两端变成骨骺。骨骺表面不发生骨化,始终保留薄层透明软骨(关节软骨)。骨骺和骨干之间也保留一层软骨,称骺板或生长板。骺板处软骨细胞保持繁殖能力,在骨干两端继续进行软骨内成骨过程,使长骨继续增加长度。到17~20岁,软骨失去增生能力,骺板完全被骨组织代替,留有遗迹称骺线,长骨也即停止增长。

(7) 骨单位的形成和改建:骨干经不断改建变为骨密质,出现环行骨板,约在出生后1年,骨单位开始建立。骨单位的形成必须具备以下3个条件:①具有管状隧道;②有进入隧道的营养血管;③有伴随血管进入的骨原细胞等。破骨细胞溶解吸收原有骨组织,形成一些纵列的沟或隧道,来自骨膜的血管及骨原细胞进入其中,骨原细胞分化为成骨细胞紧贴沟或隧道的表面,由外向内逐层形成同心圆排列的哈弗斯骨板,中央留有哈弗斯管容纳血管、神经、骨内膜,新一代骨单位即形成。在改建过程中,上一代哈弗斯系统被破坏吸收后,残存的骨单位片段即为间骨板。成年时,长骨不再增粗,其内外表面分别形成永久性内外环骨板,骨单位的改建就在内外环骨板间进行。

三、影响骨生长发育的因素

骨的生长发育除受遗传因素调控外,还受到激素、维生素、微量元素、生物活性物质等诸多因素的影响。本节选择部分激素以及骨生长因子简要阐述。

(一) 激素

1. 生长激素 (growth hormone, GH)　由腺垂体分泌,是具有 191 个氨基酸残基的单链多肽,正常人每天大约需要 5mg 生长激素。GH 影响骨的生长发育,主要作用于骺板,刺激骺板软骨细胞分裂、增生。成年前若分泌过多,则骺板生长加速,长骨过长,导致巨人症;若分泌不足,则骺板生长缓慢,导致肢体短小,成为侏儒。成年后若 GH 过多,由于长骨骨骺已经钙化,长骨不再生长,只能使软骨成分较多的肢端软骨、颅骨及其软组织生长异常,出现手足粗大、鼻大唇厚、下颌突出等症状,称为肢端肥大症。

2. 甲状腺激素 (T_3、T_4)　由甲状腺滤泡上皮细胞分泌,其生理功能广泛,对骨生长代谢的影响主要有两方面:

(1) 对骨生长发育的作用:甲状腺激素能与生长激素协同调控幼年期的生长发育。甲状腺激素可刺激骨化中心发育成熟,加速软骨骨化,促进长骨生长,甲状腺激素缺乏将影响生长激素正常发挥作用,导致长骨生长缓慢和骨骺闭合延迟。

(2) 对骨矿物质代谢的作用:甲状腺激素升高致破骨细胞和成骨细胞活性均增加,但由于破骨细胞活性占主导,结果导致骨量丢失,即甲状腺功能亢进所造成的骨质疏松源自于高骨转换。过量的甲状腺激素则促进蛋白质分解,如甲状腺功能亢进时蛋白质分解代谢旺盛,骨基质的代谢同样受到影响。

3. 甲状旁腺激素 (parathyroid hormone, PTH)　由甲状旁腺的主细胞和嗜酸性粒细胞合成分泌,是由 84 个氨基酸组成的多肽链,是维持机体钙磷代谢平衡的重要激素之一,其靶器官主要是骨、小肠和肾。在哺乳动物中,PTH 是最重要的钙离子动态平衡调节剂。PTH 的主要作用是升高血钙和降低血磷。PTH 直接作用于成骨细胞,通过成骨细胞再影响破骨细胞的活性,使钙和磷释放入细胞外液。低血钙时,PTH 分泌到血液循环系统,结合于肾和骨靶细胞上的 I 型 PTH 受体,通过对靶细胞直接或间接的作用帮助血钙维持在一定范围。

PTH 既促进骨吸收又促进骨形成,在过高浓度的 PTH 作用下,破骨细胞活性超过成骨细胞,导致骨丢失大于骨形成;而在适当浓度的 PTH 作用下,成骨细胞的活性可超过破骨细胞,骨形成大于骨吸收。PTH 促进骨吸收通过两个作用:①促进骨组织中未分化的前破骨细胞分化、增殖;同时使破骨细胞活性增加,抑制成骨细胞的活性。②通过钙泵的作用调节骨组织的钙,使钙向细胞外流动。而细胞质钙离子浓度升高在不同骨细胞中可产生不同的生理效应。

PTH 在儿童和青少年时期的血中含量较高,成年后血中 PTH 含量随年龄增长而逐渐降低,而进入老年期后,血中 PTH 含量又随年龄增长而逐渐升高,甚至明显高于未成年的儿童和青少年。在人的一生中,血中 PTH 的含量呈两端高、中间低的反弧线形式变化。这种变化的生理意义在于:儿童和青少年处于生长发育的旺盛时期,体内处于正钙平衡状态,适应骨的生长发育之需,其钙摄入大于钙排出。此时 PTH 含量升高的意义不在于动员骨钙入血,而主要在于刺激骨的重建过程,因此,未成年人的骨更新率很高,主要是刺激骨质的更新及满足体内正钙平衡的需要。成年后,骨的更新速度减慢,钙代谢处于相对的平衡状态,PTH 分泌也相对处于稳定状态,但与儿童和青少年期相比,血中 PTH 含量明显降低,并形成老年前期的最低点。进入老年期,随着年龄的增长,体内 25-(OH)D_3 的含量开始逐渐减少,由其转化生成的 1,25-(OH)$_2D_3$ 也就会相应减少。因此,肠钙吸收减少,继而血钙下降,负钙平衡,从而刺激甲状旁腺分泌 PTH 增加。PTH 分泌增加，一方面增加骨的吸收，动员骨钙释放入血；另一方面增强肾内 1α 羟化酶的活性，加强 25-(OH)D_3 向 1,25-(OH)_2D_3 的转变过程，以维持血钙浓度在正常范围，保证机体其他重要生理功能的发挥。因此进入老年期，出现随着年龄的增长，血 PTH 含量增加的幅度也不断加大的现象。

4. 降钙素（calcitonin, CT） 由甲状腺滤泡旁细胞（或称"C"细胞）分泌，甲状腺和胸腺也分泌少量。CT 的主要作用是使骨组织中钙、磷沉积增加，而血中钙、磷水平降低。CT 能直接抑制骨吸收过程，主要是抑制破骨细胞的活性和数量，同时也调节着成骨细胞的活性而促进骨生成过程。CT 的这种抑制骨吸收的作用，在整体动物和体外骨培养的实验中都得到了证实，而且这种作用不依赖于 PTH 和维生素 D 的存在，而且实验证实，PTH 的作用越增强，降钙素的拮抗作用越明显。

5. 性激素 有雌激素和雄激素，主要由性腺（卵巢和睾丸）分泌，肾上腺皮质能产生少量的两性激素。性激素能促进成骨细胞的合成代谢，促进成骨细胞活动，参与骨的生长发育和成熟。若成年前性激素水平过低，则影响软骨内成骨和膜内成骨过程，具体表现为骺骨化中心迟缓、骨骺和骨干愈合以及骨缝闭合也都迟缓，成骨生长停滞。由于成骨细胞、破骨细胞均有雌激素受体存在，雌激素对骨组织有直接作用，可通过抑制单核细胞释放 IL-1，直接影响破骨细胞作用，也可能通过 TGF-β，对成骨细胞有直接作用，促进骨形成。绝经后雌激素缺乏，影响细胞因子的分泌，破骨细胞基因表达增加，成骨性刺激因子基因表达不足，最终导致骨形成和吸收不平衡，从而引起骨质疏松。雄激素刺激儿童骨骼生长发育，促进青春期骨骼生长高峰和骨成熟，并使骨骺闭合。

6. 糖皮质激素 由肾上腺皮质分泌，其生理作用较为广泛，对骨发生发育的影响是增加骨吸收，减少骨形成，具体表现为抑制成骨细胞活性，下调 IGF-I 的表达，抑制成骨细胞的增殖和分化，破骨细胞数目增加，并通过改变细胞表面 N-乙酰葡糖胺和 N-乙酰半乳糖胺的表达而增强破骨细胞结合到骨表面的能力，有抗维生素 D 的作用，减少小肠对钙的吸收，继发 PTH 释放增加。

（二）骨生长因子

近年来的大量研究发现了一系列与骨生长发育有关的骨生长因子，主要有骨形态发生蛋白质（BMP）、转化生长因子-β（TGF-β）、胰岛素样生长因子（IGF）、成纤维细胞生长因子（FGF）、血小板衍生生长因子（PDGF）、血管内皮生长因子（VEGF）等。

不同生长因子作用于骨形成的不同阶段，根据其生物学特性可分为四类：①促进靶细胞趋化、增殖和分化的有 BMP、TGF-β、bFGF、PDGF、VEGF 和 IGF；②促进靶细胞内基质合成的有 BMP、IGF；③与血管生成有关的有 bFGF、VEGF、PDGF；④偶联骨形成和骨吸收的有 TGF-β、IGF。

1. 骨形态发生蛋白质（BMP） 又称骨形成蛋白，由骨母细胞产生具有促进骨形成作用的生长因子，属于 TGF-β 超家族成员。BMP 作用的靶细胞是未分化的、有活性的间充质细胞，它能诱导特定的间充质干细胞向骨祖细胞分化，是唯一能够单独诱导间充质细胞向骨组织方向分化的生长因子，对膜内成骨和软骨内成骨均有诱导作用。BMP 是一种疏水性酸性多肽，与羟基磷灰石有较高的亲和力。目前确定的已有 20 种 BMPs，以 BMP-2 为中心，构成网络化自身调节骨髓基质干细胞的诱导成骨分化。

在发育早期，BMP 作用于未分化的间充质细胞表面的 BMP 受体，在一定外界环境影响下，诱导其分化为骨谱系细胞，此后在一些生长因子介导下，不断增殖、分化，由骨及软骨前体细胞演变为成软骨细胞和成骨细胞，直至形成软骨和骨。BMP 还能抑制破骨细胞的生成和功能，在骨重建中也有一定作用。

2. 转化生长因子-β(TGF-β) TGF-β是一组具有多种功能的蛋白多肽,主要有TGF-β_1、TGF-β_2。TGF-β广泛存在于动物正常组织细胞及转化细胞中,血小板和骨组织中含量最丰富。TGF-β具有促进细胞增殖、调节细胞分化和促进细胞外基质合成的作用,并能调节机体免疫作用。

在骨组织方面,TGF-β能促进骨膜间充质细胞和成骨细胞趋化、增殖、移动、聚集,抑制破骨细胞活性,是骨形成和骨吸收之间强有力的调节和偶联因子。同时,TGF-β还能促进细胞外基质的生成,诱导骨再生的同时促进微血管生成,加快代谢和新骨形成。

3. 胰岛素样生长因子(IGF) IGF是由70个氨基酸组成的类似于胰岛素原的蛋白多肽,被鉴定分离具有IGF活性的肽类有6种,即SM-A、SM-B、SM-C、IGF-Ⅰ、IGF-Ⅱ和增殖刺激活性因子(MSA),其中以IGF-Ⅰ及IGF-Ⅱ最占优势。IGF以自分泌、旁分泌的形式调节成骨细胞的生长、增殖及骨基质形成,还可介导生长激素成骨。

4. 成纤维细胞生长因子(FGF) 最早从牛脑垂体和脑组织抽提液中获得,分酸性(aFGF)和碱性(bFGF)两种,其中bFGF在骨重建中的作用明显强于aFGF。bFGF是一种广谱的有丝分裂原,其靶细胞有成纤维细胞、血管内皮细胞、软骨细胞、成骨细胞等。bFGF能促进新生血管形成,促进毛细血管向骨断端和移植物中生长,并能对成骨细胞基因进行调节,有利于骨质的生长。bFGF能促进软组织、软骨组织、骨组织的修复,对骨折愈合和骨形成有重要意义。

5. 血小板衍生生长因子(PDGF) PDGF首先在血小板中发现,是一种骨细胞促分裂素及成骨细胞趋化因子,具有刺激骨细胞DNA和蛋白质合成,促进骨形成细胞的迁移募集、分裂增殖、分化及局部血液循环等重要功能,但同时又可调节破骨细胞的骨吸收,还可间接诱导血管内皮细胞及血管再生。

6. 血管内皮生长因子(VEGF) VEGF是目前已知的诱导血管生成作用最强的一种细胞因子。VEGF能促进内皮细胞增殖和血管生成,调节骨组织血供并参与骨的发育形成,同时通过调节成骨及破骨细胞的活性,促进骨组织的再生和重建。

第二节 骨 骼 肌

一、骨骼肌组织

骨骼肌是肌组织的组成部分,由具有收缩功能的肌细胞和肌细胞间少量的结缔组织、血管、淋巴管、神经组成。肌细胞呈长纤维形,又称肌纤维。肌细胞的结构特点是肌质内含有大量与肌纤维长轴平行排列的肌丝,这是肌纤维舒缩功能的物质基础。

骨骼肌是随意肌,受人的意识支配。骨骼肌大多数借肌腱附着于骨上,分布于躯干和四肢。骨骼肌外面有致密结缔组织包裹,称为肌外膜,含有血管、神经。肌外膜的结缔组织伸入肌肉内,分隔包裹形成肌束,包裹肌束的结缔组织膜称肌束膜,包裹在每条肌纤维外面的少量结缔组织称肌内膜[图3-7(见文末彩图)]。

骨骼肌纤维呈细长圆柱形,直径为10~100μm,长度不等。骨骼肌纤维是多核细胞,一条肌纤维内含有几十个甚至几百个细胞核,位于肌膜下方。核呈扁椭圆形,染色较浅。在肌浆中有沿肌纤维长轴平行排列的肌原纤维。每条肌原纤维上都有明暗相间的带,即周期性横纹。各条肌原纤维的明暗带都准确地重叠排列在同一平面上,因而构成了骨骼肌纤维明暗相间的周期性横纹。在偏振光显微镜下,明带呈单折光,又称Ⅰ带;暗带呈双折光,又称A带。

暗带中央有一条浅色窄带,称 H 带,H 带中央有一条横行的 M 线。明带中央有一条深色的 Z 线。相邻两条 Z 线之间的一段肌原纤维称为肌节。肌节是肌原纤维结构和功能的基本单位,是骨骼肌纤维收缩和舒张运动的结构基础。肌原纤维之间含有大量线粒体、糖原及少量脂滴。肌浆内还含有肌红蛋白。在骨骼肌细胞和基膜之间有肌卫星细胞,后者扁平多突起,核呈扁圆形,着色浅,核仁清楚。肌卫星细胞是骨骼肌组织中的肌干细胞,与骨骼肌再生关系密切。

电镜下,可见肌原纤维由粗、细两种肌丝构成,沿肌原纤维的长轴排列。粗肌丝位于肌节中部,细肌丝位于肌节两侧。细肌丝由肌动蛋白、原肌球蛋白和肌钙蛋白组成;粗肌丝由肌球蛋白分子组成。骨骼肌纤维的收缩机制是肌丝之间的滑动。

骨骼肌纤维可分为红肌纤维、白肌纤维、中间型肌纤维三类。①红肌纤维内富含肌红蛋白和线粒体,故呈暗红色。其收缩缓慢而持久,故又称慢缩型肌纤维。②白肌纤维内肌红蛋白和线粒体较少,呈淡红色。其收缩快,但持续时间短,故称快缩型肌纤维。③中间型肌纤维的结构和功能特点介于前两者之间。人的骨骼肌多由上述三类肌纤维混合组成,但每一块肌肉中上述三类肌纤维的构成比例不同。

二、骨骼肌的发生发育与再生修复

人体内的骨骼肌大部分由胚胎时期的中胚层生肌节演变而来,少部分由鳃弓间充质和侧板的体壁中胚层演变而来。

骨骼肌是人体最大的器官,占体重的 40%,具有很强的内分泌、免疫和再生能力,在保持机体稳态中起着重要的作用,其生长发育和损伤再生受到细胞外环境的调节。

无论来自生肌节的细胞或有同样潜能的间充质细胞,其组织发生是相同的。从原始的细胞分化为成熟的肌纤维,一般要经过 4 个时期——前成肌细胞期、成肌细胞期、肌管(细胞)期和肌纤维期。前成肌细胞进一步分化,细胞增大,胞质增加,含有较丰富的核糖体和散在的肌丝,即为成肌细胞。成肌细胞继续分裂增殖,并由核糖体不断合成肌丝,许多肌丝组成肌原纤维。部分成肌细胞由数个融合在一起,构成合胞细胞,呈管状,为肌管。此时,细胞失去了分裂能力,但散在的成肌细胞尚可继续加添到肌管内,使肌管的长度和宽度增加。之后,细胞质内肌原纤维越来越多,从周边逐渐向中央填充。肌原纤维在一定间隔出现规律的双折光暗带(A 带)和单折光明带(I 带),使肌细胞表现出明暗交错的横纹。在明带出现的早期即可见不甚规则的 Z 线,不久在暗带中出现 H 带和 M 线。最后,每一肌管分化为一条长圆筒状的肌纤维。由于在发育过程中,细胞核多次分裂,细胞体不分裂,从而形成了多核的肌纤维。

(一)骨骼肌发生发育的调控

在骨骼肌发生过程中,成肌细胞周围的透明质酸可干扰细胞间的接触,构成细胞间互相作用的屏障。当成肌细胞开始相互融合时,其细胞周围的透明质酸骤然减少,致使形成肌管。如果透明质酸不减少,成肌细胞就不能融合为肌管。

TGF-β 对于胚胎期骨骼肌的发育至关重要。由外胚层产生的 TGF-β 大量存在于肢芽中,并影响周围的间充质细胞;TGF-β 可以抑制新生成肌细胞分化成次级肌管,但不影响胚胎成肌细胞的分化;TGF-β 主要通过调控生肌调节因子(MRFs)来影响肌卫星细胞的增殖与分化,进而抑制骨骼肌特异基因的表达。

(二)骨骼肌再生修复的调控

骨骼肌是一种较为稳定的组织,成体肌细胞一般无分裂再生能力,当创伤需要再生修复时主要由肌卫星细胞增殖补充。在成体的肌细胞中,生理状态下肌卫星细胞处于静息状态,而不进行有丝分裂。当骨骼肌受到物理损伤或患某种特殊疾病,需要快速自我修复和再生时,在肌纤维基膜下的肌卫星细胞就会被激活,产生大量的成肌细胞,来修补受损的肌纤维或生成新的肌纤维来恢复功能。这种再生功能主要依赖于肌卫星细胞的激活、增殖和分化。肌卫星细胞的增殖、分化不仅能够增加肌纤维数量,还可以改变肌纤维的类型,而肌卫星细胞的多潜能性还可能通过转变为脂肪生成细胞,而增加肌内脂肪的含量,从而改变肌组织愈合的质量。

调节肌卫星细胞激活、增殖、分化的生长因子主要有胰岛素样生长因子 -1(IGF-1)、成纤维细胞生长因子(FGF)、生肌调节因子(MRFs)、肝细胞生长因子(HGF)、血小板衍生生长因子(PDGF)、转化生长因子 -β(TGF-β)等。IGF-1 不仅可促使细胞分裂增殖,进而修复损伤部位,还可影响 MRFs 的功能,从而在肌组织的修复中起重要作用。FGF 由发育中的组织细胞自身表达,对肌卫星细胞的增殖能力最强,而且其增殖能力在达到最佳状态后保持不变,并不随浓度的增加无限增大。MRFs 是肌组织形成的主要、最关键的调控因子,可以使胚胎干细胞向成肌细胞方向分化,调节整个生肌程序的基因表达。HGF 是肌卫星细胞有力的促分裂剂和趋化剂,可以促进 DNA 的合成、抑制细胞的分化,从而引起细胞群形状的改变,最终导致更多肌纤维的形成。PDGF 是血清中一种主要的有丝分裂原,能促进肌卫星细胞的分化。TGF-β 可能会抑制肌卫星细胞的增殖,抑制成肌细胞分化。

第三节 软 骨

软骨(cartilage)是一种特殊类型的结缔组织,由软骨组织及其周围的软骨膜构成。软骨较硬,略有弹性,能承受压力,耐摩擦。

一、软骨的组织结构

软骨组织由软骨基质和软骨细胞构成。软骨细胞约占软骨总组织体积的 5%,而细胞外基质约占剩下的 95%,软骨细胞被细胞外含纤维成分的呈凝胶状的基质包埋。

软骨具有一定的弹性和硬度,是胚胎早期的主要支架成分,随着胚胎发育,逐渐被骨所取代。永久性软骨所占比例较小,散在分布于外耳、呼吸道、椎间盘、胸廓及关节等处。软骨依其所占部位不同而作用各异,如关节软骨具有支撑重量和减少摩擦的作用。此外,软骨对骨的发生和生长也有十分重要的作用。

(一)软骨细胞

以透明软骨的细胞为例,软骨细胞[图 3-8(见文末彩图)]位于软骨陷窝的软骨基质小腔中。紧邻软骨陷窝的软骨基质中硫酸软骨素较多,HE 染色呈强嗜碱性,称软骨囊。在 HE 染色切片中,细胞因脱水收缩变成不规则的形状,使软骨囊和细胞之间出现较大的空隙。软骨细胞的大小、形状及分布特点在软骨内有一定规律,紧靠软骨膜的软骨细胞较幼稚,呈扁圆形;越接近软骨内部,细胞越成熟,呈圆形,并由单个分布逐渐变为成群分布,每一群为 2~8 个细胞不等,是由一个软骨细胞分化而来的,称同源细胞群。成熟的软骨细胞为圆形或椭圆形,核较小,偏心位,有一个或数个核仁,细胞质呈弱嗜碱性,中心体和高尔基复合体均近核分布,线粒体散在分布于胞质内。在电镜下,软骨细胞表面有许多突起和皱褶,扩大了表面积,有利于软骨细胞与基质的物质交换。胞质内含有丰富的粗面内质网和发达的高尔基复合体,线粒体较少而糖原和脂滴较多。软骨细胞合成和分泌软骨组织的基质和纤维。由于远离血流,软骨细胞主要以糖酵解的方式获得能量。

（二）软骨基质

软骨基质即软骨的细胞外基质,由软骨细胞分泌产生,由包埋在基质内的纤维和无定形基质构成,纤维的种类、含量和功能因软骨类型而异。基质的主要成分是水和蛋白聚糖。基质还含有软骨粘连蛋白(chondronectin),对软骨细胞黏附在软骨基质上起重要作用。软骨基质中蛋白聚糖的浓度很高,使软骨形成十分牢固的胶状,许多蛋白聚糖相结合形成分子筛结构,软骨基质中含有大量的水分,使透明软骨呈半透明状。

1. 水分　水分是正常关节软骨最丰富的成分,占湿重的 65%~80%。少量水分位于细胞间隙,30% 位于胶原中的纤维间隙,剩余的位于基质中的分子间隙。当固体基质受到挤压或存在压力梯度时,水分可以在基质中流动,通过组织和关节表面的水分流动,可以促进输送营养物质,润滑关节。

2. 胶原　胶原是基质的主要结构大分子,至少有 15 种不同的胶原种类(表 3-1)。胶原蛋白占关节软骨干重的 50% 以上,其中 90%~95% 是Ⅱ型胶原。所有的Ⅱ型胶原家族成员均由特定的三螺旋结构组成其分子的大部分长度,或者被一个或几个螺旋形的结构域中断。所有胶原具有三螺旋结构,由 3 条多肽链组成,链中 33% 的氨基酸是甘氨酸,25% 是脯氨酸,由于脯氨酸的存在,每一条多肽链都呈现特征性的左螺旋构型,并且在左螺旋结构中绕共同的轴右旋,编织成独特的具有抗拉伸应力的结构。软骨的胶原形成交叉连接的网状,分子内或分子间的交错连接可以增加纤维网的三维稳定性,使组织具有张力特性。

表 3-1　胶原的类型

类型	组织分布	聚合方式
1 类胶原(300nm 三螺旋)		
Ⅰ	皮肤,骨等	连接纤维
Ⅱ	软骨,椎间盘	连接纤维
Ⅲ	皮肤,血管	连接纤维
Ⅴ	伴随Ⅰ型胶原	连接纤维
Ⅵ	伴随Ⅱ型胶原	连接纤维
2 类胶原(基底膜)		
Ⅳ	基底膜	三维网状结构
Ⅶ	上皮基底膜	固定纤维
Ⅷ	内皮基底膜	未知
3 类胶原(短链)		
Ⅵ	广泛存在	微丝
Ⅸ	软骨(伴Ⅱ型胶原)	交叉连接Ⅱ型胶原
Ⅹ	肥大软骨	不明
Ⅻ	肌腱或其他	不明
ⅩⅢ	内皮细胞	不明

3. 蛋白聚糖　蛋白聚糖是蛋白多糖复合物的简称,是指一个或一个以上长的多糖链与蛋白质以共价连接的高分子物质,其主要组分是糖胺聚糖。糖胺聚糖由长链的、未分叉的重复二糖单位组成。软骨的蛋白聚糖主要有三种类型——硫酸软骨素、硫酸角质素、硫酸皮肤素。其中,硫酸软骨素是最主要的糖胺聚糖。透明质酸也是一种糖胺聚糖,但它是非硫酸化

的,而且不与核心蛋白共价结合,因此不是蛋白聚糖的一部分。蛋白聚糖以其聚积体和特有结构发挥作用,分子巨大和分子上有许多酸性基团,在生理 pH 下,这些基团可以离解而使蛋白聚糖带有许多负电荷,易与水形成凝胶,对软骨水的含量及软骨组织的黏弹性有重要影响。

关节软骨中 80%~90% 的蛋白聚糖形成大的聚合体,成为可聚蛋白聚糖。它们包括一个长的伸展的核心蛋白,与多达 100 个硫酸软骨素和 50 个硫酸角质素的糖胺聚糖链以共价结合。一个孤立的、较小分子的连接蛋白与可聚蛋白聚糖的 G1 结构域和透明质酸结合,稳定连接以形成可聚蛋白聚糖 - 透明质酸 - 连接蛋白复合体,即蛋白聚糖聚集体。聚集体的形状似瓶刷,刷轴是长链形的透明质酸分子。在透明质酸链状分轴上连着许多侧向排列的蛋白聚糖分子,连接透明质酸和蛋白聚糖的是连接蛋白。每个侧向排列的蛋白聚糖分子呈蜈蚣形,分子中轴是蛋白质,从蛋白质轴上伸出一系列糖胺聚糖侧链,大量近侧糖胺聚糖侧链由硫酸角质素组成,数目更多的远侧糖胺聚糖侧链由硫酸软骨素组成。这些蛋白聚糖聚集体和蛋白聚糖分子相互结合成网,构成分子筛。

关节软骨中蛋白聚糖的分布随着组织深度而改变,呈不均匀分布。浅表层富含胶原,蛋白聚糖较少;移行层蛋白聚糖的含量增加,分布趋于均一。

二、软骨膜

除关节软骨外,软骨周围均被薄层致密结缔组织包被,即软骨膜。软骨膜分为两层,外层含较多致密的纤维成分,与软骨膜外的结缔组织相连续,主要起保护作用;内层纤维较疏松而含较多细胞,其中有许多梭形的骨祖细胞,可增殖分化为软骨细胞,与软骨的生长和修复有关。软骨膜内层含有血管、淋巴管和神经。血管可为软骨提供必要的营养,同时运走代谢废物。

软骨膜具有较强的再生能力,可能是由于其生发层(软骨膜的深层)骨祖细胞可逐渐分化为成软骨细胞。实验证明,某些细胞因子如 TGF-β 可刺激其转化过程。

三、软骨的类型

根据软骨基质内所含纤维的不同,将软骨分为透明软骨、纤维软骨和弹性软骨三种类型。软骨内无血管、淋巴管和神经,但由于基质富含水分,通透性强,故营养物质可通过渗透进入软骨组织深部。

(一) 透明软骨

透明软骨因新鲜时呈半透明的乳白淡蓝色而得名,较脆,易折断,是体内分布最广泛的软骨类型。根据其分布部位不同,可将其分为骨架外和骨架内两部分。骨架外的软骨包括鼻软骨、喉软骨的大部分、气管与支气管树内的软骨等。骨架内的软骨则包括肋软骨和关节软骨。透明软骨的基质含量较多,其中的纤维成分主要是由 II 型胶原蛋白组成的胶原原纤维,抗压性较强,略具弹性和韧性。它们交织成三维网状,含量约为软骨基质的 40%。胶原原纤维直径为 10~20nm,其折光率与基质的折光率相近,故在光镜下难以分辨。

(二) 纤维软骨

纤维软骨[图 3-9(见文末彩图)]主要分布于椎间盘、纤维环、关节盘和半月板的一部分,也分布在股骨头韧带、耻骨联合以及某些肌腱和韧带附着于骨的部位等处。其结构特点是细胞间质内含有大量平行或交叉排列的由 I 型胶原蛋白构成的胶原纤维束,新鲜时呈不透明的乳白色,有一定的伸展性。软骨细胞分布于纤维束之间,或单独散在,或成对存在,或排列成单行。软骨细胞常成行存在于纤维束之间。HE 染色的切片中,胶原纤维束染成红色,基质很少，仅在软骨细胞周围可见薄层嗜碱性软骨囊。

(三) 弹性软骨

弹性软骨[图 3-10(见文末彩图)]分布于耳郭、外耳道、咽鼓管、小角状软骨、会厌和杓状软骨顶部等处。具有明显的可弯曲性和弹性，新鲜时呈不透明黄色。其纤维成分以弹性纤维为主，胶原原纤维较少。弹性纤维有分支，相互交织排列。软骨细胞呈球形，单个或以同源细胞群的方式分布，同源细胞群的细胞数量大，每群往往 2~4 个细胞。弹性软骨结构与透明软骨相似，含有典型的软骨细胞，主要特点是基质中含有大量的交织成网的弹性纤维，尤以软骨中央的弹性纤维更为密集。但软骨陷窝周围基质则为典型的透明软骨，含有纤细的Ⅱ型胶原原纤维。含有弹性软骨的部位大多具有颤动功能，如喉产生的声波和耳收集及传导的声波。

四、软骨的组织发生、生长、退行性变与再生

(一) 组织发生

软骨细胞来源于胚胎期的间充质细胞。人软骨的发育大约从胚胎第 5 周开始，在将要形成透明软骨的部位，间充质密度增大，未分化的骨祖细胞分裂增生，细胞突起消失，细胞形态由星形转变为球形，并聚集成团，称软骨形成中心。此处细胞高度密集，经分裂分化后转变为幼稚的软骨细胞。随着细胞的生长，软骨细胞产生细胞外基质的能力逐渐增强，所产生的基质包围细胞，细胞被分隔在各自的陷窝内，之后再逐步分化为成熟的软骨细胞。这种基质含有原纤维，原纤维具有软骨的特有功能。在透明软骨内，基质显现清晰而结构相似，原纤维不能用普通的染色方法显示出来。在弹性软骨内，可见黄色弹性纤维。在纤维软骨内，可见较粗的白色纤维，并沉积在基质中。软骨形成中心周围的间充质则分化为软骨膜。

(二) 软骨的生长

软骨通过内、外两种生长方式使软骨的厚度增加。

一种方式为间质性生长，表现为单个的软骨细胞分裂，从而使软骨细胞量增加，使一个陷窝内充满由一种细胞形成的细胞群，称为同源细胞群，由于细胞产生基质使同源细胞群的细胞分离，软骨体积随之增加，又称软骨的内生长。间质生长主要见于年幼的软骨。

另一种方式叫附加性生长，当基质老化，其刚性增加，由于基质不能再扩大，间质性生长迅速下降，进一步的生长依靠软骨膜产生软骨，附加在已有软骨的外面，称为附加性生长。其过程就是由生发层未分化的扁平细胞分化出成软骨细胞，并产生基质成为软骨，附加于已有软骨的外面。发育中的软骨和成熟的软骨都能以此方式生长。在胚胎的早期，附加性生长和间质性生长共同存在，后来则主要依靠附加性生长。软骨成熟后，软骨膜产生软骨相对静止，只有在软骨损伤受到刺激时才被启动，重新活动。

(三) 软骨的退行性变与再生

弹性软骨和纤维软骨常能很好地抵抗破坏和老化，然而透明软骨常进行明显的退变。当透明软骨老化时，基质的嗜碱性下降，软骨细胞逐渐减少，结果使基质不再透明，而由于钙的沉着，使它变得易破碎，又由于营养物质在基质内渗透扩散受阻、废物蓄积，导致软骨细胞死亡，基质也逐渐溶解。

软骨最突出的退行性变化是钙化，通常发生在软骨内的成骨区，此区的软骨细胞内细胞器明显减少，外形常呈不规则的皱缩。在将要钙化的部位，其软骨基质内出现有膜包裹的小泡，称基质小泡，可能是由软骨细胞以出芽方式形成。衰老是导致软骨退化的主要原因。

软骨有一定的再生能力。软骨受伤后，如果软骨细胞保存完好，软骨基质可以迅速再形成。但是软骨的再生能力比骨组织弱，软骨损伤或被切除一部分后，一般未见有直接的软骨

再生,而是在损伤处首先出现组织的坏死和萎缩,随后由软骨膜或邻近筋膜所产生的结缔组织填充。这种肉芽组织中的成纤维细胞可转变为成软骨细胞,后者进一步分化为软骨细胞,从而产生新的基质,形成新的软骨。除了儿童,成人的软骨再生能力非常有限。成年人的软骨受到破坏,便发生坏死,然后由周围软骨膜或附近的筋膜产生结缔组织充填,有些以后演化为纤维软骨,然而多数将形成瘢痕愈合。软骨的断裂,通常由永久性的结缔组织连接,最终再由骨替代。

五、软骨的损伤修复

成熟的软骨细胞在损伤后不能再生,因此软骨的修复能力有限。大部分软骨表面均覆盖以软骨膜(关节面除外),软骨再生起始于软骨膜的增生,这些增生的幼稚细胞形似成纤维细胞,以后逐渐变为软骨母细胞,并形成软骨基质,细胞被埋在软骨陷窝内变为静止的软骨细胞。软骨的修复表现为瘢痕形成与软骨肥厚,损伤部位附近的软骨细胞可增生成群。幼稚的软骨细胞可产生大量糖蛋白,但新生的胶原不足以修复成熟软骨裂伤所形成的缺损。

关节软骨损伤或缺损时,其修复过程有两种形式:①软骨层部分缺损,对于这类缺损,修复过程极为缓慢,不能达到软骨面平整的结果;②软骨全层缺损,其修复主要靠深层松质骨,即经由纤维结缔组织变为纤维软骨,有的最终也可变为透明软骨。软骨组织缺损较大时由纤维组织参与修补。

在骨关节炎、类风湿关节炎或其他关节病时,修复往往慢于破坏。关节炎晚期、关节内骨折和软骨下骨被刮除或钻孔后,关节软骨可被来自松质骨或滑膜血管的纤维软骨代替。随着年龄增长,关节软骨出现较明显的凹陷、混浊并有小的糜烂,软骨厚度有所减少。形态学上,脂质空泡与微丝纤维有所增加,而糖蛋白与胶原的合成率则保持不变。随着年龄增长,细胞外脂质浓度有所增加,胶原的交叉链也可能有轻微变化。

六、软骨组织工程

各种原因包括外伤、炎症、肿瘤等均可造成软骨损伤,但软骨组织的再生能力很差,损伤后往往不能自行修复,常需移植治疗。由于自体软骨来源有限,异体软骨易被宿主排斥,软骨移植受到很大限制。组织工程研究为软骨疾病的治疗开辟了新的途径。

(一) 组织工程简介

组织工程(tissue engineering)是生物医学和材料科学交叉的产物,是指应用生命科学和工程学原理及方法,认识哺乳动物正常和病理组织的结构和功能关系,研究、开发生物代用品,以修复、维持或改善人体组织和器官的形态和功能。

组织工程的基本方法是,取少量自体(或异体)组织,在体外分离、培养细胞(称为种子细胞);制备具有一定形状和空间结构的三维支架;将一定量的种子细胞种植到支架上,然后将细胞-支架复合物植入体内或在体外培养;细胞不断生长、增殖,并分泌细胞外基质,而支架材料逐渐降解吸收,从而形成具有一定结构和功能的组织或器官,用于组织修复。目前,国内外学者应用组织工程技术已开展了许多人造组织和器官的研制,如软骨、骨、皮肤乃至人造肝和人造胰等,取得很大的进展和成就。

软骨组织的细胞成分单一,组织结构简单;软骨细胞的氧耗量较低,生命力较强,容易存活。因此,软骨组织工程的研究较早、较多,也较成功。组织工程软骨产品继人造皮肤之后已获准进入临床应用。

软骨组织工程的3个要素是足够的种子细胞、适当的培养条件和合适的三维支架。

笔记栏

（二）软骨种子细胞

组织工程的先决条件是存在足够数量的、具有再生能力和功能的种子细胞。软骨组织工程中，软骨种子细胞的来源主要有软骨和骨髓基质细胞。

1. 软骨　多数研究者采用人和动物的软骨来制备软骨细胞。在无菌条件下，取肋软骨、关节软骨、耳郭软骨等，剪成1mm³的小块，单独或联合应用胰酶和胶原酶消化，分离软骨细胞。采用阶段性消化分离，可减轻酶对细胞的损伤，获得存活率达98%以上的软骨细胞。从软骨得到的软骨细胞纯度高，在体外选用合适的培养基（如 DMEM 加入胎牛血清）培养扩增后，基本可达到组织工程所需要的细胞数量。但软骨细胞长期培养、传代，容易发生去分化，逐渐变为扁平的成纤维细胞样细胞，丧失软骨细胞的分化表型。

用生物材料凝胶包埋软骨细胞后培养扩增，能较长时间维持软骨细胞表型。如将一定比例的藻酸盐与纤维蛋白或透明质酸混合，制成凝胶，包埋并培养人关节软骨细胞，或将脱乙酰几丁质与硫酸软骨素 A 结合成水凝胶，包埋牛关节软骨细胞，都能有效地促进软骨细胞的增殖和分化，细胞保持圆形，分泌Ⅱ型胶原、软骨特异性糖胺聚糖等。

2. 骨髓基质细胞　骨髓基质细胞作为软骨种子细胞的来源，日益受到重视。从骨髓基质细胞群中分离出的间充质干细胞，当给培养液中加入地塞米松和 β- 甘油磷酸钠时分化为骨组织；而当培养液中含转化生长因子 -β（TGF-β）和成纤维细胞生长因子（FGF）时，这些间充质干细胞分化为软骨细胞，合成和分泌Ⅱ型胶原等软骨特异性标记物。骨髓具有取材方便、对供体损伤较小等优点，体外培养细胞有较强的传代繁殖能力。用骨髓基质细胞修复关节软骨缺损的结果，比用软骨细胞和骨外膜细胞的结果好，软骨下骨的修复充分，再生关节面光滑，与周围受体组织融合紧密。但骨髓基质细胞是由多种细胞组成的，需要进一步纯化，并选择合适的条件诱导其向软骨细胞分化。

此外，骨外膜内层存在具有软骨分化潜能的间充质干细胞和骨原细胞，在一定条件下进行组织培养，骨外膜外植块可形成软骨组织，用以修复关节软骨缺损。

（三）模拟生理条件的培养体系

传统的细胞培养方法，难以满足用组织工程构建软骨时对种子细胞的高标准要求。正常软骨及其周围组织含有多种细胞因子，而且体内细胞都是生活在一定的动力微环境中。因此，模拟体内微环境的生物化学和生物物理学特征，对刺激软骨细胞正常形态和功能的表达有重要作用。

1. 细胞因子　在软骨组织工程种子细胞培养的一定阶段，加入适当的细胞因子和生长因子，以提供合适的生物化学环境，能够有效地促进软骨细胞的分化、增殖和功能。这些细胞调节信号主要有骨形成蛋白（BMP）、转化生长因子 -β（TGF-β）、成纤维细胞生长因子（FGF）等。BMP 为一种形态发生因子，在相对较高浓度下有利于骨的形成，在相对较低浓度下有利于软骨的形成。BMP、TGF-β 和 FGF 都能在体内、外诱导间充质干细胞分化为软骨细胞，促进软骨细胞增殖，并保持其表型稳定，增加细胞外基质的合成。实验证明，TGF-β 和 FGF 还可抑制软骨钙化，这种作用与它们提高基质蛋白聚糖合成、抑制碱性磷酸酶活性有关。此外，胰岛素样生长因子（IGF）和血小板衍生生长因子（PDGF）也可明显促进多种来源的软骨细胞的分裂增殖和软骨基质合成，与 TGF-β 有良好的协同作用。

为了获得最佳刺激信号，常将这些生长因子联合应用（如将 BMP 与 TGF-β、FGF 或 PDGF 共用），并复合到细胞支架中，达到均匀、可控释放。近年来，人们应用分子生物学技术，将某些细胞因子的基因转染到关节软骨细胞、骨髓基质细胞、骨外膜细胞，再将细胞种植到三维支架，植入体内，使其既表达软骨细胞表型，又释放细胞因子，通过自分泌或旁分泌方式作用于自身或周围种子细胞，诱导其分化、增殖，增加基质合成。

2. 生物反应器　与单层培养比较,在三维支架上培养软骨细胞,能显著促进细胞合成细胞外基质。如再加以灌流培养,可以使培养液中的营养成分和 pH 保持稳定,效果更好。将小牛关节软骨细胞与支架复合物分别在静止、单轴旋转和无定向旋转 3 种状态下培养,发现后者能使软骨细胞在支架上均匀黏附和分布,所产生的软骨组织含糖胺聚糖和胶原最多,机械强度最好。如对培养系统施以间歇性生理液态压力,新生软骨中的糖胺聚糖比不加压的多 10 倍,胶原含量也增高,而且细胞外基质的构建更趋合理。根据这些设想和结果,目前已建立了几种特殊的培养系统,即生物反应器,如旋转式微重力生物反应器、搅动式生物反应器、灌流式生物反应器等。这些生物反应器使载体与细胞混合更充分、均匀,更好地控制物质交换速率,维持恒定的 pH、营养水平和气体压力,可调整容器中的流体剪切力,因而更有利于细胞生长和分泌基质。所构建的组织工程软骨的细胞形态、胶原和糖胺聚糖含量及生物力学特性,都接近正常软骨。

(四) 三维细胞支架

软骨组织工程支架应从结构和成分上模拟软骨细胞外基质,以期为种子细胞的增殖和分化提供理想的微环境。从来源上来说,用于软骨组织工程支架构建的材料可以分为天然生物材料、人工合成高分子材料和复合材料。这些材料可以根据需要被设计成水凝胶、微球、纳米纤维、三维多孔支架等多种不同形态。

理想的软骨组织工程支架材料应具有以下特性:①良好的生物相容性:植入体内时,不论其本身或其降解产物对机体均无毒副作用。②多孔的三维结构:孔隙率(孔隙占总体积的比率)达 90% 以上,一方面为细胞生长提供广大的内表面积,为细胞外基质的沉积提供足够的空间;另一方面有利于营养成分的渗入和代谢产物的排出。③生物可降解性:在体内逐渐降解吸收,降解率与组织生长率相适应,降解时间可根据组织生长特性调控,从而不影响新生组织的结构和功能。④良好的材料 - 细胞界面:有利于细胞贴附,维持细胞表型的正常表达。⑤可塑性:可预先加工成所需形状,并具有一定的机械强度。

📖 知识链接

用于软骨组织工程效果较好的支架材料

1. 聚羟基乙酸和聚乳酸　聚羟基乙酸(PGA)和聚乳酸(PLA)是两种应用最广泛的人工合成有机高分子聚合物,具有良好的生物相容性、可降解性,在体内分别降解为羟基乙酸和乳酸,最后分解为水和二氧化碳,排出体外。虽然有许多改进,PGA 和 PLA 作为合成材料,仍存在缺乏细胞识别信号、费用昂贵等缺点。

2. 胶原　胶原是天然细胞外基质的主要成分,有较好的介导细胞间信号转导及其相互作用的性能。胶原材料的一个明显优点是促进软骨细胞合成胶原纤维。但是胶原材料降解快,机械强度较小。将人工合成材料和生物材料如胶原制成复合材料,可使它们优势互补,是新型支架材料的发展方向。

3. 纤维蛋白　纤维蛋白是除 PGA、PLA 和胶原之外,在软骨组织工程中应用较多的生物材料。纤维蛋白原在凝血酶的作用下形成纤维蛋白凝胶,聚合后的纤维蛋白材料具有生物相容性和可塑性好、吸收性强的优点。由于纤维蛋白来自自身血液,避免了免疫原性问题,有很大的应用潜力。

4. 其他材料　在软骨组织工程中应用的材料还有来自甲壳动物和昆虫的几丁质、从海藻提取制备的藻酸盐、透明质酸、聚氧乙烯和聚氧乙烯 / 聚氧丙烯共聚物等。这些材料可直接作为细胞支架,但常常制成凝胶,作为细胞载体,用于扩增软骨细胞和维持细胞表型。还可用这些材料的凝胶包埋软骨细胞,形成细胞-凝胶复合物,注射到体内以形成软骨。这种植入方式不需手术,引起的损伤很小。

(五)组织工程软骨的形成和评价

1. 组织工程软骨的形成　将软骨细胞-支架复合物植入无胸腺裸鼠皮下,是产生组织工程软骨的常用方法,形成的软骨块与支架的形状一致。组织工程技术还可以制造复杂的手指及其关节。

在有免疫力的动物体内,也可成功地移植自体或同种异体软骨细胞-支架复合物,以形成软骨组织,或修复关节软骨缺损。植入早期,局部有轻度炎症反应,或淋巴细胞浸润,以后逐渐消退,一般不影响软骨的产生。

2. 组织工程软骨的评价　组织工程软骨在应用于临床之前,必须通过严格的评价,包括生物学评价、机械力学评价和动物实验。生物学评价主要通过大体观察、组织切片观察、电镜术、组织化学和免疫组织化学技术、原位杂交技术等,分析组织工程软骨的外形特征,软骨细胞的形态、分布及活性,软骨基质的成分、含量比例及构筑等。机械力学评价通过对比测试机体软骨和组织工程软骨的压缩模数、表面渗透性、聚集模数等参数,获知组织工程软骨的机械性能。动物实验是将组织工程软骨移植到各种实验动物模型,如关节软骨缺损模型,以证明其有效、安全。

七、参与软骨形成的主要基因和信号通路

(一)参与软骨形成的相关基因

1. Sox9 基因　Sox9 基因作为一个重要转录因子,在软骨形成中起着极其重要的调控作用,相关研究对软骨缺损修复等组织再生工程发展具有十分重要的意义。Sox9 与 Wnt/β-catenin 和 TGF-β/Smad 信号转导通路相互作用,调控软骨细胞分化。

2. MMP-1 和 MMP-13　MMP-1 和 MMP-13 通过诱导软骨Ⅰ型胶原降解导致软骨退变。

(二)与软骨生理病理相关的主要信号通路

1. Wnt 信号通路　Wnt 信号通路在哺乳动物中高度保守,Wnt 基因编码的分泌性糖蛋白大家族充当细胞外信号分子。Wnt 信号通路在软骨细胞再生和关节形成方面都有很重要的调节作用。

2. p38MAPK 信号转导通路　p38MAPK 信号转导通路属于丝裂原激活蛋白激酶(MAPK)介导的信号通路的主要组成部分,参与骨关节炎关节软骨破坏的病理过程以及 PTH 对软骨细胞的调节。

第四节　椎　间　盘

一、椎间盘的组织结构

椎间盘是连接相邻两个椎体的纤维软骨盘,由中央部的髓核和周围部的纤维环构成。髓核自身无直接供应血液的血管。椎间盘唯一的营养来源为椎体中的骨松质经软骨板弥散。椎间盘在 25~30 岁时弹性最强,此后逐渐出现退行性变,其化学成分和含水量也发生相应变化。

1. 纤维环　位于椎间盘的周围部分,由多层呈同心圆排列的纤维软骨板黏合而成,前部和两侧部较厚,后部较薄,相邻板层纤维交叉,板内的胶原纤维相互平行螺旋走向、排列紧密,构成板层束。椎间盘前部的板层束比后部强大,而后中部往往不完整,是髓核易突出的组织学基础。纤维软骨板内和板间有软骨细胞分布,板间有胶原纤维、弹性纤维和蛋白聚糖基质相连。根据纤维软骨板的纤维致密程度,大体上可将纤维环分为外、中、内三层,由外至内纤维软骨板的致密度降低,无定形的基质成分逐渐增多。纤维环内侧 1/3 的胶原主要为Ⅱ型胶原,外侧 2/3 主要为Ⅰ型胶原。不同节段及同一纤维环的不同部位,胶原的含量也不一样。一般认为较低位比高位含量低,这也可能是低位椎间盘易退变和损伤的主要原因。另外,纤维环内层胶原明显低于外层,在某些病理情况下,纤维环内层破裂而表层尚完整,因髓核内压力较大,使椎间盘局限性向外凸出而形成椎间盘膨隆。纤维环周围可见数层成纤维细胞,每层细胞长轴平行,层间细胞长轴相互垂直。

2. 髓核　髓核是胚胎期脊索的残留物,位于椎间盘的中央偏后,约占椎间盘面积的 50%~60%,呈黏性透明胶冻状,触之有较强的弹性。髓核含水量约为 80%,因其包在纤维环中,故具有流体的物理特点,可通过自身的变形作用,将椎体传来的压力平均分散开。髓核的结构呈异质性,主要成分有蛋白聚糖、胶原纤维、弹性纤维、无机盐、水及分散存在的细胞成分。与纤维环相比,髓核含有较多的蛋白聚糖。胶原原纤维交织成网格状,浸泡于蛋白聚糖的胶状物质中,构成一个三维的胶性网格系统。髓核中的胶原类型 80% 为Ⅱ型胶原。髓核中的细胞成分较少,主要是脊索细胞和软骨样细胞两种类型。脊索细胞是一种残余的胚胎性细胞,细胞小而少,核深染,胞质中含有丰富的糖原颗粒;细胞多散在分布,彼此借细胞突起相互连接。软骨样细胞为髓核中常见的细胞类型,形态与功能大致和软骨细胞相同。髓核细胞内有糖原和脂滴,说明细胞获得能量的主要方式是无氧酵解。

由于纤维环前部较厚,故髓核一般位于纤维环的中部偏后,并不在中心位置,但颈椎椎间盘的髓核多在中部稍前。由于 20~30 岁时,椎间盘的血管逐渐退化,髓核也逐渐被纤维组织替代。

3. 软骨板　作为髓核上下界,与相邻椎体分开,软骨板覆盖在椎体上、下面骺环中间骨面上,中央部较薄,呈半透明状,平均厚度 1.0mm。软骨板被破坏即可使髓核突出进入椎体。

二、椎间盘的血供和神经支配

椎间盘是机体最大的无血管结构,其营养通路主要有两条:一是终板途径,椎体内血管的营养物质通过骨髓腔—血窦—软骨终板界面扩散到椎间盘,营养髓核及纤维环内层;二是纤维环途径,即纤维环表面的血管营养纤维环外层。软骨终板途径是椎间盘营养的主要途径。软骨板的通透性或髓核的渗透能力发生变化,可导致椎间盘变性,进而影响椎体间的稳定性。

脊神经脊膜支(又称窦椎神经)起源于邻近脊神经的交感干交通支,起点在胸腰交感干的全长,但在颈部可起自椎动脉的血管周围丛。脊神经脊膜支通过椎间孔分布于关节结缔组织、骨膜、脊膜和椎管的血管,环绕椎弓根的基底部并分出上、下两支抵达后纵韧带,还有若干分支分布于骨膜、后纵韧带、硬脊膜外的血管支配椎间盘。脊神经脊膜支在各个水平的分支相互交叉,因此椎间盘引起的疼痛往往会影响到多支神经。关节突关节的感觉神经来自后支,后支也同时分布于黄韧带和棘间韧带。硬脊膜外的静脉窦有丰富的神经,故当其发炎或受压时便可引起疼痛。纤维环的表面有单支和丛状无髓鞘神经末梢及包囊状神经末梢,部分有单支游离神经末梢的小神经可进入纤维环的外层。关节囊和脊柱的韧带中有游离的、包囊状的神经末梢。

三、椎间盘的组织发生

位于外胚层和内胚层之间的中胚层是脊椎动物原肠胚形成后中间的生殖层,在胚胎发育过程中产生多种组织,包括脊索前板和脊索。脊索前板形成头部间质,而脊索在成体组织中只占很小一部分,仅形成椎间盘的髓核。

在胚胎第10周,生骨节的致密区向头端发展,形成软骨盘和纤维环的原基。原始椎间盘称为椎间盘膜,此膜性结构紧密围绕着椎体原基,在后期这些膜性结构形成脊柱的前纵韧带、外纵韧带和后纵韧带。当椎间盘出现,脊索周鞘的腹、背侧延伸部分将真正的椎体原基分为左右两半。

脊索在间充质期为实质性条索。当受到持续压力,并且压力超过软骨源性椎体的生长能力时,脊索则由软骨源性椎体内压到生骨节致密区的生骨节间隙。在胚胎第7~8周,椎体中心的软骨细胞被间充质所包绕。前、后纵韧带发育后,前纵韧带牢固地固定于软骨椎体上,后纵韧带不附着于椎体后面而是固定于椎间盘纤维环的后缘上。当软骨化进行时,脊索细胞在椎体内不断地移位到椎间盘组织内。此时,脊索组织由未进行软骨化细胞的致密部包绕,并由此形成真正的纤维环。同时脊索细胞内发生不同程度的黏液退变和增生,以后在此形成髓核。在脊索组织不断迁移时,纤维环亦增大。脊索周鞘仍在软骨源性椎体的中心区,称为黏液样条。

妊娠第3个月,与脊索平行的血管伸入椎间盘,但很快消退。同时,来自骨膜的血管穿入软骨板,但不能够进入椎体的骨化中心,而是沿着椎体边缘按一定间距进入椎间软骨,朝向髓核呈辐射状排列。

供应椎间盘的血管在出生后很快减少和变细,到18~25岁时大部分血管消失,但在血管穿入处的软骨终板上有裂迹遗留,随着血管退化,这些软骨空隙可被瘢痕组织代替,或者发生钙化,形成Schmorl结节。

椎间盘的生长速度在发育过程中无性别差异,但椎体的生长速度与年龄有关。T_8和L_4椎体和椎间盘的生长线基本相同,胸椎间盘的高度在出生后6个月至8岁期间无明显增加;腰椎间盘的高度在2岁前增长缓慢,在2~7岁间发育较快。2岁前椎间盘的横径增长较快,而2岁后矢状径增长较快,3~4岁时L_{4-5}椎间盘的生长率尤其快。

四、参与椎间盘形成的主要基因和信号通路

(一) 参与椎间盘形成的相关基因

1. 椎间盘结构相关基因　包括聚集蛋白聚糖(AGC1)、Ⅰ型胶原(COL1A1)、Ⅸ型胶原(COL1A1、COL1A2和COL1A3)、Ⅺ型胶原(COL11A1、COL11A2)、透明质酸和蛋白聚糖相关蛋白1和软骨中间层蛋白相关基因。

2. 代谢相关基因　根据代谢功能又分为2类:①合成代谢的基因,如编码生长分化因子5(GDF5)、维生素D受体(VDR)、胰岛素样生长因子1(IGF1)的等位基因;②分解代谢的基因,主要是基质金属蛋白酶(MMP)家族和组织金属蛋白酶抑制物(TIMP)家族,此外还有凝血酶敏感蛋白(THBS)等。

(二) 与椎间盘生理病理相关的信号通路

1. 经典Wnt/β-catenin信号通路,参与了TNF-α诱导的髓核细胞退变。

2. p38MAPK信号转导通路,参与软骨细胞的凋亡过程。

3. p53-p21-Rb和p16-Rb信号通路,参与调节椎间盘细胞的细胞周期。在椎间盘退变过程中,DNA损伤和各种刺激均可激活这两条通路,进而使衰老椎间盘细胞的细胞周期阻滞。

第五节　关　　节

一、关节的概述

关节即全身骨与骨之间的连结装置。人类的骨连结有直接连结和间接连结两种。直接连结为两骨之间借助纤维结缔组织或软骨连结在一起,如颅骨之间的缝连结、前臂尺桡骨之间的骨间膜连结、椎体之间的椎间盘连结、耻骨联合等,还有一种是以骨组织连结起来的,如骶椎各椎体之间的融合。间接连结即滑膜关节,是骨连结的高级形式,关节相对两骨的骨面由膜性囊相连结,借助两骨腔隙间滑液可相对活动;其主要结构包括关节面、关节囊和关节腔,辅以韧带、关节内软骨、关节唇等关节稳定装置,用来维持关节运动的稳定性,缓冲外力冲击和震荡以保护关节。狭义之关节仅指间接连结而言。

二、滑膜关节的结构

(一) 关节面

表面光滑并由关节软骨覆盖,有少量滑液,无血管,无神经。关节软骨构成关节骨端最表面的部分,大多为透明软骨。正常关节软骨光滑、微呈蓝色,并有弹性,在运动时有减轻冲击、吸收震荡、分散应力的作用。软骨的组织结构分为四层,从表层到深层分别为表层、过渡层、深层和钙化层。表层最薄,为扁平的软骨细胞,含水量最多,而蛋白聚糖含量最低,细胞密集地排列在均匀的薄层胶原纤维上,此层含有两层胶原,分别为平行排列的胶原纤维和垂直于关节面的胶原纤维。过渡层有圆形的软骨细胞,被细胞外基质围绕,胶原纤维是随机排列的,蛋白聚糖含量高。深层的软骨细胞聚集呈柱状,细胞量最少,由软骨细胞分泌的基质量也是最少的,蛋白聚糖含量高,含水量低。钙化层紧贴于软骨下骨,是由位于非钙化层间隙的软骨细胞的特性决定的,此层缺少蛋白聚糖,胶原纤维垂直于关节面排列,并固定在钙化基质上。

(二) 关节囊

关节囊附着在关节面周边的骨周围,形成密闭的关节腔。关节囊包括外面的纤维层和内面的滑膜层。纤维层为纤维结缔组织,富含血管、神经和淋巴管,在某些部位增厚,形成关节外韧带,以增强关节的稳定性。滑膜层为疏松结缔组织,紧贴纤维层,薄而光滑,富含细胞及血管,分布于整个关节内面,包括关节内韧带、肌腱和除关节软骨、半月板以外的全部结构。滑膜层内面形成许多小的突起或皱襞,分别为滑膜绒毛和滑膜皱襞,富含滑膜细胞,具有分泌和吸收功能。

(三) 关节腔

由关节囊滑膜层和关节软骨共同围成的密闭腔隙,为滑膜关节独有,含有少量的滑液,腔内为负压,对保持关节的稳定性有一定作用。其间的滑液是由滑膜细胞分泌的透明、微黄的黏性液体,呈弱碱性。正常情况下,关节内滑液量为 0.13~2ml。滑液内含有多种细胞成分,包括一定比例的多核白细胞、淋巴细胞、单核细胞、吞噬细胞和滑膜细胞。滑液内还含有多种其他成分,如蛋白聚糖、透明质酸酶及一些无机盐。通过表面渗透作用——"泵"作用,滑液为关节内结构如软骨、韧带、关节内肌腱进行物质交换,提供所需营养物质,带走代谢产物。

(四) 辅助结构

某些关节为适应某些功能,需要一些辅助结构,以期在关节运动过程中增强稳定性、减少所受的冲击震荡或增加活动度,如韧带、关节盘及关节盂唇等。

1. 韧带　由致密结缔组织组成,能加强关节稳定性和限制关节的过度运动。在关节外的韧带称"囊外韧带",有的为关节周围肌腱的延续。位于关节囊内的称"囊内韧带",由滑膜包绕,位于滑膜层与纤维层之间。

2. 关节盘　为关节间的纤维软骨板,周缘附着于关节囊,多呈圆形,中间稍薄,周缘略厚。膝关节内的纤维软骨板呈半月状,称为半月板。关节盘使两个关节更加适合,不仅增加了关节的稳定性,而且减少了外力冲击和震动,同时由于隔离了上、下关节面形成两个腔,从而增加了运动形式和范围。

3. 关节盂唇　附着于关节窝周缘的纤维软骨环,有加深关节窝、增强关节稳定性的作用。

三、滑膜关节的功能

滑膜关节的主要功能是运动。它们的运动形式是多种多样的,运动范围也存在着很大的差异。滑膜关节的关节面形态、运动轴的多少与方向决定着关节的运动形式和范围,其运动形式基本上为沿三个互相垂直的轴做三组拮抗性的运动。

(一)屈和伸

关节沿冠状轴进行的运动。运动时,两骨之间的角度发生变化,角度变小称为屈;相反,角度增大称为伸。一般来说,髋关节以上(包括髋关节)前折为屈,后伸为伸,膝关节以下(包括膝关节),后折为屈,前伸为伸。

(二)展和收

关节沿矢状轴进行的运动。运动时,骨向躯干或正中矢状面靠拢,称收或内收;反之,远离躯干或正中矢状面,称"展"或"外展"。但手指的收展是以中指为准的靠拢、散开运动,足趾的收展是以第2趾为准的靠拢、散开运动。

(三)旋内和旋外

关节沿垂直轴进行的运动,统称旋转。骨的前面转向内侧称为旋内;反之,转向外侧称旋外。在前臂,桡骨是围绕通过桡骨头和尺骨头的轴线旋转的,将手背转向前方的运动,称旋前;将手掌恢复到向前而手背转向后方的运动,称旋后。此外,有些关节还可进行环转运动,即关节头在原位转动,骨(肢体)的远侧端做圆周运动,运动时全骨(肢体)描绘出一圆锥形的轨迹。能沿两轴以上运动的关节均可做环转运动,实际为屈、展、伸、收的依次连续运动,如肩关节、髋关节、腕关节等。

四、关节发育与形成的过程

(一)关节的发生

在胚胎生长时期,整个骨骼是一团间充质组织,逐渐形成一个较致密的板,称关节盘。这个盘与外周的软骨膜与骨膜相连,通过软骨膜和骨膜,逐渐分化成为关节的纤维性关节囊。

(二)不同类型的关节发生

1. 滑膜关节　发育骨之间的间充质可分化为:①外周间充质形成关节囊和韧带;②中央部分消失形成关节腔;③关节囊和关节面表层的间充质细胞形成滑膜。

2. 软骨关节　发育骨之间的间充质可分化为透明软骨或纤维软骨。

3. 纤维关节　发育骨之间的间充质分化为致密的结缔组织。

(三)滑膜关节发育与形成的过程

随着四肢骨趋于形成及其逐渐软骨化,在胚胎的第6周,正在发生中的两块长骨之间开始形成原始的关节。原始关节开始发生处的间充质细胞聚集,形成了间区。在间区,间充质细胞分化为三群——位于成骨胚芽旁的成软骨细胞、滑膜前体细胞和间区中央细胞。成软骨细胞参与形成关节软骨;外层滑膜前体细胞表现成纤维细胞表型,形成关节囊和关节韧带及其他关节辅助结构,而被覆于关节囊内面的内层滑膜前体细胞分化、形成滑膜组织及滑膜细胞;部分间区中央细胞形成关节内结构,如关节盘、交叉韧带等,而剩余的细胞则发生凋亡,构成关节腔的一部分。在关节腔形成后不久,新刺激的肌肉活动带动肢体运动,是使关节进一步正常发育所必需的条件,缺乏或减少的肌肉活动僵硬等病理情况,将可造成畸形的关节。

　　下面以膝关节为例,来了解其发育与形成的过程。根据形态学上的变化,卡内基分期［Carnegie stages,又名斯特里特发育分期(Streeter developmental horizons)］系统把人的肢体发育分成23个阶段,涵盖单细胞期至胚胎末期整个过程。第1阶段是卵细胞的单细胞期,到第23阶段,主要的分化和发育均已完成,余下的胎儿发育阶段均以生长为主。胚胎的早期发育是由头至足的方向进行,上下肢胚芽出现后,肢体的发育就按照由近及远的方向进行。在第8、第9阶段,一些间质细胞团从体内脱离出来,形成下肢的最早雏形。在胚胎发育的第14阶段,也就是第29天下肢胚芽呈鳍状,并已经具有中、外两个胚层。外胚层分为两层,外层相对来说并不活跃,而内层则发生着显著的细胞增殖,形成顶端外胚层嵴,是肢体发育的起点,它决定肢体由近端向远端生长并诱导间质细胞的分化;中胚层分为三层,表层细胞有丝分裂活跃,是生长发育的前缘,中间层细胞分化成为位于软骨膜、骨膜、关节囊和肌腱结构等处的骨旁组织,深层细胞最终形成结构复杂的细胞间基质。在第16阶段,胚芽组织已经很清晰地显示出股骨、胫腓骨和足面的轮廓。到了第18阶段,股骨、胫腓骨开始软骨化生。至第19阶段,即胚胎发育的第39天,股骨髁开始形成,髌骨即将形成。第20阶段,股骨和胫骨髁明显可见,并有一轮廓清晰的均质中间区,中间区可明确分为三层,中间层发育方向随机,内外两层细胞较为致密,具有成软骨性,发育为关节软骨。中间区在外侧与关节囊间质组织融合,具有丰富的血供,肌腱、韧带、半月板都从这一区域开始发育。随着发育的进行,中间区开始出现局部自溶和空腔的形成,由最初的彼此独立的空腔最终融合成关节腔。滑膜关节出现空腔后,肌肉活动也随之开始,否则关节腔发生退行性变,被结缔组织融合封闭。至第22阶段末,股骨和胫腓骨已经具有明显的软骨形态,同时髌骨也在髌韧带中发生软骨化生,前后交叉韧带和侧副韧带还仅仅位于所在部位的细胞增殖带,半月板出现并迅速形成其典型的半月状形态。至第23阶段,膝关节与成人膝关节已经非常相似,轮廓清晰,在股骨、胫骨和半月板之间,仍然存在一狭窄的中间区。至胚胎发育的第9、第10周,半月板与关节面分离,交叉韧带、侧副韧带出现清晰的轮廓、正确的走向,并有丰富的血运。关节后外侧的结构及与外侧半月板和腓骨的连接部位也已确定(表3-2)。

表3-2　人肢体发育时间表

发育阶段	龄/天	形态变化
1		单细胞核
2		分节状卵
3		游离胚泡
4	6	植入卵
5	9~10	卵已植入,但尚无绒毛
6	11~15	出现原始绒毛,卵黄囊清晰
7	16~20	分枝状绒毛,胚胎轴确定

续表

发育阶段	龄 / 天	形态变化
8	20~21	出现 Hensen 结节和原沟
9	21~22	出现神经襞,脊索延长
10	23	早期体节
11	24	13~20 个体节
12	26	21~29 个体节,出现上肢胚芽
13	28	出现下肢胚芽
14	29	鳍状下肢胚芽
15	31	早期间质细胞骨形成
16	33	出现足板,间质细胞骨完全形成
17	35	下肢胚芽逆时针方向旋转
18	37	股骨、胫骨和腓骨的早期软骨化生,髌骨的早期分化
19	39	股骨髁形成
20	41	膝关节中间区形成
21	43	关节囊完全形成
22	45	髌骨软骨化生,出现交叉韧带和半月板
23	47	具有成人形态的膝关节,胚胎发育期结束

五、滑膜关节发生发育的调节

有关调控滑膜关节发生发育的研究,常与长骨的发生发育相关联,但所获得的成果则相对较少。

(一) GDF5 和 Wnt-14 对滑膜关节系统发育的影响

有研究发现,GDF5 和 Wnt-14 在关节发生过程中发挥着重要的作用。对小鼠胚胎的研究发现:外源性 GDF5 可明显刺激胚胎早期软骨的发育,抑制关节形成,甚至可刺激相邻软骨的融合;内源性 GDF5 是小鼠早期软骨原基发育及关节形成必不可少的调控因子,GDF5 变异小鼠出现软骨发育不全,终致软骨形成异常。

通过对鸡胚的研究发现,Wnt 家族的 Wnt-14 在滑膜关节的形成中发挥的作用更为重要。它既可以启动关节的形成,又可以将关节的形成限制于适当的空间范围内。

(二) 关节软骨组织细胞的微生物力学调节机制

关节软骨不停地受到外界机械力的作用,关节软骨细胞对机械力刺激的生物学应答反应也影响着关节软骨的发育和损伤后的修复过程。

机械力刺激对关节软骨细胞功能的影响:关节软骨细胞对机械应力刺激较为敏感,将动物或人的关节软骨置于恒定的压力下,细胞合成蛋白聚糖的量有一个短暂的增加、稍后则明显下降的过程,并且恒压对蛋白聚糖合成的抑制作用与压力大小成正比,而液流产生的稳定的剪切力则可诱使软骨细胞合成葡胺聚糖的量和分子长度增加,并增加蛋白聚糖的释放。

在基因水平,机械刺激可诱使关节软骨细胞基因的表达。对体外单层生长的软骨细胞研究发现,一定时间内,恒定的或间歇性液体静压升高,可增加转化生长因子 -β_1、蛋白聚糖核心蛋白和 II 型胶原 mRNA 表达;液体产生的持续剪切力,可导致金属蛋白酶 -1 组织抑制因子和白介素 -6 mRNA 的表达。

第六节　神　　经

神经系统主要由三大系统组成,即脑神经、脊神经、自主神经。各系统之间以脑神经为中心,分工协同,共同实现生理功能。神经组织是构成神经系统的主要成分,由神经细胞和神经胶质细胞组成。神经细胞是神经系统的结构和功能单位,亦称神经元(neuron)。绝大多数神经元通过制造和释放化学信使物质——神经递质(neurotransmitter)而将神经冲动传递给其他神经元或效应细胞。

一、神经系统的发生

神经系统起源于胚胎时期的神经管和位于神经管两侧的神经嵴。神经管主要分化为中枢神经系统,神经嵴主要分化为周围神经系统。

(一)神经管的发生

人胚第 3 个月初,脊索形成后又渐形成神经板(neural plate),神经板逐渐生长并沿长轴凹陷形成神经沟(neural groove)。沟的两侧壁为神经褶,神经褶与神经外胚层交界处的细胞称神经嵴(neural crest),神经嵴继续凹陷愈合成神经管(neural tube)。

(二)神经胶质细胞的发生

神经管形成后,其管壁变为假复层柱状上皮,称神经上皮(neuroepithelium)。上皮的基膜较厚,称外界膜;管壁内侧也有一层膜,称内界膜。神经上皮细胞不断分裂增殖,部分细胞迁至神经上皮的外周,成为成神经细胞(neuroblast)。之后,神经上皮细胞又分化出成神经胶质细胞(glioblast)。

(三)神经元的发生

神经上皮细胞由单层柱状上皮构成,其细胞不断分裂增殖,部分细胞分化成神经元。在神经上皮的外侧,于神经管的中部增多而形成细胞层——套层(mantle layer)。此时神经上皮停止分化,变成单层立方或矮柱状细胞——室管膜层(ependymal layer)。套层细胞起初为圆球形,称无极成神经细胞(apolar neuroblast);无极成神经细胞发生两个突起,称双极成神经细胞(bipolar neuroblast);之后朝向室管膜上皮一侧的突起退化消失,成为单级成神经细胞(unipolar neuroblast);其伸向外界膜一侧的突起迅速增长,形成原始轴突,成为神经元的轴突伸出套层外,组成边缘层(marginal layer)。因此,神经管壁由外向内为边缘层、套层和神经上皮层。

二、神经的生长发育

神经的生长离不开神经营养因子的支持。神经营养因子(neurotrophin,NT)是一类由神经所支配的组织(如肌肉)和星形胶质细胞产生的,且为神经元生长与存活所必需的蛋白质分子。神经营养因子是一类对神经元的发育、存活和凋亡起重要作用的蛋白质,其成员包括神经营养因子 3(NT-3)、神经营养因子 4(NT-4)、神经生长因子(NGF)、脑源性神经营养因子(BDNF)等。这些因子通常以入胞的方式进入神经末梢,再经逆向轴浆运输抵达胞体,促进胞体合成有关的蛋白质,从而发挥其支持神经元生长、发育和功能完整性的作用。

随着无血清培养神经元等技术的应用,在许多组织液和细胞外基质中陆续发现的一些新的特异蛋白质分子,也能促进神经元的生长和发育。如施万细胞和星形胶质细胞产生的睫状神经营养因子(ciliary neurotrophic factor,CNTF),能促进受损伤的脊髓神经元存活,并在治疗人类运动神经元变性疾病中发挥重要作用。

三、神经信息的传递

(一)突触间的信号传递

除了少数神经元可直接通过电突触进行神经冲动的扩布之外,绝大多数神经元间的信息传递都是由化学性突触进行的。当突触前运动神经元受到刺激时,可引发突触后肌细胞的暂时去极化从而产生终板电位(end plate potential,EPP),终板电位超过阈值产生的动作电位可引起肌纤维的收缩,细胞外 Ca^{2+} 浓度降低或突触后的神经递质部分阻断可解除肌纤维的收缩。

(二)突触囊泡神经递质的释放

神经递质是指由神经元合成、突触前末梢释放、能特异性作用于突触后膜受体,并产生突触后电位的信息传递物质。近年来计算出一个囊泡需要释放 5 000~10 000 个乙酰胆碱分子,才可能在运动神经元 - 肌肉接头的终板产生一个微小终板电位。

(三)突触囊泡的局部再循环

突触囊泡膜可在突触前末梢进行局部再循环,回收的突触囊泡膜先成为细胞内成分,最终形成新的突触囊泡。由于大多数神经细胞体至突触前末梢的距离较远,在连续的神经活动中,来自胞体的囊泡输送不足以快速地更新突触囊泡,所以局部再循环非常适合神经元特有的需要,能够将突触囊泡源源不断地提供给神经末梢。

(四)钙离子在神经递质分泌中的作用

突触前运动神经末梢外的钙离子浓度降低可减少 EPP。EPP 变小的原因是钙离子浓度的降低减少了突触囊泡与神经末梢浆膜融合的数量。有两种方法可以证明突触前钙离子浓度升高可引起神经递质的释放:①在突触前末梢显微注射钙离子螯合物,阻碍突触前动作电位,可引起神经递质的分泌;②用显微注射的方法直接将钙离子注入突触前末梢,在缺乏突触前动作电位的情况下,可引发神经递质的释放。这说明突触前钙离子浓度升高对递质释放是必须和有效的。

四、神经递质与神经调质

由神经细胞合成并释放的神经活性分子通常分为两大类型:神经递质和神经调质。除递质外,神经元还能合成和释放一些化学物质,它们并不在神经元之间直接起信息传递作用,而是增强或减弱递质的信息传递效应,这类对递质信息传递起调节作用的物质称为神经调质(neuromodulator),调质所发挥的作用称为调制(modulation)作用。由于递质在有的情况下可起调质的作用,而在另一种情况下调质也可发挥递质的作用,因此,两者之间并无十分明显的界限。

五、受体与离子通道

(一)受体

受体(receptor)是指位于细胞膜上或细胞内能与某些化学物质(如递质、调质、激素等)特异结合,并诱发特定生物学效应的特殊生物分子。位于细胞膜上的受体称为膜受体,是带有糖链的跨膜蛋白质分子。与递质结合的受体一般为膜受体,主要分布于突触后膜上。能与受体特异结合并能产生特定效应的化学物质,称为受体的激动剂(agonist);能与受体特异结合,但结合后不能产生效应,反因占据受体而产生对抗激动剂效应的化学物质,称为受体的拮抗剂(antagonist)或阻断剂(blocker)。激动剂和拮抗剂二者统称为配体(ligand),但在多数情况下配体主要是指激动剂。

受体的功能包括：①识别和结合功能，即受体可特异性地与其相应配体进行识别与结合；②传导和放大信号的功能，受体与配体结合后，应能将两者作用所产生的信号传递到第二信使或效应器上，并在传递过程中加以放大。

(二) 离子通道

根据通道开放的方式，将离子通道分为两大类：一类是主动的门控通道，该类型的离子通道平时处于关闭状态，但在电压、化学或机械性信号作用下可转为开放状态；另一类是被动的非门控通道，这种通道总是处于开放状态，允许离子随时进入，不受外界信号控制。如果刺激是化学物质（配体），则称为配体门控通道（ligand gated channel）。神经递质和调质诱发突触后电反应是通过与突触后膜上的神经递质受体结合，启动突触后膜上的离子通道而产生电信号，所以其相应启闭的离子通道属于配体门控离子通道；如果刺激门控性通道开放的信号是电压，称为电压门控通道（voltage gated channel），神经元膜上的钠离子、钾离子、钙离子等离子通道均属于此类。

（穆晓红　李念虎）

复习思考题

1. 影响骨生长发育的因素有哪些？
2. 为什么椎间盘常向后突出？
3. 椎间盘源性腰痛的发病机制是什么？

第四章

常见骨伤科疾病动物模型

✎ 学习目标

　　通过本章学习,掌握实验动物分级标准、品种,动物实验基本技术操作方法;熟悉实验动物特点,常见骨伤科疾病动物模型制备方法;了解实验动物造模的基本原理和应用范围。

　　动物疾病模型的设立,是通过人为手段,在一定致病因素的作用下,导致动物组织器官或全身出现一定的损害,出现某些类似人类疾病的变化。从某种意义而言,动物疾病模型的复制研究,往往就是对某种疾病的机制研究。理想的动物模型应具备以下特点:①再现性好,动物疾病表现应与人类疾病相似;②动物背景资料完整,生命周期满足实验需要;③复制率高;④专一性好,一种方法只能复制出一种模型。

第一节　实验动物分类标准

　　动物学分类法是根据动物的形态结构和遗传性状,将动物分为界(kingdom)、门(phylum)、纲(class)、目(order)、科(family)、属(genus)、种(species)。"种"是动物学分类系统上的基本单位。同种动物能共同生活、交配、繁衍后代,异种动物之间存在生殖隔离。

　　在实验动物中,根据遗传特征将动物在种(species)以下又分为品种(breed)和品系(strain),有些品系还进一步细分为亚系。品种是人类根据不同需要对动物进行改良、选择和定向培育,并具有某种特定外形和生物学特性的动物群体。品种是人为选择的产物,其特性能较稳定地遗传,通常用于封闭群,如新西兰兔、Wistar 大鼠、KM 小鼠等。品系为实验动物分类学的专用名词,指来源明确,并采用某种交配方法繁殖,且具有相似的外貌、独特的生物学特性和稳定的遗传特性,可用于不同实验目的的动物群体。品系通常用于近交系和突变系,如 C57BL/6 小鼠是近交系小鼠中的一个品系,全身被毛黑色,肿瘤自发率低,对放射性物质耐受性强。品种和品系是实验动物分类的基本单位。

　　实验室根据实验动物微生物控制标准,将实验动物分为四级,分别是普通动物、清洁动物、无特殊病原体动物、无菌或悉生动物。

　　1. 普通动物(CV animal)　又称一级动物。指不携带人畜共患病病原和动物烈性传染病病原的实验动物。其饲育环境为开放系统,无空气洁净度要求。

　　2. 清洁动物(CL animal)　又称二级动物。除普通级动物应排除的病原外,不携带对动物危害大和对科学研究干扰大的病原。一般饲养于半屏障系统。

　　3. 无特殊病原体动物(SPF animal)　又称三级动物。是指动物体内无特定的微生物、寄生虫存在,但带有非特定的微生物、寄生虫的动物。主要指不携带潜在感染、条件致病和对实验干扰大的病原。来源于剖宫产动物,饲养于屏障系统。

4. 无菌动物(GF animal)或悉生动物(GN animal)　又称四级动物。无菌动物指用现有检测技术在动物体内外的任何部位均检不出任何活的微生物和寄生虫的动物。无菌动物来源于剖宫产或无菌卵的孵化,饲养于隔离系统内。悉生动物或称已知菌动物,广义上把无菌动物、已知菌动物、无特定病原体动物统称悉生动物;狭义上指已知菌动物。

第二节　常用实验动物的品种、特点

一、小鼠

小鼠(mouse)学名 *Mus musculus*,动物学分类上属于动物界、脊索动物门、脊椎动物亚门、哺乳纲、啮齿目、鼠科、小鼠属、小家鼠种。小鼠是目前世界上用量最大、用途最广、品种最多的实验动物。常用品种、品系如下:

(一)近交系

即一个动物群体中任何个体基因组中 99% 以上的等位位点为纯合时定义为近交系。经至少连续 20 代的全同胞兄妹交配或亲子交配培育而成,品系内所有个体都可追溯到第 20 代或以后代数的一对共同祖先,近交系数大于 99%。

1. C57BL/6　黑色,乳腺肿瘤自然发生率低,化学物质难以诱发乳腺和卵巢肿瘤,对放射性物质耐受性强,眼畸形,口唇裂发生率大于 20%,淋巴细胞性白血病自发率为 7%~16%。是肿瘤学、生理学、免疫学、遗传学研究的常用品系。

2. C3H 系　野生色,6~10 月龄雌鼠乳腺癌自发率为 85%~100%,14 月龄雄性小鼠肝癌自发率为 85%,血液中过氧化氢酶活性高,雄鼠对氨气、氯仿、松节油等甚为敏感,死亡率高,对炭疽杆菌有抵抗力。主要用于肿瘤学、生理学、免疫学和核医学研究。

3. BALB/c 系　白化,乳腺肿瘤自发率低,但对致癌因子敏感,常发生肾上腺癌和肺癌,对放射性照射极为敏感,相对血压较高,多有心脏损害,常发生动脉硬化。广泛应用于肿瘤学、生理学、免疫学、核医学和单克隆抗体等研究。

4. A 系　白化,主要亚系有 A/He、A/J、A/WySN 等,乳腺癌自发率为 30%~50%,对麻疹病毒高度敏感,对 X 射线非常敏感。在致癌物质作用下,肺肿瘤发病率高。常用于肿瘤学、免疫学研究。

5. AKR 系　白化,淋巴性白血病自发率雄性为 76%~90%,雌性为 68%~90%。用于白血病等研究。

6. 津白 1 号(TA1)　中国育成。白化,乳腺癌自发率低。用于乳腺肿瘤的研究。

7. 津白 2 号(TA2)　中国育成。白化,乳腺癌自发率高。用于乳腺肿瘤的研究。

8. 615　中国育成。深褐色,肿瘤自发率为 10%~20%(雌鼠乳腺癌,雄鼠肺癌),对津 638 白血病病毒敏感。广泛用于抗癌药物的筛选以及肿瘤的研究。

(二)封闭群

即 1 群体连续 4 代以上不从外部引进新种,仅在固定场所的一定群体中保持以非近亲交配的方式繁殖的动物群,称之为封闭群动物。

1. KM 小鼠　即昆明种小鼠,在我国用量最大。白色,繁殖率和成活率高,抗病力和适应力强,肿瘤自发率极低。广泛应用于药理、毒理、病毒和细菌学的研究,以及生物制品、药品的检定。

2. NIH 小鼠 白化,繁殖力强,成活率高,雄性好斗。常用于药理、毒理研究和生物制品的检定。

3. ICR 小鼠 白化,又称 Swiss Hauschka 小鼠,繁殖力强,生长速度快,实验重复性较好。广泛应用于免疫学、血液学、药理、毒理等多领域研究。

4. LACA 小鼠 又称 CFW 小鼠,白化,繁殖力强,适应性强。用于辐射损伤研究及迟发型超敏反应研究的足垫肿胀等实验。

(三) 杂交群

国际上常用的杂交群(F1 代)小鼠有 AKD2F1、BA2GF1、BCF1、B6AF1、CAF1、CB6F1、CD2F1 等。

(四) 突变系

1. 裸小鼠(nude mice) 无毛,裸体,无胸腺,T 细胞缺失,具有较高的 NK 细胞活力。广泛应用于肿瘤学、免疫学、毒理学等基础医学和临床医学的实验研究。

2. 侏儒症小鼠(dwarf mice) 因其缺乏脑下垂体前叶的生长激素和促甲状腺激素而生长发育障碍。8 周龄体重为 8~10g,无生育力。广泛用于内分泌研究。

3. 肌萎缩症小鼠(dystrophia muscularis mice) 2 周龄后后肢瘫痪,肌萎缩,雌鼠不育。

4. 肥胖症小鼠(obese mice) 6 周龄后出现肥胖症(体重可达 60g),无糖尿病,无生育力。

5. 白内障小鼠(cataract mice) 10~14 日龄晶状体混浊(显性遗传),可作为眼科的动物模型。

6. 糖尿病小鼠(diabetes mice) 3~4 周龄血糖高达 682mg/100ml,雌鼠不育。

7. 骨骼硬化症小鼠(osteopetrosis) 病鼠骨质生长异常,骨质硬,骨髓腔消失,所有骨骼都硬化,并伴有无齿症,在出生前后 6 周最明显。

8. 显性斑点(dominant spotting)突变贫血鼠 这些突变体均无生育力,表现为黑眼,白色,发生大红细胞性、发育不全性贫血,同时引起肝脏造血功能障碍。贫血的严重性受环境和基因型影响。

9. 无脾(asplenia)突变鼠 该鼠脾脏完全阙如,被用于脾脏功能的研究。

10. 灰色致死(grey-lethal)突变鼠 纯灰色,主要表现是生长障碍,牙不萌出,牙齿不钙化,肢体长骨不正常。死于 22~30 日龄,可用作锶的代谢研究。

11. 视网膜退化(retinal degeneration)突变鼠 该鼠表现为视网膜色素沉着及视网膜血管闭锁萎缩。

12. 高血压突变型大鼠(hypertension rat) 出生后 5 周收缩压可达 150mmHg,而成年雄鼠的血压达 200mmHg,并有高血压心血管病变。

13. 癫痫突变型大鼠(audiogenic seizures) 用铃响声刺激会旋转起舞数秒钟,然后一侧倒地发作癫痫,与人类癫痫相似。

知识链接

转基因小鼠

1982 年 Brinster 和 Palmiter 采用显微注射方法,将大鼠的生长激素基因导入小鼠受精卵的雄原核,再将其移入假孕母鼠输卵管的壶腹部,使其生长发育,结果得到了基因组中整合有所导入的大鼠生长激素基因的转基因小鼠。这是世界上产生的第一个典型的转基因动物。

基本原理:将改建后的目的基因(或基因组片段)用显微注射等方法注入实验动物的受精卵(或着床前胚胎细胞),再植入受体动物的输卵管(或子宫)中,使其发育成携带有外源基因的转基因动物。

基因突变与肿瘤的发生以及遗传性疾病的发生等都有密切的关系。转基因小鼠模型的建立为在活体水平研究基因突变提供了一种很好的途径。它可以使突变的研究在一个整体动物中进行,具有高度的真实性。

二、大鼠

大鼠(rat),学名褐家鼠(*Rattus norvegicus*)。动物学分类上属于动物界、脊索动物门、脊椎动物亚门、哺乳纲、啮齿目、鼠科、大家鼠属、大家鼠种。大鼠在生物医学研究方面具有许多优点,用量仅次于小鼠,是常用的实验动物。常用品种、品系如下:

(一)近交系

1. ACI 系　黑色,腹部和脚白色。28% 雄鼠、20% 雌鼠有遗传缺陷,有时一侧肾阙如。雄鼠睾丸肿瘤自发率为 46%,雌鼠脑垂体瘤为 21%。该品系大鼠低血压。

2. F344 系　白化,雌鼠乳腺癌自发率为 41%,雄鼠睾丸间质细胞瘤自发率为 85%,该品系大鼠可允许多种肿瘤移植生长。广泛用于肿瘤学、生理学和毒理学研究。

3. M520 系　白化,收缩压低,苯胺的代谢率雄鼠为 90%、雌鼠为 70%,乙基吗啡代谢率高。对 2- 乙酰胺诱发肿瘤敏感。多被用于生殖生理代谢和肿瘤自发率研究。

4. SHR 系　白化,严重自发性高血压(26.6kPa),心血管疾病发病率高而且无明显原发性肾损伤或肾上腺损伤。对降压药物有反应,可作为高血压动物模型用于药物筛选。

5. COP 系　头部被毛呈黑色头巾状,对乳腺癌有抵抗力,可自发胸腺癌。可用于前列腺癌的移植研究和模型建立。

6. GH 系　白化,为遗传性高血压,有心肌肥大和心血管疾病。是研究高血压和心血管疾病的良好模型。

(二)封闭群

1. Wistar 大鼠　白化品系,1907 年由美国费城宾夕法尼亚大学 Wistar 研究所培育而成。个体特征:头部较宽,雄性耳朵比其他品系稍长,尾长短于身长。该种群性周期稳定,繁殖力强,产仔多,生长发育快,性情温顺,对传染病的抵抗力较强,自发肿瘤发生率低。

2. Sprague-Dawley(SD)大鼠　白化品系,1925 年由美国威斯康星州麦迪逊的 Sprague-Dawley 农场培育而成,与 Wistar 大鼠相比具有生长快、产仔多,头部狭长,尾几乎等于身长等特点。SD 大鼠抗病能力尤其对呼吸系统疾病的抵抗力强,自发肿瘤率较低,对性激素感受性高,常用作营养学、内分泌学和毒理学研究。

3. Long-Evans(LE)大鼠　系野生雄性褐家鼠与雌性白化大鼠杂交培育而成。体型比 Wistar 和 SD 大鼠小,头颈部为黑色,背部有一条黑线,尾部为黑白色或黑色毛,应用广泛。

4. Brown-Norway 大鼠　系野生 Norway 大鼠的变种,毛呈褐色,最早用于遗传学研究。

(三)杂交群

国际上常用的杂交群(F1 代)大鼠有以下几种:AS×AS2F1,F344×WistarF1,LEW×BNF1,LOU×RF1,WAG×BNF1 等。

(四)突变系

1. 裸(*rnu*)大鼠　体毛稀少,无胸腺,T 细胞缺失,具有较高的 NK 细胞活力。主要用于肿瘤学方面的研究。

2. 听源性癫痫发作(audiogenic seizures)大鼠 用铃声刺激可旋转数秒,然后向一侧倒地,癫痫发作。可作为研究人癫痫病的动物模型。

3. 肥胖症(fatty obesity,fa)大鼠 3周龄后出现肥胖症,5周龄特别明显,(体重雄性可达800g,雌性可达500g),雌性不育。可作为研究人肥胖症的动物模型。

4. 白内障(cataract,Ca)大鼠 14日龄眼睑睁开时,表现为晶状体混浊(常为两侧),视网膜可见正常,未见有任何糖尿病迹象。甲状旁腺也无任何组织学异常。

三、豚鼠

豚鼠(guinea pig)又名豚猪、天竺鼠、荷兰猪。动物学分类上属于动物界、脊索动物门、脊椎动物亚门、哺乳纲、啮齿目、豚鼠科、豚鼠属、豚鼠种。豚鼠广泛应用于生物学、药品生物制品检定和药理学等方面的科学研究。

常用品种、品系如下:

(一)品种

1. 英国种 毛短而光滑,毛色有白、黑、棕、灰、淡黄及巧克力等单色,也有白、黑双色或白、棕、黑三色。腹部和脚白色。多用于药物检定、传染病学等研究。

2. 短毛豚鼠 长期由于不同毛色杂交,双色和三色豚鼠日益增多,有待进一步纯化,并培育近交系,应用最广泛。

3. 埃塞俄比亚种 被毛长而硬、多漩涡,长势似蔷薇花朵,布满全身。易患各种自发性疾病,不易繁殖,性格暴躁,很少用于实验研究。

4. 秘鲁种 被毛密软而长(18cm)。因繁殖力低,亦不宜用于实验研究。

(二)品系

1. 近交系2 美国培育。毛色为三色(黑、棕、白)。对结核杆菌抵抗力强,并具有纯合的GPL-A(豚鼠主要组织相容性复合体)B-1抗原,血清中缺乏诱发迟发超敏反应因子,对诱发自身免疫的甲状腺炎比近交系13敏感。

2. 近交系13 培育历史、毛色、GPL-A的B-1抗原与近交系2相同。主要组织相容性复合体Ⅰ区与近交系2不同。血清中缺乏诱发迟发超敏反应因子,对诱发自身免疫的甲状腺炎抵抗力比近交系2强。

四、家兔

家兔属于动物界、脊索动物门、脊椎动物亚门、哺乳纲、兔形目、兔科,作为实验动物的兔主要为穴兔属、家兔种。兔属或林兔属的一些种也作为实验用动物,如野兔。常用品种、品系如下:

(一)日本大耳白兔

原产于日本,是用中国白兔与日本兔杂交培育而成。被毛全白,眼睛红色,耳大、薄,向后方竖立,耳根细,耳端尖,形同柳叶,母兔颔下有髯。成兔体重4~6kg,繁殖力强,每胎产仔7~9只,初生体重60g左右。由于耳长大且血管清晰,便于取血和注射,是一种理想的实验用兔。

(二)新西兰白兔

原产于美国,颜色有棕红色、黑色和白色3种。新西兰白兔毛色纯白,头宽圆而粗短,耳宽厚而直立,臀圆,腰肋部肌肉丰满,四肢粗壮有力。成兔体重4.5~5kg,繁殖力强。广泛用于皮肤刺激性实验、热原实验、致畸实验、毒性实验、胰岛素检定、妊娠诊断、人工受孕实验、计划生育研究和制造诊断血清等。

(三) 青紫蓝兔

原产于法国。每根毛分为三段颜色:毛根灰色,中段白色,毛尖黑色。耳尖、尾、面部呈黑色,眼圈、尾底部及腹部为白色。耳一垂一竖,母兔颌下有髯。有标准型、中型、巨型三个种群,成兔体重分别为 2.5~3kg、4.5~5kg、6~6.5kg。体格健壮,耐寒,适应性强,生长快。是使用较多的实验用兔之一。

(四) 中国白兔

中国白兔是世界上较为古老的品种之一。被毛全白,头型清秀,耳短而厚,眼红,体型较小,成兔体重 1.5~2.5kg,性成熟较早,繁殖力强,适应性好,抗病力强,耐粗饲。

五、犬

犬属于动物界、脊索动物门、脊椎动物亚门、哺乳纲、食肉目、犬科、犬属、犬种,是最早被驯化的家养动物,从 20 世纪 40 年代开始,被作为实验动物应用。

常用品种、品系如下:

(一) 比格犬(Beagle)

原产英国,后传入美国,我国 1983 年引入并繁殖成功。比格犬是近代培育成的专用实验犬,体型小(成年体重为 7~10kg,体长为 30~40cm),短毛,性情温顺。遗传性能稳定,品种固定且优良,一般无遗传性神经疾患。在实验中反应一致性好,又易于驯服和抓捕,适应性好,抗病力较强,性成熟早,产仔多,尤其适合药理、循环生理、眼科、毒理、外科学等的研究,是国际医学、生物学界公认的较理想的实验用犬。

(二) 四系杂交犬

由 4 种品系的犬杂交而成,专门用于实验外科手术。具有体形大、胸腔和心脏大、耐劳、不爱吠叫等优点。

(三) 黑白斑点短毛犬

可进行特殊的嘌呤代谢研究以及中性粒细胞减少症、青光眼、白血病、肾盂肾炎、Ehlers-Danlos 综合征等病的研究。

(四) Labrador 犬

一般作为实验外科研究用。

(五) 大猎犬

抓捕的大猎犬由于其血管较粗大和器官较大,可用于生理学研究。

(六) 墨西哥无毛犬

由于本犬无毛,可用于特殊研究,如进行粉刺或黑头粉刺的研究。

(七) Boxer 犬

可作为红斑狼疮和淋巴肉瘤的研究用。

第三节　动物实验基本技术操作方法

一、实验动物的抓取和固定方法

(一) 小鼠的抓取固定

抓取时先用右手抓取鼠尾提起,放在其前爪能抓牢的物体表面稍向后提,或放在实验台上,在其向前爬行时,用左手拇、示指迅速提住两耳和头颈部皮肤,把鼠置于左手心中,右手把后肢拉直,用左手的环指及小指按住尾巴和后肢,前肢可用中指固定,完全固定好后松开右手,右手即可做灌胃、注射等实验操作。

(二)大鼠的抓取固定

大鼠牙尖性猛,抓取前戴上防护手套,右手轻轻抓住鼠尾中部并提起,置于实验台上,左手顺势按、卡在大鼠躯干背部,稍加压力向头颈部滑行,以左手拇、示指捏住大鼠两耳后部的头颈部皮肤,其余三指和手掌握住大鼠背部皮肤,完成抓取固定。在进行解剖、手术、心脏采血、尾静脉注射时,可用线绳捆绑在木板上,或固定在尾静脉注射架中。

(三)豚鼠的抓取固定

豚鼠胆小易惊,抓取时必须稳、准、迅速。抓取时先用左手掌迅速扣住豚鼠背部,顺势抓住肩胛上方皮肤,以拇、示指环握颈部,右手托住臀部,完成抓取固定。也可用固定器固定豚鼠或将豚鼠四肢固定在木板上。

(四)家兔的抓取固定

正确抓取方法是用右手抓住颈后部皮肤,提起家兔,然后用左手托住其臀部。当只对家兔头部进行操作时,如耳静脉注射、采血等,可用兔固定盒固定头部。需要进行手术时,可将家兔固定在兔实验台上,四肢用棉绳固定在实验台两侧,门齿用细绳拴住固定在实验台的铁柱上。

二、实验动物的编号标记方法

(一)染色法

染色法是用化学药品在实验动物身体明显的部位,如被毛、四肢等处进行涂染,以染色部位、颜色不同来标记区分实验动物。染色法适用于被毛白色的实验动物如大白鼠、小白鼠等。此标记方法在实验室中最常使用。

常用染色方法有:①直接用染色剂在动物被毛上标号码。此法简单,但如果动物太小或号码位数太多,就不宜采用此法。②用一种染色剂染动物的不同部位。其惯例是先左后右,从上到下。其顺序为左前肢1号,左侧腹部2号,左后肢3号,头部4号,背部5号,尾根部6号,右前肢7号,右侧腹部8号,右后肢9号,不做染色标记为10号。此法在每组实验动物不超过10只的情况下适用。③用多种染色剂染动物的不同部位。如用品红(红色)染色标记作为十位数,用苦味酸(黄色)染色标记作为个位数,配合两法,交互使用可编到99号。例如,要标记12号就可以在左前肢涂红色,左侧腹部涂黄色。

(二)耳缘打孔或剪口法

此法是在实验动物耳边缘剪出不同的缺口或打成不同的小孔进行编号的。由孔(或缺口)的位置和孔(或缺口)的数量来标记。为防止孔口愈合,可使用滑石粉涂抹在打孔部位。一般习惯在右耳耳缘内侧打小孔,以前、中、后的位置分别表示1、2、3号,在右耳耳缘部剪成缺口,分别表示4、5、6号,剪成双缺口则分别表示7、8、9号。在左耳同样打孔或剪口,分别表示10、20、30、40、50、60、70、80、90号。此法可标记3位数之内的号码。

(三)烙印法

用刺数钳在动物耳上刺上号码,然后用棉签蘸着溶在乙醇中的墨黑在刺号上加以涂抹,烙印前最好预先用乙醇溶液对烙印部位消毒。

(四)挂牌法

用金属制的号牌固定于实验动物的身上或笼门上。金属号牌可固定于动物耳上,大动物可系于颈上。金属号牌应选用不锈钢等对动物局部组织刺激性小的金属制品。

一般情况下,大鼠、小鼠多采用染色法,家兔宜使用耳缘打孔或剪口法,犬、猫较适合挂牌法,犬还可用烙印法。

三、实验动物的麻醉方法

(一)全身麻醉

1. 吸入麻醉　是经呼吸道吸入挥发性麻醉药而产生麻醉的方法。常用药物为异氟烷、七氟烷等,一般采用开放性麻醉。小动物如大鼠、小鼠,可将头部放入蘸有异氟烷棉球的广口瓶内或干燥器内,4~6 分钟麻醉后取出,此时,动物肌肉松弛,角膜反射迟钝,皮肤痛觉消失,即可进行实验操作。

2. 注射麻醉　是使用非挥发性麻醉药进行麻醉的方法。麻醉药物有戊巴比妥钠、硫喷妥钠、乌拉坦、氯胺酮等。最常用的是戊巴比妥钠,一次给药的麻醉时间可维持 2~4 小时。同时配成 1%~3% 生理盐水溶液,置于常温下 1~2 个月不失药效。使用剂量及方法为:犬、猫、兔静脉注射 30~35mg/kg,腹腔注射 40~45mg/kg;鼠类,静脉或腹腔注射 35~50mg/kg。

(二)局部麻醉

1. 表面麻醉　主要用于局部黏膜麻醉。常用药物为 2% 盐酸丁卡因溶液,使用方法有眼结膜囊点滴、鼻腔黏膜涂敷、咽喉和气管喷雾、尿道灌注等。1~3 分钟发生作用,持续60~90 分钟。

2. 局部浸润麻醉　主要用于手术切口等麻醉。常用药物为 0.5%~1% 盐酸普鲁卡因溶液,其对皮肤和黏膜穿透力较弱,需注射给药才能产生麻醉作用。沿手术切口将麻醉药注射于皮内、皮下组织及深部组织。注射后 1~3 分钟发生作用,可维持 30~45 分钟。

四、实验动物的被毛去除方法

(一)拔毛法

实验动物被固定后,用拇、示指将所需部位的被毛拔去。拔毛不但暴露了血管,而且还能刺激局部组织产生扩张血管的作用,此法适用于各种动物作后肢皮下静脉注射或取血,家兔耳缘静脉注射或采血时最常用。

(二)剪毛法

实验动物被固定后,用水湿润局部被毛,绷紧局部皮肤后用手术弯头剪紧贴动物皮肤,依次将所需部位的被毛剪去。注意不能用手提起被毛进行剪毛,以免剪破皮肤;剪下的毛应集中放在装有水的容器内,防止到处飞扬。家兔和犬颈部手术,家兔胸、腹部手术,局部皮肤需要去除被毛时常采用此法。

(三)剃毛法

实验动物被固定后,用刷子蘸温肥皂水将剃毛部位浸透,如果被毛较长,可先用剪刀剪短,然后用手绷紧皮肤,用剃毛刀顺被毛方向剃毛。如采用电动剃毛刀,可逆被毛方向剃毛,尽量不要剃破皮肤。此法适用于暴露大动物手术区域皮肤。

(四)脱毛法

采用化学脱毛剂将动物的被毛脱去。此方法常用于大动物无菌手术,局部皮肤刺激性试验,观察动物局部血液循环或其他各种病理变化。

五、实验动物的给药途径和方法

实验动物常用的给药方法有经口给药和注射给药两种。此外,还有皮肤给药、吸入给药等。

（一）经口给药

1. **口服法** 把药物混入饲料或溶于饮水中让动物自由摄取。此法的优点在于简单方便，缺点是不能保证剂量准确，且动物个体间服药量差异较大。在给予大动物片剂、丸剂、胶囊剂时，可用镊子或手指将药物送到其舌根部，迅速关闭口腔后将其头部稍稍抬高，使其自然吞咽。该方法一般适用于动物疾病的防治、药物的毒性观察等。

2. **灌胃法** 用灌胃器将药物直接灌到动物胃内。此法一般能准确掌握给药量。操作前，用灌胃针或灌胃管大致测一下从口腔至胃内的位置（最后一根肋骨后）长度，根据此距离估计灌胃针头插入的深度。成年动物插入的深度是：小鼠3cm，大鼠或豚鼠5cm，家兔约15cm，犬约20cm。

操作时，先固定动物头部，强迫其张开口腔，将灌胃针头的前端放进动物口腔，灌胃针压在舌根部，顺着上腭部插入咽部，沿咽后壁慢慢插入食管，动物应取垂直体位。经口给药应注意动物的反应，插的时候动作不要太猛。若动物挣扎得厉害，应拔出胃管，检查动物食管是否有损伤。一般每次灌胃量：小鼠0.2~1ml，大鼠1~4ml，豚鼠1~5ml，家兔80~150ml，犬200~500ml。

（二）注射给药

1. **皮内注射** 皮内注射是将药液注入皮肤的表皮与真皮之间。操作时，先将动物局部被毛去除，消毒后，用左手将皮肤捏成皱襞，注射针头与皮肤呈30°角，紧贴皮肤皮层刺入皮内，进针一定要浅，慢慢注入药液，会感到有很大阻力。注射后可见皮肤表面鼓起一白色小丘，此小丘不会很快消失，注射后需停留5分钟再拔出针头，以免药液从针孔漏出。

2. **皮下注射** 皮下注射一般选取皮下组织疏松的部位，常选颈背部、侧腹或后肢皮下。注射时，局部消毒，将皮肤提起，注射针头取一钝角角度刺入皮下，若针头容易摆动则证明针头已在皮下，推送药液，缓慢拔出注射针，稍微用手指按压针刺部位片刻，以防药液外漏。

3. **肌内注射** 一般选用肌肉发达、无大血管经过的部位，如大鼠、小鼠的股部，兔、猫、犬的两侧臀部或股部。注射时先固定好动物，消毒后，右手持注射器使其与肌肉呈60°角，一次刺入肌肉中，回抽无血则可注药。大鼠、小鼠、豚鼠因肌肉少，不常作肌内注射。

4. **腹腔注射** 大鼠、小鼠腹腔注射时，用左手抓取并固定好动物，将腹部朝上，为避免伤及内脏，应尽量使动物头部略低于尾部。右手持注射器将针头在下腹部腹白线稍左或偏右的位置，从下腹部朝头方向几乎平行地刺入皮下，进针3~5mm，再使针头与皮肤呈45°角斜穿过腹肌，当针尖穿过腹肌进入腹腔时有落空感。固定针头，回抽，无回血或肠液、尿液，便可慢慢推入药液。兔的注射部位在腹部近腹白线1cm处，犬在脐后腹白线侧边1~2cm处。

5. **静脉注射**

（1）大、小鼠尾静脉注射：大、小鼠尾静脉共有3根（上、左、右），一般选用两侧的静脉。注射前，先将动物固定在专用固定器内，使尾巴露出，鼠尾部用45~50℃的温水浸泡几分钟或用75%酒精棉球反复擦拭使血管扩张，并使表皮角质软化。注射时，以左手拇指和示指捏住鼠尾两侧，使静脉更为充盈，用中指从下面托起尾巴，以环指和小指夹住尾巴末梢，右手持4号针头注射器，对准血管中央以30°角进针，再将针头抬起，使针头与静脉平行刺入。如无阻力，无白色皮丘出现，说明已刺入血管，可正式注入药物。

（2）兔耳缘静脉注射：先将兔放入固定盒内固定好，拔去注射部位的毛后用酒精棉球反复涂擦耳缘静脉，并用手指弹动兔耳，使其静脉充盈。然后用左手示指和中指夹住静脉近心端，拇指和小指夹住耳边缘部分，以左手环指、小指放在耳下作垫，右手持注射器尽量从静脉末端刺入，如有回血，放松对耳根处血管的压迫，推入药物。注射后用纱布或脱脂棉压迫止血。

（3）前肢皮下头静脉或后肢小隐静脉注射：主要用于犬、猫等。注射部位剪毛、消毒后，在静脉近心端处用橡皮带绑紧，使血管充血。将针头向血管旁的皮下先刺入，然后与血管平行刺入静脉，如有回血，放松对静脉近端的压迫，推入药物。

六、实验动物的标本收集方法

（一）血液样本采集方法

1. 小鼠、大鼠采血方法

（1）尾尖取血法：当所需血量很少时可采用本法，例如红细胞计数、白细胞计数、血红蛋白测定、制作血涂片等。方法：固定动物并露出鼠尾，消毒，将鼠尾浸入温水中数分钟，使尾部血管充盈。将鼠尾擦干，割去尾尖约 0.3~0.5cm，血液自尾尖滴出，同时可从尾根部向尾尖部轻轻摩擦，促使血液流出。也可采用注射针刺入尾静脉采血，三根尾静脉可交替采血。每只鼠一般采血 10 次以上，小鼠每次 0.1ml，大鼠每次 0.3~0.5ml。

（2）眼眶静脉丛采血：左手固定动物，拇指和示指轻轻压迫颈部两侧，使眶后静脉丛充血。右手持毛细玻璃采血管，将尖端插入内眼角和眼球之间，轻轻向眼底方向刺入，刺入深度为小鼠 2~3mm、大鼠 4~5mm。当感到有阻力时停止推进，将针稍后退，略加吸引，血液即可流入采血管中，小鼠每次 0.2~0.3ml，大鼠每次 0.5~1ml。

（3）断头采血：此法可采较大量血液。采血时左手固定动物，右手用剪刀猛剪鼠颈，让血自由滴出。此法有违善待动物的宗旨，现已基本不用。

（4）摘除眼球采血：此法也可采较大量血液。采血时左手固定动物，右手用弯头眼科镊迅速摘除眼球，并将鼠倒置，头向下，眼眶内很快流出血液。

（5）大血管采血：麻醉和固定动物后，分离暴露颈动、静脉或股动、静脉，用注射器穿刺抽出所需血量。

2. 豚鼠的采血法

（1）耳缘剪口采血：将耳消毒后，用刀片或剪刀割破耳缘，在切口边缘涂抹 20% 枸橼酸钠溶液，防止血凝，则血可自切口流出。

（2）足背中静脉采血：助手固定动物，术者将动物足背面用酒精消毒，找出足背中静脉后，左手拇指和示指拉住趾端，右手持注射器刺入静脉，拔针后立即出血。

（3）心脏采血：应选心搏最强部位处，针头与该处皮肤呈 45°~60° 角进行穿刺，取血量根据需要而定。针头宜稍细长些，以免发生手术后穿刺孔出血，其操作手法详见家兔心脏采血。

3. 家兔的采血法

（1）耳缘静脉采血：本法为家兔最常用的取血方法，操作步骤基本同兔耳缘静脉注射方法。待耳缘静脉充血后，用针头刺破血管，血即由破口流出。一次最多可采血 5~10ml。

（2）耳中央动脉采血：兔耳中央有一条较粗、颜色较鲜红的中央动脉，术者左手固定兔耳，右手持注射器与动脉平行地向心方向刺入动脉，不要在近耳根部取穴，因耳根部软组织较厚，血管位置略深，易刺透血管造成皮下出血。此法一次抽血可达 10~15ml。

（3）心脏采血：将家兔麻醉，仰卧固定，备皮，消毒，选择心搏最明显处，注射针经左侧第 3、4 肋间垂直刺入心脏约 2cm，血液随即进入针管。注意动作宜迅速，以缩短在心脏内的留针时间和防止血液凝固，针头在胸腔内不应左右摆动，以防伤及心肺。经 6~7 天后，可以重复进行心脏采血，一次可取血 20~25ml。

（4）股静脉、颈静脉取血：应先做股静脉和颈静脉暴露分离手术，再采血。

（二）尿液样本采集方法

1. 代谢笼采集　将动物放在特制的代谢笼内饲养，此方法较常用，适用于大鼠、小鼠。

动物排便时,可通过笼子底部的大小便分离漏斗,将尿液与粪便分开,达到采集尿液的目的,一般需收集 5 小时以上的尿液。

2. 压迫膀胱采集　动物轻度麻醉后,实验人员用手在实验动物的膀胱体表部位加压,促使膀胱括约肌松弛,尿液会自动流出,此法适用于兔、狗等较大动物。

3. 导尿法采集　直接从动物尿道插管到膀胱采集尿液,适用于兔、狗、猴。

（三）消化液样本采集方法

1. 胃液的采集　通过刺激使胃液分泌增加,再用插胃管的办法抽取胃液。此法适用于狗等大型动物。

2. 胆汁的采集　需要手术采集。将动物麻醉后仰卧固定于手术台上,自剑突下及正中线作 3~5cm 切口,切开腹膜,暴露腹腔,将肝向上翻起,找出胆囊,分离胆囊或胆总管,再用注射器抽取胆汁。

3. 胰液的采集　基本同胆汁的采集,在胆总管与十二指肠交界处分离出胆总管,小心操作,以免影响胰液分泌。分离后在靠肠端结扎作为牵引线,用眼科剪在管壁上斜开小口,插入胰液收集管,用容器收集胰液。

（四）骨髓采集方法

采集骨髓一般选择胸骨、肋骨、髂骨、胫骨和股骨等造血功能活跃的骨组织。猴、犬、羊等大动物骨髓的采集采用活体穿刺取骨髓的方法;大鼠、小鼠等小动物骨头小难穿刺,只能剖杀后采胸骨、股骨的骨髓。

1. 大鼠、小鼠骨髓的采集　用颈椎脱臼法处死动物,剥离出胸骨或股骨,用注射器吸取少量的 Hank 平衡盐溶液,冲洗出胸骨或股骨中全部骨髓液。如果取少量的骨髓作检查,可将胸骨或股骨剪断,将其断面的骨髓挤在有稀释液的玻片上,混匀后涂片晾干即可染色检查。

2. 大动物骨髓的采集　犬等大动物骨髓的采集可采取活体穿刺方法。先将动物麻醉、固定、局部除毛、消毒皮肤,然后估算好皮肤到骨髓的距离,把骨髓穿刺针的长度固定好。术者用左手把穿刺点周围的皮肤绷紧,右手将穿刺针在穿刺点垂直刺入,穿入牢固后,轻轻左右旋转将穿刺针钻入,当穿刺针进入骨髓腔时常有落空感。犬等大动物常用的骨髓穿刺点:①胸骨穿刺部位是胸骨体与胸骨柄连接处;②肋骨穿刺部位是第 5~7 肋骨各自的中点;③髂骨穿刺部位是髂前上棘后 2~3cm;④股骨穿刺部位是股骨内侧靠下端的凹面处;⑤胫骨穿刺部位是内侧胫骨头下 1cm 处。如果穿刺采用的是肋骨,穿刺后要用胶布封贴穿刺孔,防止发生气胸。犬骨髓的采集,一般采用髂骨穿刺。

七、实验动物的处死方法

实验动物的处死应遵循安乐死的原则,即在不影响动物实验结果的前提下,使实验动物短时间无痛苦地死亡。根据动物实验目的、实验动物品种（品系）以及需要采集标本的部位等因素,选择不同的处死方法。

（一）颈椎脱臼法

此法是将实验动物的颈椎脱臼,断离脊髓致死,为大鼠、小鼠最常用的处死方法。操作时实验人员用右手抓住鼠尾根部并将其提起,放在鼠笼盖或其他粗糙面上,用左手拇、示指用力向下按压鼠头及颈部,右手抓住鼠尾根部用力拉向后上方,造成颈椎脱臼,脊髓与脑干断离,实验动物立即死亡。

（二）断头处死法

此法适用于鼠类等较小实验动物。操作时,实验人员用左手按住实验动物的背部,拇指夹住实验动物右腋窝,示指和中指夹住左前肢,右手用剪刀在鼠颈部垂直将鼠头剪断,使实验动物因脑脊髓断离且大量出血死亡。

(三)巴比妥类快速注射法

此法多用于处死豚鼠和家兔。按深麻醉剂量的 25 倍左右给药。豚鼠常用静脉和心内给药,技术不熟练者,可采用腹腔给药。

(四)空气栓塞处死法

处死兔、猫、犬常用此法。当空气注入静脉后,可在右心随着心的跳动使空气与血液相混致血液呈泡沫状,随血液循环到全身。如进入肺动脉,可阻梗其分支,进入心脏冠状动脉,造成冠状动脉阻塞,发生严重的血液循环障碍,动物很快死亡。空气栓塞处死法注入的空气量:猫和兔为 20~50ml,犬为 90~160ml。

(五)急性大失血法

此法适用于各种实验动物。大鼠、小鼠可采用摘除眼球大量失血致死。豚鼠可一次采取大量心脏血液致死。兔可采用颈动脉放血致死。犬等大动物应在麻醉状态下,暴露颈动脉,两端用止血钳夹住,插入套管,然后松开近心端的钳子,轻轻压迫胸部,大量放血致死。犬还可用股动脉放血致死,在股三角做横切口,将股动脉、股静脉全部暴露并切断,让血液流出,使实验动物急性大出血死亡。

(六)二氧化碳吸入法

让实验动物吸入大量二氧化碳气体而中毒死亡。

第四节　常见骨伤科疾病动物模型制备

一、急性软组织挫伤动物模型

(一)冲击挫伤动物模型

1. 原理　外力作用下利用弹力原理对动物局部肌肉造成冲击力挫伤的模型。

2. 方法　应用打击弹射器(包括弹射棒、套筒和橡皮条),造成家兔前肢外侧肱三头肌肌腹处软组织挫伤,并证实无骨折后即可进行实验治疗。按打击刻度进行弹射,承受面上的被打击力为 $83N/cm^2$。

3. 结果　造模受打击部位局部肿胀,皮肤苍白,皮温下降,肢体活动功能障碍。皮肤、肌肉显示损伤后出血、水肿、炎症、纤维细胞增生、瘢痕修复的整个病理过程。

(二)挤压挫伤动物模型

1. 原理　利用局部的挤压力造成肌肉挫伤的模型。

2. 方法　固定实验家兔四肢,限制其活动,以 50kg 的重物压迫家兔的左后肢,持续 1 小时后解除肢体压迫和固定。

3. 结果　家兔左后肢活动受限,呈现强直,失去运动功能,活动以健侧代替,左后肢局部温度、肤色、肌力、肌张力及关节活动度出现异常,疗效指标可采用有关的病理学、生物化学、分子生物学等指标。

二、长骨干骨折动物模型

(一)原理

直接用电锯造成兔桡骨骨质缺损的模型。由于兔尺桡骨之间有坚韧的纤维膜形成较强的连结,桡骨骨折后尚有尺骨支撑体重,故不用任何内、外固定,亦不会造成桡骨骨折端移位。本模型可用于观察骨折愈合过程、内外固定、电磁场、生物因子、中西药物对骨愈合的影响等方面的研究。

(二)方法

一般采用成年健康的兔,体重在 1.5~3kg。首先,动物固定于兔手术台上,一侧前肢备皮剪毛,用 2.5% 戊巴比妥钠等麻醉药物静脉注射麻醉。手术过程严格按无菌手术操作。沿桡骨纵行切开局部皮肤,于肌间隙进入,暴露桡骨中段,在其弧形顶点处切开骨膜,剥离 1.5cm 长,电锯切除桡骨,其间隙为 3mm(用电锯片的厚度来控制),生理盐水冲净骨屑,逐层缝合皮肤,碘酒消毒,无菌纱布包扎数天,严密观察伤口情况。

(三)结果

采用 X 线、磁共振成像、病理组织学等了解骨痂恢复情况。手术最好由同一人完成,以保证各组动物的切骨处、骨缺损宽度、手术创伤程度等都比较近似,减少实验过程的偏倚。

三、颈椎病动物模型

(一)风寒湿痹型颈椎病动物模型

1. 原理　以中医痹证理论为指导,模拟自然界风寒湿邪反复刺激家兔颈部,导致颈椎力学失衡,诱导颈椎间盘退行性改变,建立痹证型颈椎病动物模型。

2. 方法　选择 6 月龄雄性新西兰白兔,体重 2.5kg 左右,兔颈部剔除毛发后,模拟自然界风寒湿刺激,采用刺激的基本条件是风力 6 级左右,温度 5℃左右,饱和湿度,按轻、中、重度刺激组的不同要求,分别给予 32 小时、64 小时和 128 小时的间断重复刺激,每日刺激 4 小时,采集颈部椎间盘组织待测。

3. 结果　家兔颈部肌肉水肿、充血,伴炎症细胞浸润,血管扩张;颈部椎间盘可见纤维环出现裂隙,排列轻度不规则,髓核出现皱缩,部分椎间盘可见髓核突出。模型组颈部肌肉和椎间盘中前列腺素等炎症介质含量明显增加,基质金属蛋白酶 1(MMP-1)、基质金属蛋白酶 3(MMP-3)活性明显升高,肿瘤坏死因子(TNF)、白细胞介素 -1β(IL-1β)mRNA 表达增强。

(二)动、静力失衡性大鼠颈椎病动物模型

1. 原理　颈椎动、静力失衡导致颈椎间盘退行性改变,从而指导建立动、静力失衡性颈椎病动物模型。

2. 方法　选择 8 月龄清洁级 SD 大鼠。大鼠颈后部备皮清洁后,局部麻醉,取颈背部正中纵向切口,切开皮肤后,横向切断颈夹肌和头、颈、寰最长肌,切除颈髂肋肌与头半棘肌,然后依次切除 C_{2-7} 棘上和棘间韧带。

3. 结果　证实颈椎病是脊柱动、静力长期失去平衡的结果。3 个月模型组纤维环出现裂隙,髓核皱缩,软骨终板不规则增生;5 个月模型组髓核完全纤维化,纤维环板层状结构消失,多数椎间盘突出,部分软骨终板凸向椎体内,血管芽稀少,周边不规则;7 个月模型组部分椎体边缘骨赘形成。透射电镜观察:退变软骨细胞外形不规则,核表面不光滑,核膜皱缩,核内以异染色质为主;凋亡软骨细胞外形不规则,核膜皱缩、内陷,染色质离散且靠近核膜,核内出现透明区;细胞质浓缩,细胞器少,有较多空泡结构。采用 TUNEL 法和流式细胞仪观察凋亡细胞,$G_0 \sim G_1$ 期的前方出现凋亡细胞峰。炎症介质磷脂酶 A_2(PLA$_2$)、前列腺素 E_2(PGE$_2$)和 6- 酮 -PGF$_{1\alpha}$(6-keto-PGF$_{1\alpha}$)水平都明显升高。

(三)大鼠颈神经根压迫型颈椎病动物模型

1. 原理　利用特制的硅胶片模拟椎间盘突出压迫神经根。

2. 方法　麻醉后以大鼠 C_7 棘突为基准,向上取颈部正中切口,长约 4cm。切开皮肤、皮

下组织,钝性分离各层肌肉,自动拉钩撑开,应用咬骨钳咬除 C_5 椎板和部分关节突,充分暴露右侧 C_{4-5} 神经根,将特制的硅胶片[大小为 $2mm \times 2mm \times 1mm$、重($10 \pm 1.5$)mg],硅胶片先于 75% 乙醇溶液中消毒 2 小时,再置于苯扎溴铵溶液中保存,置于右侧 C_{4-5} 神经根与硬膜囊交界处的腋下侧,局部固定,逐层缝合,待大鼠苏醒后,放回笼中观察。造模时间为 1 个月。

3. 结果

(1) 功能学观察:正常大鼠姿势与步态如常,自主运动。假手术组大鼠运动功能正常。所有造模大鼠均出现右上肢无力、步态轻度跛行,患爪屈曲、肿胀明显。造模术后,右上肢明显无力或轻瘫,表现跛行步态,此后相对稳定。

(2) 受压神经根组织大体观察:①取材时观察到所有造模动物神经根处硅胶压迫物全部在位,从神经根出孔处向椎管内侵占;②假手术动物取材神经根外形正常,色泽光亮,表面湿润光滑;③造模动物取材神经根色泽苍白,周围结缔组织增生明显,并与神经鞘膜粘连。

(3) 血液流变学指标:全血血液黏度、血浆黏度、血细胞比容、红细胞聚集指数等。背根神经节形态学的观察,假手术组神经元细胞结构完整,胞核大而圆,核仁清楚,神经纤维大小一致,轴突位于中央,无脱髓鞘改变;模型组神经元细胞明显肿胀,细胞界限不清楚,细胞质空泡样改变,核仁变淡或消失。神经纤维有崩溃及脱髓鞘改变,轴突部分消失。模型组神经根组织中炎症介质 PLA_2、PGE_2 和 6- 酮 -$PGF_{1\alpha}$ 含量与假手术组相比明显升高。

(四)大鼠脊髓压迫损伤模型

1. 原理　脊髓型颈椎病(CSM)是由于颈椎及周围软组织退变长期压迫脊髓引起的慢性退行性疾病。慢性脊髓压迫损伤模型构建方法有螺钉拧入法、椎管内植入气囊法、膨胀物压迫法、肿瘤压迫法等。上海中医药大学脊柱病研究所采用大鼠颈前外侧入路,从第 7 颈椎体拧入平头不锈钢螺钉压迫颈部脊髓腹侧的方式,建立大鼠慢性脊髓损伤动物模型。此模型在一定程度上模拟了慢性脊髓损伤的病理生理过程,操作简便,可重复性较强,为进一步研究慢性脊髓损伤的病理机制、开发有效治疗措施奠定了基础。

2. 方法　选用 SD 大鼠 250g,颈前区消毒和脱毛,取颈前外侧入路,以甲状软骨和胸骨上缘中点为中心,纵行切开,切口长约 2~3cm,下至胸骨上缘。切开皮肤后暴露上方的甲状筋膜,下方可见胸锁乳突肌和中间的胸骨舌骨肌,从两者的肌间隙进入,向内推开胸骨舌骨肌及包裹于其内的气管、食管,到达椎前筋膜,剪开椎前筋膜后向两侧分开,向下充分暴露第 7 颈椎椎体,先用尖头螺丝刀在 C_7 椎体正中攻 1 小孔,然后用 “一” 字形螺丝刀扩孔,将平头螺钉置入小孔,再用 “十” 字螺丝刀拧入,直至螺丝钉螺纹全部拧入椎体。切口冲洗,逐层缝合,术后大鼠给予牛奶灌胃并定时腹部按摩,帮助排尿、排便。

3. 结果　术后大鼠发生了后肢肌力减退、行走缓慢、步态异常等不同程度的运动功能障碍,行为学评价 BBB 评分下降;脊髓压迫区组织坏死、液化、囊性变。组织形态学观察神经元数量减少、肿胀、萎缩,重度脊髓受压部位坏死、液化、形成虫蛀样空洞;核溶解消失;神经元脱髓鞘改变;神经纤维排列稀疏;胶质细胞增生。压迫区炎症介质 PLA_2 和 PGE_2 等表达增高。

(五)颈椎病复合中医证的动物模型

1. 原理　颈椎病属于中医 “骨痹” 范畴,颈椎病中、后期往往正不胜邪,缠绵不愈,所谓 “血气不和,百病乃变化而生”,引起气虚血瘀,从而引起 “不荣则痛” 和 “不通则痛” 等症状、体征,所以说颈椎病的根本病机是气虚血瘀、本虚标实。中医学认为:肾为先天之本,内藏精气,主骨,生髓,脑为髓之海,依赖肾精的充养,临床中肾亏也是颈椎病发病的病理基础。临床上气虚、血瘀、肾亏型颈椎病比较常见。

2. 方法

(1) 气虚模型:每天将大鼠放入(43±0.5)℃、水深35cm的恒温水槽中游泳,当大鼠出现自然沉降时从水槽取出,60%大鼠出现自然沉降时全部取出。造模14天。在此基础上隔日饲喂,饮水正常。

(2) 血瘀模型:氢化可的松10mg/kg体重,肌内注射,用药天数13天;然后肾上腺素0.36mg/kg体重,皮下注射,用药天数1天。共造模14天。

(3) 肾亏模型:采用氯胺酮(0.1g/kg)腹腔麻醉,无菌操作下经腰背侧正中入路进入,分开腰部筋膜,分离暴露卵巢,结扎输卵管和周围血管后,摘除卵巢,然后按相同的方法摘除另一侧卵巢。造模3个月。

(4) 颈椎病模型:将大鼠颈后部剪毛和清洁后,按氯胺酮0.1g/kg体重行腹腔注射麻醉;取颈背部正中纵向切口,长约2~2.5cm,切开皮肤后,横向切断颈夹肌和头、颈、寰最长肌,切除颈髂肋肌与头半棘肌,然后依次切除棘上和棘间韧带,建立动、静力失衡性大鼠颈椎间盘退行性变模型。造模3个月。

3. 结果

(1) 气虚型颈椎病模型与正常对照组和颈椎病组比较:气虚型颈椎病模型组动物出现精神萎靡,眼睑下垂,少动,喜卧,体重下降等气虚证的表现,血清cAMP、cGMP升高,cAMP/cGMP降低($P<0.01$,$P<0.05$),乳酸脱氢酶(LDH)升高($P<0.05$),软骨细胞线粒体结构明显破坏,颈椎间盘组织病理学退变明显,Ⅱ型胶原蛋白表达减少,Ⅹ型胶原表达增高,Aggrecan、Col2a1和TIMP-1的基因表达降低,MMP-13表达增高($P<0.01$,$P<0.05$)。

(2) 血瘀型颈椎病模型与正常对照组和颈椎病组比较:血瘀型颈椎病模型组动物出现舌质瘀紫、瘀斑,尾色瘀青的表现,血液流变学指标及CD62p均有不同程度增高,颈椎间盘组织病理学退变明显,Ⅱ型胶原蛋白表达减少,Ⅹ型胶原表达增高,Aggrecan、Col2a1和TIMP-1的基因表达降低,MMP-13表达增高。

(3) 肾亏型颈椎病模型与正常对照组和颈椎病组比较:肾亏型颈椎病模型组动物子宫及附件形态萎缩、重量减轻,雌二醇含量降低,颈椎间盘组织病理学退变明显,Ⅱ型胶原蛋白表达减少,Ⅹ型胶原表达增高,Aggrecan、Col2a1和TIMP-1的基因表达降低,MMP-13基因表达增高($P<0.01$)。

四、腰椎间盘突出症动物模型

(一)马尾神经受压动物模型

1. 原理　采用该大鼠自体的适当大小的髓核压迫物,将其置于大鼠马尾神经处,类似于脊柱退行性变过程中出现的椎间盘突出、骨赘形成、黄韧带或后纵韧带钙化等因素引起的压迫。

2. 方法　大鼠麻醉后,腰背部剪毛,碘伏消毒、铺无菌巾。以L_{4-5}椎间隙为中心,取后背正中切口长约4cm。切开皮肤、皮下组织,钝性分离椎旁肌肉,自动拉钩牵开,暴露椎板后,除去L_{4-5}棘突、椎板及右侧L_{4-5}关节突,充分暴露马尾神经及右侧L_5神经根,取大鼠尾部尾骨椎间盘备用,将取出的4mg髓核置于L_5神经根与硬膜囊交界处(腋部),局部予以固定,庆大霉素冲洗后逐层缝合,外涂红霉素眼膏预防感染,待大鼠苏醒后,放回笼中。

3. 结果　①功能学观察:造模大鼠均出现右后肢无力、步态跛行,患爪屈曲、肿胀明显。背根神经节形态学观察:30天模型组可见神经元细胞明显肿胀,细胞界限不清楚,细胞质呈明显空泡样改变,核仁变淡或消失。神经内膜间隙水肿,神经纤维大小不一,有崩溃及脱髓鞘样改变,轴突部分消失。60天模型组可见神经元细胞肿胀和细胞质空泡样改变明显减轻,部分神经元细胞形态基本恢复正常。神经纤维大小基本一致,轴突位于中央,无明显脱髓鞘改变。②透射电镜观察:模型组神经元无完整的胞膜和核膜,细胞质裂解成颗粒状,神经纤维脱髓鞘变,髓鞘板层结构松散、扭曲、紊乱,轴突萎缩变细,甚至纤维变性消失,轴突与髓鞘间出现空隙,施万细胞核浓缩,细胞质肿胀。模型组神经根组织中炎症介质 PLA_2、PGE_2 和 6- 酮 -$PGF_{1\alpha}$ 含量与假手术组相比明显升高。

(二)直立姿势诱导的大鼠腰椎间盘退行性变动物模型

1. 原理　直立是正常人体最基本的体位之一,但是站立过久,会导致腿与腰的疲劳和疼痛,这种现象与古人提出的"久立伤骨"观点一致。现代研究表明腰痛和膝关节炎等疾病与直立姿势有关,认为直立姿势会加重脊柱的退行性变,通过切除大鼠的双前肢和尾部建立了一个模拟人类直立姿势的动物模型。

2. 方法　将模型组大鼠双前肢剪毛和清洁后,消毒麻醉后取前臂近端 1/3 处横向切开皮肤,剥离筋膜和肌肉,暴露三角肌下血管神经束,并用丝线结扎,在结扎处远端用咬骨钳咬断肱骨,再用剪刀剪断皮肤、肌肉、血管和神经,使上肢截断。硫酸庆大霉素稀释液冲洗伤口后,再将肌肉、筋膜、皮肤逐层缝合,最后在缝合处涂金霉素眼膏防止感染。特制大鼠直立饲养笼:笼高 32cm、长 52cm、宽 42.6cm,有自由升降的饲料槽和饮水斗,饲料槽可逐格升高,每格高度相差 1cm,共 15 个横格。术后先在普通饲养笼内饲养 14 天,然后改用特制饲养笼饲养。特制饲养笼较普通饲养笼高度增加,且饲料槽和水瓶高度可任意调节。每周测量大鼠直立高度,按平均值调节饲料槽和水瓶高度,迫使大鼠通过身体直立来获取食物和水。正常组大鼠喂养在普通饲养笼中。术后 5 个月、7 个月、9 个月分别处死 10 只大鼠,取下腰椎间盘进行检测。

3. 结果　形态学分析显示模型组出现特征性的腰椎间盘退行性改变,免疫组化染色发现椎间盘内Ⅱ型胶原表达降低,Ⅹ型胶原、IL-1β 和 TNF-α 表达增加;TUNEL 染色发现凋亡细胞数目增加;β- 半乳糖苷酶染色提示衰老细胞数目增加;实时定量 RT-PCR 检测发现 ADAMTS-5、Col10α1、MMP-3、MMP-13、IL-1β、COX-2、IL-6、iNOS 和 TNF-α mRNA 表达显著增加,Col2α1 和 Aggrecan mRNA 表达显著减少,而空白对照组没有出现椎间盘退行性变。

五、肩关节周围炎动物模型

(一)原理

中医学认为肝肾亏虚,经络阳气不足,气血虚衰而感受风寒湿邪可致肩凝症,慢性劳损或外伤也可促使本病发展。

(二)方法

采用成年家兔,不分雌雄,体重 3kg 左右。去除肩部被毛,给予风寒湿刺激,温度 7℃,相对饱和湿度 95%,风力 6 级,连续刺激时间为 8 小时,间隔 10 小时后重复 1 次。改进方法是将兔右肩部脱毛 7cm×7cm 后,将右前肢与电动振荡器固定连接,以 280 次 /min 的频率、1.5cm 振幅平行摇动右肩关节,每天持续 8 小时,连续 3 天。然后用冰袋外敷兔右肩部,每天持续 8 小时,连续 3 天。

(三)结果

造模 48 小时后关节活动不利,轻度肿胀,14 天后局部肌肉与皮下组织粘连加重,肌肉弹性差,主、被动活动均受限。病理切片可见微血管充血,纤维素性渗出,白细胞浸润,组织变性和灶性缺血等改变。改进后模型右肩局部组织中的氧自由基代谢失调,病理改变有肌细胞萎缩、横纹消失、肌核皱缩溶解、玻璃样变、炎细胞浸润、滑膜肥厚等。

六、膝骨关节炎动物模型

(一) 原理

通过力学结构改变诱导骨关节炎,该类模型的建立已经为学者广泛认同。切断大鼠膝关节的前后交叉韧带、内侧半月板和内侧副韧带后,导致膝关节内部应力失衡,从而增加股骨内、外侧髁等区域的异常应力,发生关节软骨退行性变。

(二) 方法

大鼠麻醉后,纵行切口切开右膝部内侧皮肤,切断内侧副韧带,打开关节腔,切除内侧半月板,切断前交叉韧带,术中避免大鼠关节软骨的人为损伤,术后连续 3 天注射适量青霉素预防感染,术后第 4 天开始每天驱赶大鼠奔跑 30 分钟。假手术组在氯胺酮经腹腔注射麻醉后,仅切开右膝部内侧皮肤后缝合,不损伤关节。取材:术后 5 周处死动物,矢状位切取股骨内侧髁软骨退行性变区带全层软骨的软骨标本。

(三) 结果

造模成功后大鼠出现跛行。模型组关节软骨明显失去原有光泽、发黄,色泽黯淡,软骨触之较软,局部甚至缺损,关节表面欠规则,未见关节边缘,有骨赘形成及纤维性粘连,关节液量增多。光镜下见模型组软骨浅层细胞数量减少,移行层和放射层见到大量软骨细胞巢聚,潮线前移,出现双潮线。电镜下模型组出现明显凋亡细胞的形态,软骨细胞胞核中染色质固缩成高密度的染色质块,细胞器分辨不清。上述所见,与临床骨关节病的病理变化基本相符。

七、类风湿关节炎动物模型

(一) 原理

用Ⅱ型胶原加不完全弗氏佐剂皮内注射造成大鼠的自身免疫反应,其滑膜、关节软骨的病理变化类似类风湿关节炎的表现。

(二) 方法

选用 Wistar 大鼠,体重 90g 左右。取一定量的Ⅱ型胶原提取物,用 0.5mol/L 乙酸溶解,使之最终浓度为 15mg/ml,加入等量的不完全弗氏佐剂,充分乳化。取乳化液 0.125ml,于大白鼠尾部、踝部各处皮下注射,每只动物注射 1 次。

(三) 结果

动物毛发失去光泽,懒动,体重减轻,踝关节明显红肿,触及时可见逃避反射。第 7 天,病理改变主要集中在滑膜组织,出现组织充血水肿,单核细胞、中性粒细胞浸润,纤维素渗出;第 15 天,组织学观察除上述改变外,另可见滑膜细胞增生肥大,毛细血管增生,血管翳形成,伴随着软骨和软骨下骨的侵蚀样改变;第 30 天,关节软骨破坏明显;第 45 天出现骨细胞变性、坏死。

八、股骨头缺血性坏死动物模型

(一) 外伤性股骨头缺血性坏死动物模型

1. 原理　用手术的方法将动物股骨基底部截骨,使供养股骨头的血运中断而致股骨头缺血性坏死。

2. 方法　采用体重 3kg 左右的成年家兔。全麻后,取髋关节外侧入路进行手术。暴露一侧髋关节,切开关节囊,切断圆韧带,使髋关节脱位。从股骨头内上方沿颈部向大转子下方穿入直径 1mm 的克氏钢针 1 枚,然后在股骨颈基底部截骨,将股骨头沿着钢针上移位,使骨折端完全分离 3~5 分钟,随后将钢针向远端加压,使钢针不露出股骨头软骨面外表,而骨折端复位满意。最后将股骨头还纳于髋臼内。

3. 结果 术后8周的X线片上见到股骨头密度增加,髋臼和股骨近端弥漫性骨质疏松,股骨颈骨折线清晰。8~20周大多数动物股骨头密度进一步增加,并出现散在囊性变,骨折线模糊不清,髋臼上下缘、股骨颈、大小转子和股骨近段骨折端均有骨质增生,但无股骨头塌陷现象。

(二)激素性股骨头缺血性坏死动物模型

1. 原理 类固醇类激素使用后能引起骨质疏松和股骨头坏死。

2. 方法 采用成年家兔,体重3kg左右。每周注射长效泼尼松4.2mg/kg,连续8周。

3. 结果 动物消瘦、少食、便稀。术后2周的股骨头切片即可见到毛细血管增多、充血、骨细胞坏死、脂肪细胞膨大等病理改变,8周时骨细胞大量坏死,留下空的骨陷窝,骨小梁变细如飘带状。

九、周围神经损伤动物模型

(一)原理

用钳夹切割或牵拉的方法造成动物坐骨神经的直接损伤,随后观察实验动物在该损伤神经支配区域出现的病理特征、损伤神经的生长情况,以达成不同的实验目的。

(二)方法

选择40g小鼠作为实验动物,全麻,消毒皮肤。在股后部位的皮肤上剪一长约1cm的纵形切口,用止血钳在股骨下0.2~0.4cm处钝性分离肌肉,暴露并游离出坐骨神经,随后用止血钳或持针器夹口的前中1/3垂直钳夹坐骨神经干,部位距梨状肌下缘约0.5cm,夹紧5秒,可伴随一定程度的牵拉,最后移除器械,缝合皮肤。

(三)结果

手术显微镜下观察,被钳夹的神经组织呈透明薄膜状,组织切片见神经轴索断裂,仅外膜保持连续。模型鼠损伤侧下肢呈软瘫状态,刺激电压高达50V时亦无动作电位出现,相当于Ⅳ级神经损伤。

十、骨质疏松症动物模型

(一)原理

雌激素属类固醇激素,是维持骨吸收和骨形成平衡的重要因素。研究表明,雌激素有抑制破骨细胞活性、减少骨吸收和促进成骨细胞活性、加速骨质形成的作用,并能拮抗皮质醇和甲状腺激素。因而绝经期后妇女可能因雌激素水平降低引起骨质疏松症,增加脆性骨折概率。大鼠去卵巢后雌激素水平减低,骨吸收速率增加,进而逐渐发生骨质疏松。故可通过切除动物卵巢,使动物无雌激素来源,建立骨质疏松症动物模型。

(二)方法

多采用背部入路手术。选雌性12周龄Wistar大鼠,以戊巴比妥钠腹腔内注射麻醉,取俯卧位,肋弓下第3~4腰椎处,剔净鼠毛,碘伏消毒后铺上手术孔巾,无菌操作下经腰背侧正中入路进入,钝性分开腰部筋膜、肌肉,切开腹膜,分离暴露卵巢,结扎输卵管和周围血管后,摘除一侧卵巢,随后腹膜至皮肤逐层缝合。局部碘酊消毒,庆大霉素注射以预防感染,监测动物生存状态。按相同的方法摘除对侧卵巢。假手术组不摘除卵巢,仅摘除双侧卵巢旁边少许脂肪组织。

(三)结果

去卵巢后的动物术后3个月可获得骨组织形态学的改变,如骨小梁相对体积、皮质骨平均厚度、骨小梁指数、平均骨壁厚度等均减少,表明骨量减少,骨转换加快,骨重建负平衡,符合骨质疏松症表现。可根据实验需要观察:①骨代谢生物化学指标,如血清钙、尿钙、血清碱性磷酸酶、尿羟脯氨酸;②性激素测定,如雌二醇、睾酮;③骨密度测定,如单光子或双光子骨矿物测量;④组织学切片,光镜或扫描电镜观察;⑤生物力学指标检测。

十一、慢性化脓性骨髓炎动物模型

(一)原理

金黄色葡萄球菌是人骨髓炎的主要致病菌,因此用金黄色葡萄球菌直接置入动物骨髓腔,并用某些异物、硬化剂作为辅助,造成细菌在髓腔内繁殖,引起骨组织破坏等一系列病理反应。

(二)方法

金黄色葡萄球菌在肉汤培养基中传代一次后,用化浊法配成 $1 \times 10^6/ml$ 细菌悬液,注入小鼠腹腔以恢复菌种毒力。24 小时后,剖腹取小鼠腹腔液,接种于普通培养基中,37℃培养24 小时,纯化菌种,在肉汤培养基中再传代一次。造模前配成 $3 \times 10^9/ml$ 金黄色葡萄球菌悬液。家兔小腿内上侧备皮,在麻醉下切开皮肤及皮下组织,暴露胫骨干骺端。用 16 号针头钻洞至骨髓腔,放出少量骨髓。然后用小干棉球浸沾 $3 \times 10^9/ml$ 金黄色葡萄球菌悬液 0.3ml,填入骨髓腔内,再从钻洞孔注入 5% 鱼肝油酸钠溶液 0.5ml,全层缝合切口。1 周后,沿原切口手术取出棉球,全层缝合。

(三)结果

造模后 4 周可出现明显的慢性骨髓炎表现,如局部软组织肿胀,骨质增生、硬化,局部窦道形成,X 线片见死腔形成并有死骨残留,骨窗内组织细菌培养见金黄色葡萄球菌生长。

十二、骨伤常用基因工程动物模型

(一)OPG 基因敲除骨质疏松小鼠动物模型

1. 原理 护骨因子(osteoprotegerin,OPG)属于肿瘤坏死因子受体(tumor necrosis factor receptors,TNFRs)超家族成员之一。由成骨/基质细胞以旁分泌方式发挥作用,作为一个"诱饵"受体,竞争性地与 NF-κB 受体激活蛋白配体(receptor activator of NF-κB ligand,RANKL)结合,封闭 RANKL 与 NF-κB 受体激活蛋白(receptor activator of NF-κB,RANK)的结合,抑制破骨细胞分化、成熟。因此,RANKL/OPG 浓度比是调节破骨细胞分化、成熟的决定性因素。OPG 浓度下降或基因缺失,将不能抑制 RANKL 与 RANK 的结合,最终导致破骨细胞生成过多而发生骨质疏松。

2. 应用情况 OPG 基因敲除小鼠具有典型的骨质疏松表现,而且全身状况良好,纯合子小鼠可以繁殖,子代同样表现出骨质疏松,且随着年龄增加,全身骨密度明显下降,是理想的筛选和评价防治骨质疏松症药物模型,为临床新药开发提供了良好的平台。该小鼠纯合子可以繁殖,子代表现出骨质疏松;繁殖周期快,生长周期短(受孕后 21 天产仔,哺乳期 21天,12 周龄表现出明显的骨质疏松),体型小,作为筛选药物的动物模型时,节省药物,降低成本。

3. 结果 OPG 纯合子小鼠表现出相同的 OPG 基因缺失表型。与同龄野生型小鼠比较,16 周龄 OPG-/- 小鼠全身骨密度、股骨承受最大载荷、股骨结构刚度、腰椎椎体骨小梁数目及厚度显著下降;股骨承受破裂载荷、腰椎椎体骨小梁体积分数下降;股骨承受载荷后的最大位移、破裂位移增加;腰椎椎体骨小梁分离度增加,腰椎椎体 Runx2 mRNA 表达水平升高。

（二）Smad3 基因敲除骨关节炎和椎间盘退行性变小鼠动物模型

1. 原理　Smad3 是 TGF-β1/Smads 信号转导通路中的重要组成分,受体磷酸化后与 Smad4 结合,将 TGF-β1 信号直接由细胞膜转入细胞核内,通过直接与 DNA 结合作为转录因子或与其他转录因子及活化因子相互作用,诱导 TGF-β1 信号转录的应答,是 TGF-β1/Smads 信号通路和其他信号通路间交叉调节和功能整合的节点。

2. 应用情况　Smad3 缺失导致软骨细胞丧失对 TGF-β 的应答:通过对 Smad3-/- 小鼠膝关节和脊柱的研究,发现 Smad3-/- 小鼠发生渐进性骨关节炎和椎间盘退行性变。该动物可以作为骨关节炎和椎间盘退行性变模型应用于医学实验研究。

3. 结果　①Smad3 缺失导致 T 细胞丧失对 TGF-β 的应答:Smad3-/- 小鼠淋巴结的组织学分析显示,缺失 Smad3 将明显降低 T 细胞的增殖、活化能力,胸腺细胞及外周 T 细胞也彻底失去了对 TGF-β 的应答。②Smad3 缺失导致黏膜免疫缺陷:离乳后,Smad3-/- 小鼠发生渐进性的白细胞增多症、牙周炎、胃炎、肠炎等黏膜慢性感染。

（王培民　金红婷）

复习思考题

1. 试述实验动物的分级标准。
2. 试述动物实验基本技术操作方法。

◇◇◇ 第五章 ◇◇◇

骨伤组织学技术与方法

学习目标

通过本章学习,掌握一般骨组织技术的基本实验原理、用途和方法,了解电镜技术原理,掌握一般组织化学技术原理和方法,掌握免疫组织化学技术原理和方法,了解原位组织学技术的原理,了解骨组织形态计量学用途。

骨伤组织学是研究骨组织微细结构及其功能关系的学科。骨伤组织学的发展与组织学技术诸如光学显微镜技术、电子显微镜技术以及激光共聚焦扫描显微镜技术等的不断发展是密不可分的。骨伤组织学技术内容很多,如骨组织学制片技术、骨组织化学技术、骨免疫组织化学技术、原位杂交技术等。骨伤组织学建立了比较完善的操作技术,如骨组织固定、脱水、包埋、切片以及染色等。随着相差显微镜、电子显微镜的发明,特别是组织化学、生物化学和电子显微镜技术的迅猛发展,骨伤组织学进入一个崭新的发展时期,其中免疫组织化学技术、原位杂交技术进一步将骨伤组织学深入到分子、基因研究水平。

骨伤组织学技术不仅被应用于骨伤组织学,而且与生物学、动物学、解剖学、病理学、微生物学、肿瘤学、法医学、遗传工程学等学科相互渗透和相互补充,已经成为骨伤学科研究的重要领域之一。

第一节 一般骨组织技术

骨组织(osseous tissue)由骨细胞和钙化的细胞间质组成,是一种坚硬的结缔组织,含有大量钙盐沉积。一般骨组织切片制作时,需经过脱钙处理,溶解钙盐,但由于骨组织切片制作时间较长,容易发生骨组织结构改变、碎片、脱片、染色不佳、不易观察到完整的骨组织结构等问题;也可以用不脱钙骨技术制片,切片能完整地保存骨组织结构,便于保存抗原,也有利于后续的组织化学、免疫组织化学和原位杂交组织化学技术的实施。

一、骨组织制片的方法

骨组织取材方法是制片的一个重要技术,应根据教学和科研的具体要求确定组织取材的部位和方法,否则对于机体的组织结构不是看不到,就是看不全面。例如,以骨剪剪取目的骨组织时,力求标本体积尽量要小,骨片厚度以不超过 0.5cm 为宜,超过该厚度则脱钙效果不好,做出的病理切片呈碎片状,丧失原有组织关系,从而影响后续工作的进行。骨组织制片方法分为骨组织脱钙和骨组织不脱钙两种方法。

(一) 骨组织脱钙切片

坚硬的骨组织不能直接制片,需要脱钙处理,使骨盐溶解后,组织变软才能制作石蜡切片。目前,常用的脱钙液主要有盐酸、硝酸、甲酸、乙二胺四乙酸(ethylenediaminetetraacetic acid,EDTA)和一些混合型脱钙液等。盐酸、硝酸和甲酸为临床病理活检进行苏木精 - 伊红染色时常用的脱钙液,具有脱钙作用强、时间短、效果好等优点,但用于免疫组织化学染色(immunohistochemical staining,IHCS)时对抗原性破坏较大。现研究发现低温 - 微波 - 硝酸快速脱钙技术,不但使脱钙组织的抗原性得到了很好的保存,而且脱钙时间显著缩短。

(二) 骨组织不脱钙切片

骨组织不脱钙切片能完整地保存骨组织结构,但其制作难度高,利用它可同时进行免疫组化和原位杂交的研究。在诸多的包埋剂中,以甲基丙烯酸甲酯(methyl methacrylate,MMA)较为理想。

二、骨组织染色的方法

(一) 苏木精 - 伊红染色

1. **染色原理** 苏木精(hematoxylin)- 伊红(eosin)染色(简称 HE 染色),又称常规染色。苏木精是最常用的一种染料,但因其与组织的亲和力很弱,所以其本身并不易染色,而是其氧化产物苏木红才易染色。苏木精分子结构经过氧化失去两个氢原子,同时其中的一个苯环转化成具有一个醌型苯环的苏木红。醌型苯环是一个发色团。在苏木红的分子结构中,原有助色团羟基,又有了发色团醌型苯环,就成为一种染料。伊红是一种酸性红色胞质性染料,含有一个醌型苯环的发色基和两个形成钠盐的酸性助色基。这种酸性染料溶于水中,能解离成带负电的色酸部分(染料的有色部分)和带正电的钠离子部分(染料的无色部分)。单纯的苏木红液染组织,和一般酸性染料一样呈弥漫性染色,且染色浅淡,与组织成分结合不牢固,应采取退行性染色,即染色过染后,再经褪色处理,让多余的、非所需成分去除,从而突出所需成分。

2. **染色方法** 二甲苯Ⅰ脱蜡 10 分钟,二甲苯Ⅱ脱蜡 10 分钟,无水乙醇Ⅰ5 分钟,无水乙醇Ⅱ5 分钟,95% 乙醇 1 分钟,90% 乙醇 1 分钟,85% 乙醇 1 分钟,蒸馏水洗 2 分钟,苏木精染色 1~5 分钟,蒸馏水洗 1 分钟,1% 盐酸乙醇分化 20 秒,蒸馏水洗 1 分钟,返蓝(1% 稀氨水)5~10 秒,蒸馏水洗 1 分钟,0.5% 伊红液染色 20 秒至 5 分钟,蒸馏水洗 30 秒,85% 乙醇脱水 20 秒,90% 乙醇 30 秒,95% 乙醇Ⅰ1 分钟,95% 乙醇Ⅱ1 分钟,无水乙醇Ⅰ3 分钟,无水乙醇Ⅱ3 分钟,二甲苯Ⅰ3 分钟,二甲苯Ⅱ3 分钟,二甲苯Ⅲ3 分钟,中性树胶或加拿大树胶封片。

3. **染色结果** 细胞核染至深蓝色,细胞质、胶原纤维、肌纤维及嗜酸性颗粒染成粉红色或浅红色,红蓝对比鲜明。

(二) 阿尔新蓝染色

1. **染色原理** 阿尔新蓝(Alcian)又称爱先蓝或阿利辛蓝等,是一种类铜钛花青共轭染料,最初用于纺织纤维染色。因分子内含铜,所以呈蓝色,易溶于水。阿尔新蓝为氯盐,带正电荷,是一种碱性染料,这种阳离子与酸性基团结合,即与组织内含有的阴离子基团如羧基和硫酸根的酸性黏液物质形成不溶性复合物。阿尔新蓝由中央含铜的酞菁环与四个异硫脲基通过硫醚键相连而成。该异硫脲基呈中度碱性,使阿尔新蓝带阳离子。染料分子中带正电荷的盐键和酸性黏液物质中带负电荷的酸性基团结合呈现蓝色,其结合又与 pH 有关。因此可以用染液的不同 pH 值来区分黏液物质的类属,pH 值为 2.5 时组织内羧基电离,带有一个负电荷,与阿尔新蓝中的阳离子形成盐键,使带有羧基的组织(如蛋白多糖 / 透明质酸以及上皮酸性黏蛋白)染色。pH 值为 1.0 时,组织内的硫酸根电离,带有一个负电荷,与阿尔新蓝中阳离子形成盐键,使带有硫酸根的组织(如硫酸黏液物质)染色。中性黏蛋白(如胃黏膜和 Brunner 腺体部位的中性黏液蛋白)不能与阿尔新蓝反应。

2. 染色方法　二甲苯Ⅰ脱蜡 10 分钟,二甲苯Ⅱ脱蜡 10 分钟,无水乙醇Ⅰ5 分钟,无水乙醇Ⅱ5 分钟,95% 乙醇Ⅰ3 分钟,95% 乙醇Ⅱ3 分钟,75% 乙醇 3 分钟,蒸馏水洗 3 分钟,阿尔新蓝染液中染色 10~15 分钟,蒸馏水洗 3 次,每次 3 分钟,75% 乙醇脱水 1 分钟,95% 乙醇Ⅰ1 分钟,95% 乙醇Ⅱ1 分钟,无水乙醇Ⅰ1 分钟,无水乙醇Ⅱ1 分钟,二甲苯Ⅰ1 分钟,二甲苯Ⅱ1 分钟,二甲苯Ⅲ1 分钟,中性树胶或加拿大树胶封片。

3. 染色结果　软骨细胞、一般黏液物质染成蓝色,即含羧基黏液和弱硫酸化黏液物质呈蓝色,强硫酸化黏液物质淡染或不着色,胞核呈红色(如果不复染核固红,则背景和核均为无色)。

(三)番红 O- 固绿染色

1. 染色原理　番红能够对植物的木质化、栓质化和角质化部分进行染色,对细胞核中染色质、染色体和花粉外壁等都可染成鲜艳的红色。固绿是酸性染料,能溶于水和乙醇,是一种含有浆质的纤维素细胞组织的染色剂。番红 O- 固绿的染色原理在于嗜碱性的软骨与碱性染料番红 O 结合呈现红色,嗜酸性的骨和酸性染料固绿结合而成绿色或蓝,与呈现红色的软骨对比鲜明,从而将软骨组织和骨组织区分开。番红 O 是一种结合多阴离子的阳离子染料,其显示软骨组织是基于阳离子染料与多糖中阴离子基团(硫酸软骨素或硫酸角质素)结合。番红 O 着色与阴离子的浓度近似成正比关系,间接反映了基质中蛋白多糖的含量和分布。软骨有损伤时,软骨中的糖蛋白会释放出来,使基质成分分布不均匀,导致番红 O 淡染或不着色。通过图像分析软件可对番红 O 染色的软骨基质进行定量分析。固绿与胶原纤维结合,不易褪色。

2. 染色方法　二甲苯Ⅰ脱蜡 10 分钟,二甲苯Ⅱ脱蜡 10 分钟,无水乙醇Ⅰ5 分钟,无水乙醇Ⅱ5 分钟,95% Ⅰ乙醇 3 分钟,95% 乙醇Ⅱ3 分钟,75% 乙醇 3 分钟,蒸馏水洗 3 分钟,固绿染色液(0.03% 纯水配制)内浸染 3 分钟,蒸馏水冲洗 1 分钟,清洗次数 3 次,洗至表面无染液残留。冰醋酸(1%)洗一下,浸入番红 O(0.1%)染色液内浸染 5 分钟,蒸馏水冲洗 1 分钟,清洗次数 3 次。分别用浓度为 75% 乙醇、95% 乙醇、100% 乙醇、二甲苯Ⅰ、二甲苯Ⅱ、二甲苯Ⅲ各进行 1 分钟浸泡,脱水透明后用中性树脂封片。

3. 染色结果　番红 O 为碱性染料,可以使细胞核、细胞壁以及软骨蛋白多糖染成红色;固绿为酸性染料,将胶原纤维、肌纤维染成绿色。

(四)胶原纤维染色——Mallory 三色染色法

1. 染色原理　胶原纤维是由成纤维细胞产生的一种纤维蛋白,是结缔组织的主要纤维成分。新鲜时呈白色,又称白纤维,HE 染色呈浅红色,纤维较粗,直径在 1~12μm,呈波浪状,常有分支,互相交叉。胶原纤维的韧性大,抗拉力强,但弹性差。胶原纤维有双折光性,在偏光显微镜下不论染色或不染色均能看到。胶原纤维为嗜酸性,对酸性染料的亲和力强。Mallory 是一种结缔组织染色法,其特点是利用酸性复红、苯胺蓝、橘黄 G 这三种染料对结缔组织进行着色。10% 甲醛溶液、乙醇溶液及其他固定液均可,但以 Zenker 液固定效果最佳。如果是常规甲醛固定的组织,就必须经第二次固定。

2. 染色方法　二甲苯Ⅰ脱蜡 10 分钟,二甲苯Ⅱ脱蜡 10 分钟,无水乙醇Ⅰ5 分钟,无水乙醇Ⅱ5 分钟,95%Ⅰ乙醇 3 分钟,95% 乙醇Ⅱ3 分钟,75% 乙醇 3 分钟,Weigert 铁苏木素染色液染色 5~10 分钟,酸性乙醇分化液 5~15 秒,水洗,Masson 蓝化液返蓝 3~5 分钟,水洗,蒸馏水洗 1 分钟,丽春红品红染色液染色 5~10 分钟,弱酸工作液洗 1 分钟,磷钼酸溶液洗 1~2 分钟,弱酸工作液洗 1 分钟,95% 乙醇快速脱水,无水乙醇脱水 3 次,每次 5~10 秒,二甲苯透明

3次,每次1~2分钟,中性树胶或加拿大树胶封片。

3. 染色结果　胶原纤维、网状纤维、碱性颗粒呈深蓝色,黏液、软骨、淀粉样物质呈浅蓝色,纤维素、肌纤维、神经胶质、酸性颗粒呈鲜红色或粉红色,弹力纤维、红细胞、髓鞘呈橘黄色或橘红色,细胞核呈蓝黑色。

(五)甲苯胺蓝染色

1. 染色原理　甲苯胺蓝(toluidine blue)是常用的人工合成染料,属于醌亚胺染料类,这类染料一般含有两个发色团,一个是胺基,一个是醌型苯环,来构成色原显色。染料除有发色团外,还要有能使色原对组织及其他被染物产生亲和力的原子团助色。助色团能促使染料产生电离成盐类,帮助发色团对组织产生染色力,使切片上的组织细胞着色。甲苯胺蓝不仅含有两个发色团,还含有两个助色团,为碱性染料,甲苯胺蓝中的阳离子有染色作用,组织细胞的酸性物质与其中的阳离子相结合而被染色。

2. 染色方法　二甲苯Ⅰ脱蜡10分钟,二甲苯Ⅱ脱蜡10分钟,无水乙醇Ⅰ5分钟,无水乙醇Ⅱ5分钟,95%Ⅰ乙醇3分钟,95%乙醇Ⅱ3分钟,75%乙醇3分钟,蒸馏水洗3分钟,甲苯胺蓝染液中染色5~10分钟,蒸馏水洗3次,每次3分钟,75%乙醇脱水1分钟,95%乙醇Ⅰ1分钟,95%乙醇Ⅱ1分钟,无水乙醇Ⅰ1分钟,无水乙醇Ⅱ1分钟,二甲苯Ⅰ1分钟,二甲苯Ⅱ1分钟,二甲苯Ⅲ1分钟,中性树胶或加拿大树胶封片。

3. 染色结果　肥大细胞呈紫红色;背景呈不同程度的蓝色。

(六)Von Kossa 染色

1. 染色原理　Von Kossa硝酸银法是钙盐染色常用的方法之一,其原理在于该法是一种金属置换法,硝酸银溶液作用于含有不溶性钙盐的切片时,钙被银所置换,银盐在光的作用下被还原为黑色金属银,适用于大量样本的钙盐组织染色。

2. 染色方法　二甲苯Ⅰ脱蜡10分钟,二甲苯Ⅱ脱蜡10分钟,无水乙醇Ⅰ5分钟,无水乙醇Ⅱ5分钟,95%Ⅰ乙醇3分钟,95%乙醇Ⅱ3分钟,75%乙醇3分钟,纯水洗3次,每次3分钟,5%硝酸银溶液中孵育30~60分钟暴露于紫外线或100W白炽灯下,纯水洗3次,在5%硫代硫酸钠溶液中孵育2~3分钟,纯水洗4次,在核固红溶液中孵育5分钟,纯水洗4次,无水乙醇迅速脱水3次,每次30秒,二甲苯Ⅰ1分钟,二甲苯Ⅱ1分钟,二甲苯Ⅲ1分钟,中性树胶或加拿大树胶封片。

3. 染色结果　钙盐呈黑褐色至深黑色,细胞核根据复染液的不同而不同,背景呈红色。

(七)注意事项

1. 脱蜡必须彻底　石蜡切片脱蜡必须彻底,若组织中留有石蜡未能除去,则组织无法着色。要注意操作时的温度和二甲苯的新旧。

2. 必须过乙醇　切片脱蜡后,用梯度乙醇将切片上的溶蜡和二甲苯充分洗净,否则会影响标本的洁净度。

3. 染色是重点　染色时间应根据染色剂的性质、组织类别、切片厚薄、温度、染色液的新旧等灵活掌握。

4. 透明与密封　任何组织脱去水分后,必须用二甲苯进行透明处理,才能封固。

第二节　电镜技术

电子显微镜(electron microscope,EM)是以电子波作为光源、电磁场作透镜,利用电子散射过程中产生的信号进行纤维成像的大型仪器设备。电子显微镜技术(electron microscopy)

是利用电子显微镜观察组织超微结构的重要手段。根据电子波照射样品方式、电子散射信号、加速电压及分辨能力等,把电子显微镜分为多种类型,常用的有透射电子显微镜(transmission electron microscope,TEM)和扫描电子显微镜(scanning electron microscope,SEM)。

一、透射电子显微镜

透射电子显微镜是发展最早、应用最广泛的电子显微镜,适用于观察研究组织、细胞内部的超微结构,蛋白质、核酸等生物大分子及病毒的形态结构。可结合免疫组织化学技术将电镜下可见的高电子密度物质标记抗原或抗体,在电镜下进行超微结构的定位,以研究和检测细胞内的某种多肽、蛋白质、膜表面抗原和受体等大分子物质的存在与分布。

(一)透射电镜结构

透射电子显微镜由电子光学系统(简称镜筒)、供电系统、真空系统及辅助系统四部分组成。

(二)标本制备技术

透射电镜技术标本制备过程与石蜡切片相似,但对样品制备过程中各种条件要求更严格、更精细。

二、扫描电子显微镜

扫描电子显微镜是应用电子束在样品表面扫描激发二次电子成像的电子显微镜。在扫描电镜中,电子束不是穿透标本,而是射落在标本上激发出大量二次电子,并将其收集处理转换成图像。扫描电子显微镜适用于观察研究组织、细胞表面或断裂面的三维立体结构。配合适当的样品制备技术或者分析技术,可以在超微结构水平上对组织、细胞表面或断裂面的成分进行定性定量的综合分析。

三、其他显微镜技术

(一)高压电子显微镜

高压电子显微镜是一种透射电子显微镜,其加速电压通常在500kV以上。如果加速电压超过1MV,就称为超高压电子显微镜。高压电子显微镜的特点为:①由于加速电压高,电子束能量极高,因而能够穿透较厚的样品,简化样品制备步骤;②通过立体对比照相技术可获得物体内部的三维结构信息,从而弥补了一般透射电镜只能观察物体内部平面结构和扫描电镜只能观察物体表面立体结构的不足。

(二)分析电子显微镜

透射电子显微镜和扫描电子显微镜加上特殊附件以后,不仅能够观察到样品的形态结构,而且能分析样品的化学组成,这种电子显微镜称为分析电子显微镜。分析电子显微镜的分析方法包括X线显微分析法、二次电子分析法、俄歇电子能谱法等。分析电子显微镜能在不破坏样品的情况下,对样品结构内的元素进行定位定量分析,并且分辨力极高,能分辨出大部分元素周期表上的元素和微量元素。

(三)低压电子显微镜

高压电子显微镜的电子束具有很强的穿透力,能减少样品辐射损伤并提高分辨率,但高压电子显微镜使样品的反差明显减弱,这对生物样品极为不利。因而提出采用使样品辐射损伤降低而反差增强的低压电子显微镜。

(四)环境扫描电子显微镜

可在接近常压下观察生物样品(样品室压力在666.67~1 333.33Pa),可以观察活体生物成长发育时的超微结构,弥补了电子显微镜不能像光镜那样观察活体生物样品的弱点。

(五)激光扫描共聚焦显微镜

激光扫描共聚焦显微镜(laser scanning confocal microscope)是 20 世纪 80 年代发展起来的一项具有划时代意义的高科技产品,是当今世界上较为先进的分子细胞生物学分析仪器。激光扫描共聚焦显微镜是在荧光显微镜成像基础上加装了激光扫描装置,利用计算机进行图像处理,使用紫外线或可见光激发荧光探针,从而得到细胞或组织内部微细结构的荧光图像,在亚细胞水平观察诸如 Ca^{2+}、pH、膜电位等生理信号及细胞形态的变化,成为形态学、分子细胞生物学、神经科学、药理学、遗传学等领域中新一代强有力的研究工具。

第三节　一般组织化学技术

一般组织化学技术是利用化学试剂与组织细胞内的某些物质发生化学反应,在局部形成有色沉淀物,通过显微镜观察而对组织细胞内的化学成分进行定位、定性和定量研究的技术。一般要求:①定位精确:在操作中必须保持组织或细胞形态结构的完整性,以确保反应产物的定位精确;②量效关系:反应产物必须是有色沉淀,不被溶解,且反应物沉淀颜色深度与相应物质含量有量效关系;③稳定性:反应产物应具有一定的稳定性;④特异性:反应具有一定的特异性,排除假阳性干扰;⑤灵敏性:反应具有一定的灵敏性,能将含量极微的物质显示出来。

一、骨组织切片的制备

骨组织切片含石蜡切片和冰冻切片。组织切片的组织化学固定不仅在于其要保持组织细胞形态结构的完整性,而且还要使细胞内的化学成分具有良好的反应性。

(一)核酸

大多数固定液均能改变核酸的化学性质,从而使染色剂对核酸的着色力下降。只有凝固性固定剂如乙醇和乙酸可有效地保存核酸,其中以 Carnoy 固定液最为常用,时间不应超过 4~6 小时。

(二)蛋白质

应选用质量好的保存蛋白质固定液,如低温下甲醛系统固定液可保持蛋白质及酶活性。

(三)多糖

很多碳水化合物非常容易溶于水,所以水溶性固定液不利于碳水化合物的保存和定位。很多碳水化合物在机体中常与蛋白质结合,所以固定蛋白质有利于碳水化合物的保存。

糖原因其易分解为葡萄糖而受到破坏,所以应选用新鲜标本。在普通温度固定时,由于固定液的冲击,糖原可向细胞的一端移动(极化现象),从而影响其原位显示,所以固定应在 4℃ 进行。可用 Carnoy 液、过碘酸盐 - 赖氨酸 - 多聚甲醛固定液(periodate-lysine-paraformaldehyde fixative solution,PLP 固定液)、Rossman 液等。

(四)脂类

脂类固定液不能含有脂溶剂(除锇酸固定与染色外),一般用中性福尔马林溶液固定蛋白,但因其对脂类并无作用,所以同时用 Ca^{2+} 或 Co^{2+} 等可防止脂类扩散到固定液中,并使脂类和蛋白分子形成网状结构。所以最常用福尔马林 - 钙溶液。固定时间为室温下 4 小时,以免脂质水解。

组织固定的注意事项:①应力求保持组织新鲜,勿使其干燥,尽快固定处理;②组织块不宜过大过厚,必须小于 4mm×3mm×3mm,尤其是组织块厚度必须控制在 3mm 以内;③固定液必须有足够的量,在体积上一般大于组织 20 倍以上,否则组织中心会固定不良,影响效果;④组织固定后应充分水洗,去除固定液造成的人为假象。

二、骨组织化学显色方法

(一)过碘酸希夫(periodic acid Schiff,PAS)反应

实验原理:PAS 反应是显示组织内多糖和黏多糖成分的一种染色方法。通过过碘酸的强氧化作用,打开糖残基中二醇基的碳碳键,形成二醛基。二醛基与希夫试剂(Schiff's reagent)中的亚硫酸品红反应生成紫红色不溶性复合物——多糖或黏多糖。过碘酸与其他氧化剂不同,它不继续氧化醛基形成羧酸,使新形成的醛基可以和亚硫酸品红充分作用。

糖原是动物体内碳水化合物的储存形式,主要储存于肝细胞、心肌细胞和骨骼肌细胞的细胞质内,另外也可见于毛囊、子宫内膜和阴道黏膜的上皮细胞、中性粒细胞、巨核细胞、软骨细胞、间充质细胞内。糖原是由多个葡萄糖以 α-1,4- 糖苷键和 α-1,6- 糖苷键连接而成的具有高度分支的纯多糖,在活细胞内呈胶体状,经固定后常呈颗粒状,并偏向细胞的一侧。电镜下糖原颗粒有两种形态:α 型颗粒和 β 型颗粒。α 型颗粒呈玫瑰花瓣状,直径 60~250nm,由 β 型颗粒聚集而成;β 型颗粒直径 20~40nm,聚集或分散存在。

糖原易溶于水,在酶的作用下很快被分解为葡萄糖,葡萄糖更易溶于水,故组织细胞死亡后糖原易受到破坏,其含量会发生明显的变化,甚至完全消失。因此,显示糖原必须用新鲜标本,用能保存及固定糖原的固定液及时固定,再经 PAS 反应后才能显示出糖原。

显色结果:糖原、中性黏液物质、某些酸性黏液物质等呈紫红色(PAS 反应阳性),细胞核呈蓝色;经消化后对照片的糖原所在部位不呈紫红色(PAS 反应阴性)。密质骨呈淡红色,其他成分如软骨基质、骨小梁、结缔组织间质颜色深浅不一。

(二)碱性磷酸酶

碱性磷酸酶(ALP)又称碱性磷酸单酯酶,在碱性环境下催化醇或酚类磷酸脂的水解,其最适 pH 为 9.2~9.4。碱性磷酸酶可被多种金属阳离子如镁离子、锰离子所激活,也可以被某些氨基酸所激活。而氰化物、砷酸盐及左旋咪唑等则可抑制碱性磷酸酶。碱性磷酸酶广泛存在于机体组织,因其参与磷酸根的跨膜转运过程,并有磷酸转移的作用,常见于具有活跃转运功能的细胞膜内,如毛细血管及小动脉的内皮、肝内毛细胆管膜、近曲小管的刷状缘、小肠黏膜上皮纹状缘以及肾上腺等。

实验原理:碱性磷酸酶钙 - 钴显示法。ALP 在有激活剂(Mg^{2+})存在和 pH 9.4 时将磷酸盐底物(如 β- 甘油磷酸钠、α- 苯酚磷酸钠)分解产生磷酸根离子,后者被孵育液中的 $CuCl_2$ 捕获,在有酶活性存在处生成磷酸钙沉淀。但其为非金属盐,需加入硝酸钴,用 Co^{2+} 置换 Ca^{2+},从而生成磷酸钴沉淀;因无色,需通过硫化胺处理形成棕黑色硫化钴颗粒沉淀,显示酶活性所在部位,此沉淀与 ALP 含量成正比。

显色结果:碱性磷酸酶的活性以浅黄色者为阴性反应(-),有少量细小分散的黑色颗粒或弥漫的黑色为轻度阳性反应(+),黑色颗粒较为粗大、数量中等程度者为中度阳性反应(++),黑色颗粒大而丰富者为强阳性反应(+++),全部为黑色颗粒者为极强度阳性反应(++++)。对照片均为阴性反应。

(三)酸性磷酸酶

酸性磷酸酶(acid phosphatase,ACP)又称酸性磷酸单酯酶,该酶在酸性环境下催化醇或酚类磷酸酯水解,其最佳 pH 为 4.8~5.2。酸性磷酸酶抑制剂因组织差异而不同。前列腺来源的酸性磷酸酶被酒石酸和氟化物抑制,但不被 0.5% 甲醛溶液抑制;肝源性的酸性磷酸酶

均可被上述三种抑制剂抑制；红细胞性酸性磷酸酶不被酒石酸抑制，而被氟化物轻度抑制，可被甲醛溶液抑制。

酸性磷酸酶广泛分布于机体各组织，主要位于溶酶体内，为溶酶体的标志酶。因此，吞噬细胞胞质内含有丰富的酸性磷酸酶，此外也有少量在内质网。正常生理情况下，还可见于前列腺、空肠黏膜上皮的纹状缘、肝、肾及肾上腺等。

实验原理：酸性磷酸酶硫化铅显示法是在 pH 为 5.0 的条件 ACP 水解其底物 β- 甘油磷酸钠，产生 PO_4^{3-}，后者被 Pb^{2+} 直接捕获形成磷酸铅沉淀，与硫化铵反应生成棕黑色硫化铅沉淀。

显色结果：酸性磷酸酶阳性反应的颜色程度不同，由浅棕色到深棕色或棕黑色。有少量细小而分散的浅棕色反应颗粒或浅棕色反应物者为轻度阳性反应（+），有中等数量的较粗大的棕色反应颗粒者为中度阳性反应（++），含有丰富的粗大棕褐色颗粒者为强阳性反应（+++），深棕褐色反应颗粒将整个细胞背底全部遮盖者为极强阳性反应（++++）。对照片均为阴性反应。

（四）琥珀酸脱氢酶

琥珀酸脱氢酶（succinate dehydrogenase，SDH）是反映线粒体功能的标志酶之一，是参与三羧酸循环中的关键酶。它需辅酶黄素腺嘌呤二核苷酸（flavin adenine dinucleotide，FAD）的存在，便可催化琥珀酸盐脱氢后转变为延胡索酸。琥珀酸脱氢酶存在于所有有氧呼吸的细胞，其中以心肌、肾小管上皮细胞及肝细胞含量最丰富。琥珀酸脱氢酶活性在肿瘤组织中一般较低，但在唾液腺、甲状腺、肾上腺皮质等的嗜酸性腺瘤、破骨细胞瘤和巨噬细胞瘤活性较强。琥珀酸脱氢酶牢固结合于线粒体内膜上，其活性与线粒体数目平行升降，也是线粒体内膜的标志酶。

该酶对固定剂很敏感，须经冷甲醛、戊二醛固定，要求新鲜组织低温恒冷切片，若加入二甲基亚砜于孵育液内，可使线粒体膜的通透性增加，作用快而底色清。琥珀酸脱氢酶有许多竞争性抑制剂，最重要的是丙二酸钠，可明显抑制此酶的活性。显色法分为硝基蓝四唑法、亚铁氰化铜法。

琥珀酸脱氢酶活性部位呈蓝紫色颗粒，对照结果为阴性。骨外膜外层的梭形细胞、骨外膜内层细胞、成骨细胞、编织骨的骨细胞、细纤维骨的骨细胞、较深层的骨细胞均有该酶的显示。

注意事项：①取材要迅速，立即低温冷冻，否则容易引起酶的扩散。②磷酸盐缓冲液易发霉，不宜多配，配后放冰箱保存，如有絮状沉淀或发霉则不能使用，如放冰箱有结晶析出，可用温水稍加温使结晶溶解。③硝基蓝四唑不易溶解，必须用玻璃棒慢慢搅拌加速其溶解。配好后的孵育液于 4℃冰箱保存，可使用数周。④四唑盐有多种，但以硝基蓝四唑及四硝基蓝四唑为最佳，这两种盐均较稳定，生成蓝紫色的沉淀，不溶于水及有机溶剂。⑤为节省染液，孵育时可采用滴染，使孵育液盖过切片，置于湿盒内孵育。⑥孵育后经甲醛固定可使反应停止和组织的形态得到固定。⑦本法若孵育液在配制中加二甲基亚砜 1ml，为 Pearson 改良法，其作用是使线粒体膜通透性增加，作用快，酶定位清晰。

第四节　免疫组织化学技术

免疫组织化学（immunohistochemistry，IHC）是利用抗原、抗体特异性结合原理，检测组织中多肽、蛋白质、核酸、酶、激素、磷脂、多糖、受体及病原体等物质。方法是先将蛋白质或多肽作为抗原,注入动物体内,使其产生相应的抗体,再从血清中提取该抗体,并用荧光染料、铁蛋白或辣根过氧化物酶等进行标记,进而用标记抗体处理切片,使标记的抗体与切片上相应抗原特异性结合,切片中有标记物呈现的部位,即显示该物质在组织中的分布。

一、实验原理

免疫组织化学显色法简称免疫显色,按标记物种类可分为免疫荧光法、免疫酶标法、免疫金标记法及双重或多重免疫显色法等,其中以免疫酶标技术最为常用:①将标记物标记在特异性一抗上,便可直接与细胞或组织内的相应抗原特异性结合而被显示,故称为一步法、直接法。②将标记物标记到抗特异性抗体的二抗上,检测时,一抗与抗原结合后,再用二抗与一抗结合,使标记物在该处定位,此即二步法、间接法。③用与一抗同种动物产生的抗标记物抗体与标记物形成免疫复合物(如过氧化物酶 - 抗过氧化物酶桥联酶标技术、碱性磷酸酶 - 抗碱性磷酸酶桥联酶标技术、三步法),再通过桥抗体与一抗相连,此即桥连法(多步法)。与一抗结合的二抗还可以用能与免疫球蛋白的 Fc 段相结合的葡萄球菌 A 蛋白;还可利用生物素、抗生物素间亲和特性建立的抗生物素蛋白 - 生物素 - 过氧化物酶复合物技术(avidin-biotin-peroxidase complex technique,ABC technique)。每进行一步结合反应,都会产生免疫显色的放大效应,所以根据敏感性强弱分级,依次为桥连法、间接法和直接法。

二、实验步骤

1. 石蜡切片脱蜡、水化。磷酸盐缓冲液(PBS)洗 3 次,每次 3 分钟。

2. 每张切片加 1 滴或 50μl 过氧化酶阻断溶液,室温下孵育 10 分钟。

3. 抗原修复。PBS 洗 3 次,每次 3 分钟。

4. 每张切片加 1 滴或 50μl 非免疫性动物血清,室温下孵育 10 分钟。

5. 每张切片加 1 滴或 50μl 的一抗,室温下孵育 60 分钟或 4℃过夜。

6. PBS 洗 3 次,每次 5 分钟。每张切片加 1 滴或 50μl 的二抗,室温下孵育 10 分钟。PBS 洗 3 次,每次 3 分钟。

7. 每张切片加 1 滴或 50μl 的链霉菌抗生物素 - 过氧化物酶溶液,室温下孵育 10 分钟。PBS 洗 3 次,每次 3 分钟。

8. 每张切片加 2 滴或 100μl 的 3,3′- 二氨基联苯胺四盐酸盐(3,3′,4,4′-tetraminobiphenyl tetrahydrochloride,DAB)或 3- 氨基 -9- 乙基咔唑(3-amino-9-ethylcarbazole,AEC)溶液。

9. 如用 DAB 显色,切片需梯度乙醇脱水干燥,中性树胶封固;如用 AEC 显色,切片不需脱水,水性封片剂封片。

三、非特异性着色对策和对照设计结果判断

(一) 免疫组织化学非特异性着色及对策

1. 内源性过氧化物酶　肝、肾组织有较多的过氧化物酶,它能催化底物,使其显色,故内源性过氧化物酶的存在将影响免疫组织化学的特异性显色。因此,加入标记酶前应灭活内源酶。去除内源酶的方法是:一般石蜡切片可用 3% 过氧化氢溶液处理 10~15min。对新鲜标本或冰冻切片,因其含内源性过氧化物酶较多,则需用 0.3% 过氧化氢 - 甲醇溶液处理,以减少气泡生成,防止标本脱落。因为过氧化氢溶液可与大量内源性酶发生剧烈反应,产生大量气泡,而使组织切片或细胞漂落。通过降低过氧化氢溶液浓度或缩短时间的方法可解决此问题。

2. 内源性生物素　肝、肾组织含有生物素。在应用亲和素试剂的显色中,内源性生物素易结合后继抗体生成亲和素 - 生物素复合物致假阳性发生。消除这种非特异性着色的方法,是在采用生物素方法显色前,对标本进行亲和素处理,使其结合位点饱和,即事先滴加亲和素,以饱和内源性生物素,使之不再留有结合位点。具体方法是在 ABC 法显色前将切片浸于 $25\mu g/ml$ 亲和素溶液中处理 15 分钟,0.01mol/L PBS 清洗 15 分钟后即可显色。

3. 电荷吸附处理。

4. 一抗与二抗处理。

5. 制备切片。

6. 切片洗涤。

7. DAB 显色　免疫组化显色深浅以目的物达最深显色而背景无着色为显色的最佳点。显色时间短,着色浅;显色时间过长,背景着色深,都将影响结果的判断。DAB 溶解时,常有一些不溶性颗粒,这些颗粒需经过滤除去,否则可能沉积于切片组织上,产生斑点状着色。另外,DAB 保存不妥产生的氧化物亦可沉积于切片上。因此,需将 DAB 保存于避光、干燥处,使用前配制新鲜显色液,临用前加过氧化氢溶液,可避免背景着色。

(二) 对照设计及显色结果判断

免疫组织化学常用的对照实验有以下几种:

1. 空白对照 / 阴性对照　一抗由 Tris 缓冲生理盐水(TBS)、磷酸盐缓冲液(PBS)或其他无关抗体取代。结果应为阴性,从反面表明显色方法的可靠性。

2. 阳性对照　用含已知靶抗原的切片作阳性对照。结果应为阳性,此法从正面表明显色方法的可靠性。阳性对照实验可以证实靶抗原的存在与是否失活,也可检测所用抗体、试剂、显色步骤与方法是否可靠等。

3. 替代对照　用与一抗同种动物的血清代替一抗,显色结果应为阴性,以检验显色结果的特异性。如为阳性结果,说明同种动物血清与待测组织内靶抗原产生结合反应。

4. 吸收实验对照　用过量靶抗原与一抗混合,使之结合形成沉淀。再用此被吸收沉淀的抗体进行免疫组化实验,结果应为阴性。若结果为阳性,说明抗体不纯,或是有交叉反应,或是由于抗体未能完全饱和抗原结合位点所致。市售抗体一般均经过特异性检测,可省略此项实验。

5. 自身对照　在同一切片上应将不同组织成分中的阳性或阴性结果与检测的目的物对照比较。如角蛋白在正常复层鳞状上皮应为阳性,波形蛋白可用间质细胞为对照,结蛋白以血管壁及肌束为对照等。若应为阳性的组织呈现阳性,表明免疫组织化学技术正确;如为阴性,则表明显色技术或试剂存在问题,结果不可信。

(三) 显色结果的判断

如何判断免疫组织化学显色结果的特异性,直接关系到最终结论。错误地解释显色结果,往往会得出错误的结论。特异性显色应具有下列特点。

1. 特定的定位　特定的靶抗原存在于特定的组织、细胞及细胞的特定部位,如角蛋白,一般见于上皮细胞,而不见于间质组织内;波形蛋白、结蛋白见于间质组织,不见于上皮细胞。淋巴细胞亚群的抗原见于细胞膜,而不见于细胞质中。因此,根据靶抗原不同而呈现胞质型、胞膜型、全胞质型或胞核抗原等不同表现形式。

假如特异性显色出现在靶抗原特定的组织和细胞特定部位以外的部位,多半表示显色结果不可靠或可疑。在免疫酶组织化学技术中,细胞核以及红细胞和白细胞中出现的显色,往往是内源酶没有被彻底灭活的结果。

2. 显色的不均一性 靶抗原的含量在不同的细胞内是不同的,其含量的多少反映为特异性显色的强弱和分布上的不均匀。因此,阳性显色在切片中的分布是不均匀的,可表现为片状分布或点状散在分布。同时,显色强度亦强弱不等。在分析显色结果时,应避开切片边缘、刀痕及皱叠处,因该处常呈假阳性着色,其"阳性"结果并不表示特异性抗原在该处存在。

3. 颗粒性显色 免疫组织化学切片染成均匀的棕黄色不一定表示为阳性结果,而很可能是非特异性着色。一般 DAB 显色在高倍镜下应呈细颗粒状,而非均匀性着色。

第五节 原位组织学技术

原位杂交(in situ hybridization,ISH)即原位核酸杂交技术,是将核酸杂交技术与组织化学技术相结合以检测和定位核酸的技术,其原理是应用已知碱基序列的标记探针与组织切片、细胞涂片、细胞爬片或分裂中期染色体上待检测的核酸根据碱基配对原则进行特异性结合,形成杂交体并利用组织化学方法检测,在被检测的核酸原位形成带颜色的杂交信号,用显微镜或电子显微镜进行细胞内定位的方法。近年来应用原位杂交技术研究某些基因表达的实验性研究日益增多,这些研究往往需要结合图像分析技术,测定杂交信号的强弱,主要用于观察不同条件下某一基因表达的 mRNA 相对含量变化,以此来推测该基因产物(如神经肽、神经递质、膜受体等)的可能作用。

根据探针的核酸性质以及待测核酸的不同,原位杂交可分为 DNA-DNA、cDNA-RNA、RNA-RNA、寡核苷酸探针与 DNA 或 RNA 等杂交方式。根据探针标记物检测方法的不同,原位杂交又可分为直接法和间接法两类:直接法用放射性核素、荧光素或酶标记探针,所形成的杂交体可通过放射自显影、荧光显微镜或酶促显色反应而直接显示;间接法用半抗原标记探针,通过组织化学的方法对半抗原的定位来间接显示探针与待测核酸所形成的杂交体。间接法原位杂交不如直接法操作简便,但是其通过半抗原的组织化学检测法将杂交信号放大,杂交敏感性高,故成为最常用的原位杂交方法。

各种原位杂交技术在具体应用中的操作步骤各有差异,但其基本方法和原则大致相同,主要包括以下五个基本步骤:①杂交前准备;②杂交;③杂交后处理;④杂交体检测;⑤对照实验和结果判断。

在原位杂交中,需设计一系列的对照实验以证明原位杂交实验操作的准确性和实验结果的可靠性。对照实验的设置须根据核酸探针和待测核酸的种类并参考现有的可能条件来选择。常用的有以下几种:

1. 先将标记探针与互补的 DNA 或者 RNA 进行杂交,然后进行原位杂交实验,结果应该是阴性,此种对照称为吸收实验。

2. 用探针在已知含靶核酸序列的组织和移植不含靶核酸序列的组织标本上进行原位杂交,应分别得到阳性结果和阴性结果。

3. 从组织标本中提取 DNA 或 RNA 进行 Southern 或 Northern 印迹反应,结果应与原位杂交结果一致。

4. 用去除标记探针的杂交液进行原位杂交反应,结果应为阴性。

5. 切片标本用 RNA 聚合酶或 DNA 聚合酶预处理后进行原位杂交,结果应为阴性。

6. 用有意义链 RNA 探针进行原位杂交反应,结果应为阴性。

第六节 骨组织形态计量学技术

骨组织形态计量学技术是图像分析技术之一,主要是通过不脱钙的骨组织片(磨片或切片),用骨组织形态计量法在显微镜下进行观察测量,以计量指标经过统计学处理后得出肯定的定量结果。在组织切片的制作上与一般病理组织学切片有所不同。研究骨的重建过程中组织各水平的改变时,尚需于采取标本前做荧光物质如四环素等骨形成过程的双标记,观察及记录有关各水平的数据,使用公式计算出骨重建的结果,最后结合实验设计或临床表现予以适当评价。

1982 年 H. H. Malluche 等编制出了骨组织形态计量的计算机软件,从此骨组织形态计量学也进入了计算机时代,利用计算机图像分析系统对骨组织结构、骨形成、骨吸收及骨矿化等过程进行半自动测量计算和打印出最后结果。由于精密度和精确度的提高,减少了标本重量及数量,节约了检验时间。

骨组织形态计量学半自动测量技术所需的硬件有:多光源显微镜(包括普通光学显微镜、偏光镜、紫外光镜和相差镜)、绘图管、数字转换板、光笔、微机、软盘驱动器、打印机等。软件可在标准测量程序基础上,自行按照骨组织形态计量学计算公式进行编制,或利用 Malluche 编制的骨组织形态计量学软件。此软件包括骨静态和动力学两个软件,可综合处理原始数据,提供出 60 多个骨组织形态计量学参数。

测量是通过显微镜中视野内的图像,经绘图管装置绘像于数字板上,用光笔或光标描绘图像后经转换板将数据输入计算机,输入的基本数据有面积、周长、长度、间距及点数等。骨科软件中的 LM 程序是利用基本数据计算出普通光镜下的骨组织结构、骨吸收和骨形成的骨组织形态计量学参数(静态)。FL 程序除利用基本数据外,还需综合静态参数计算出荧光镜下或偏光镜、相差镜下骨再建过程的骨动力学参数。

LM 呈现程序操作需用 5~7μm 的不脱钙切片,以甲苯胺蓝、Masson Goldnel 三色染色;FL 程序使用不染色不脱钙的 10~20μm 的厚切片,以观察四环素标记带。结合甲苯胺蓝染色骨片观测细胞结构及黏合线(cement line),测量骨壁厚度。另外,还有利用偏光镜观察胶原板层在各个周期中形态的改变,从而得到相应的实验数据。这是一个发展中的骨实验研究和临床研究的骨组织形态计量学手段。

骨组织形态计量学的半自动测量技术在骨科领域中用途日益广泛,可精确地测定骨结构的正常值,进行骨病诊断及鉴别诊断、动态观察临床治疗效果及多种有关病理药理实验数据的检测。

一、骨组织形态计量学的主要计算参数及含义

参数的计算是从已测定的基本数据进行处理而得到的。在光镜下测得的数据与荧光镜下取得的数据综合计算,即可得出骨组织形态计量学的静态和动态参数。下面介绍一些主要的参数:

(一)骨结构表面参数

1. 类骨缘表面比(fraction of osteoid seams,OS%) 指类骨质带覆盖在小梁骨表面的比率。

$$OS\% = \frac{类骨质表面积(mm^2)}{小梁骨表面积(mm^2)} \times 100\%$$

2. 吸收陷窝表面比（fraction of total resorption lacunae，L-TOT） 指吸收性陷窝表面积与小梁骨表面积的比率。

$$L\text{-}TOT = \frac{吸收陷窝表面积（mm^2）}{小梁骨表面积（mm^2）} \times 100\%$$

3. 活性吸收表面（surface density of the osteoclast interface，SV-ocl） 指单位体积（cm³）骨内破骨细胞与骨交界面的面积。

$$SV\text{-}ocl（mm^2/cm^3）= \frac{陷窝内的破骨细胞与骨交界面的面积（mm^2）}{骨体积（cm^3）}$$

4. 类骨质双标记表面比（fraction of double labeled osteoid seams，LAB-os-d） 指四环素双标记带长度占小梁骨表面的比率，此值反映活性成骨表面的比率。

$$LAB\text{-}os\text{-}d = \frac{平均双标记长度（mm）}{骨小梁平均表面长度（mm）} \times 100\%$$

（二）骨矿化沉积率（mineral apposition rate，AR）

1. 年沉积率（AR of year，AR/y） 指每年在活性成骨表面新沉积的矿化骨厚度。

$$AR/y = \frac{双标记带间平均宽度（mm）}{双标记间隔天数} \times 365（年）$$

2. 日沉积率（AR of day，AR/d） 指每日在活性成骨表面新沉积的矿化骨厚度。

$$AR/d = \frac{AR/y}{365}$$

（三）平均骨壁厚度（mean wall thickness，MWT）

指经过完整的骨单位成骨周期（σ_f）后，在成骨表面所见到的一层新骨平均厚度，或黏合线到骨表面的平均距离。用人工目测法的公式：

$$MWT = \frac{\sum_x \cdot e \cdot (\pi/4)}{n}$$

式中 $\sum_x$ 为测微尺所测骨壁厚度总和，e 为测微尺常数，$\pi/4$ 为定位纠正因子，n 为进行测量的次数。

（四）细胞指数（cell index）

指不同类型细胞在一定单位内的密度。

1. 形成骨表面成骨细胞指数（counts of osteoblast per formation perimeter，OB/F） 指具有四环素双标记的类骨质单位边长上所附着的成骨细胞数。

$$OB/F = \frac{成骨细胞数}{活性成骨表面边长（mm）}$$

2. 活性吸收表面破骨细胞指数（count of osteoclast per unit of active resorption surface，OC/R） 指活性吸收表面周长上破骨细胞密度。

$$OC/R = \frac{多核破骨细胞数}{活性吸收表面周长（mm）}$$

3. 破骨细胞核指数（index of nuclei per osteoclast，N-ocl） 指每个典型的破骨细胞所含的细胞核数。

$$N\text{-}ocl = \frac{破骨细胞核数}{破骨细胞个数}$$

4. 成骨细胞指数（osteoblast index，OBI） 指单位边长或面积中成骨细胞的密度。

$$OBI = \frac{成骨细胞总数}{小梁骨总周长(mm)或视野总面积(mm^2)}$$

5. 破骨细胞指数(osteoclast index, OCI)　指单位边长或面积中破骨细胞的密度。

$$OCI = \frac{破骨细胞总数}{小梁骨总周长(mm)或视野总面积(mm^2)}$$

（五）骨的形成参数

1. 活性成骨表面成骨率(bone formation rate, active surface referent, BFRsa)　指单位时间内活性成骨表面形成的矿化新骨。

$$BFRsa = \frac{新生矿化骨总体积(mm^3)}{活性成骨表面积(mm^2)\times 年} = 年沉积率(AR/y)$$

2. 成骨表面成骨率(bone formation rate, formation surface referent, BFRcs)　指单位时间内类骨质表面形成的矿化新骨量。

$$BFRcs = \frac{新生矿化骨总体积(mm^3)}{类骨质表面积(mm^2)\times 年} = \frac{年沉积率 \times 活性成骨表面比(双标记覆盖率)}{成骨表面比(类骨质覆盖率)}$$

3. 骨小梁表面成骨率(bone formation rate, total surface referent, BFRts)　指单位时间内骨小梁表面形成的新矿化骨量。

$$BFRts = \frac{新生矿化骨总体积(mm^3)}{骨小梁表面积(mm^2)\times 年} = 年沉积率 \times 活性成骨表面比$$

4. 成骨率(bone formation rate, osteoblast referent, BFRor)　指单位时间内平均每个成骨细胞所形成的新矿化骨量。

$$BFRor = \frac{新骨面积(mm^2)}{成骨细胞 \times 年} = \frac{年沉积率}{成骨表面成骨细胞指数}$$

（六）骨吸收参数

骨单位的形成周期(σ_f)减去吸收周期(σ_r),可得出骨组织的变化状态(ΔB):

$$\Delta B = \sigma_f - \sigma_r$$

则

$$\sigma_r = \sigma_f - \Delta B$$

σ_f 可由四环素双标记数算出,ΔB 则需取不同时间的骨标本来测量决定。

1. 骨平衡 I (bone balance, volume referent, BBv)　指每年丢失或增加的骨体积量。

$$BBv = \frac{骨体积变量(mm^3)}{骨小梁体积(mm^3)\times 年} = \frac{第二次活检骨体积 - 第一次活检骨体积}{第一次活检时骨体积 \times 两次活检间隔时间}$$

2. 骨平衡 II (bone balance, surface referent, BBs)　指每年丢失或增加的骨面积量。

$$BBs = \frac{骨面积变量(mm^2)}{骨小梁体积(mm^3)\times 年} = \frac{第二次活检骨体积 - 第一次活检骨体积}{第一次活检骨面积 \times 第一次活检骨体积 \times 两次活检间隔时间}$$

3. 骨面吸收率(bone resorption rate, surface referent, BRRs)　指单位时间内骨小梁面上被吸收的骨量。

$$BRRs = \frac{被吸收的骨量(mm^3)}{骨小梁表面积(mm^2)\times 年} = 第二次活检骨小梁面成骨率 - 骨平衡 II$$

4. 体积骨吸收率(bone resorption rate, volume referent, BRRv)　指单位时间内被吸收的骨量。

$$BRRv = \frac{被吸收的骨量(mm^3)}{旧骨体积 \times 年}$$

5. 吸收表面骨吸收率（bone resorption rate，resorption referent，BRRs） 指单位时间内骨小梁面上被吸收的骨量。

$$BRRs = \frac{被吸收的骨量（mm^3）}{吸收性表面积（mm^2）\times 年} = \frac{骨面吸收率}{吸收表面积}$$

6. 活性表面骨吸收率（bone resorption rate，active surface referent，BRRsa） 指单位时间内在活性表面上被吸收的骨量。

$$BRRsa = \frac{骨面吸收率}{活性吸收表面积（mm^2）\times 年} = \frac{被吸收骨量（mm^3）}{活性吸收表面积（mm^2）\times 年}$$

如果骨平衡接近于零，则：

$$BRRsa = \frac{成骨率}{活性吸收表面积}$$

7. 破骨细胞吸收率（bone resorption rate，osteoclast referent，BRRoc） 指单位时间内平均每个破骨细胞吸收的骨量。

$$BRRoc = \frac{活性吸收表面骨吸收率}{活性吸收表面破骨细胞指数} = \frac{被吸收骨量（mm^3）}{破骨细胞数 \times 年}$$

8. 破骨细胞核吸收率（bone resorption rate，osteoclast nucleus referent，BRR_N） 指单位时间内平均每一破骨细胞核的骨吸收量。

$$BRR_N = \frac{破骨细胞吸收率}{破骨细胞核数} = \frac{被吸收骨量（mm^3）}{破骨细胞核数 \times 年}$$

9. 线性吸收率（linear bone resorption rate，LRR） 指每年全部破骨细胞所吸收的骨线性长度。

$$LRR = \frac{被吸收骨组织长度（mm）}{一年} = 活性吸收表面骨吸收率$$

线性吸收率表示的含义与沉积率相似，一般用以表明细胞水平的吸收活性指数。

（七）骨转换和细胞水平活性周期

1. 辐射关闭率（radial closure rate，RCR） 指单位时间内完成骨表面平均沉积率。

$$RCR = \frac{完整成骨表面长度（mm）}{一年} = \frac{年沉积率 \times 活性成骨表面比}{成骨表面比}$$

RCR 也等于成骨表面成骨率，只是对照单位不同，其生理意义也不同。RCR 包括了典型成骨中心的"开"和"关"的状态。

2. 辐射吸收率（radial resorption rate，RRR） 指单位时间内整个吸收表面旧骨组织被吸收骨层的平均厚度。

$$RRR = \frac{骨吸收表面长度（mm）}{一年} = 吸收表面骨吸收率$$

RRR 与年沉积率等于活性表面成骨率，辐射关闭率等于成骨表面成骨率，线吸收率等于活性表面吸收率，也一样等于骨面吸收率，但单位和意义不同。RRR 是骨单位（BMU）吸收周期（σ_r）计算关键的参数。

3. 成骨周期（bone formation period，sigma，σ_f） 指平均每一骨单位完成一个完整的成骨周期所需的时间。

$$\sigma_f = \frac{平均骨壁厚度}{辐射关闭率}$$

4. 吸收周期（bone resorption period，sigma，σ_r） 指平均每一骨单位完成一个完整的吸收

周期所需的时间。

$$\sigma_r = \frac{\text{平均骨壁厚度}}{\text{辐射吸收率}} = \frac{\text{成骨周期} \times \text{辐射关闭率}}{\text{辐射吸收率}} = \frac{\text{成骨周期} \times \text{吸收表面比}}{\text{形成表面比}}$$

5. 骨单位活动周期（σ） 指一个骨单位完成吸收相和成骨相所需的总时间，包括"开"和"关"的状态。

$$\sigma = \sigma_f + \sigma_r$$

二、全自动图像分析

全自动图像分析的工作原理是利用计算机图像灰度的细微深浅差别及三维图形因素识别图像的形态。

图像测量可在屏幕监视下进行，使测量快速而又精确。自动系统的计算机带有不同类型的数学统计计算软件，对测量数据进行分类计算，并对各项骨计量参数进行统计学处理。

在近几年里，国外已生产出小型简便的全自动图像分析仪，这类仪器具有计算机光度分辨器、互控界面计算机，以及为操作人员观察控制测量的计算机及监视屏，仪器操作简便，故不用培训专业操作人员。

专门用于矿化组织的自动化分析仪测量内容局限在骨组织及髓腔面积、周长及骨组织细胞陷窝大小等方面。这类仪器分析的图像来自不脱钙切片的显微放射图像，或用三色花青苷、Von Kossa、茜素红 S 等染色的骨切片显微图像，上述染色使不脱矿骨质与骨髓组织有较清晰的对比，以适应于自动测量，但此染色不能较好地显示各种细胞。

三、骨组织形态计量学的优越性

骨组织形态计量学是优于其他测量骨体积的非侵入性技术，可用于观察和测量骨转换。从静态和动态指标间接估计骨吸收，在甲状腺功能亢进、甲状腺功能减退等疾病的骨形成与骨吸收率的研究中，已确认骨转换的生化及动力学的研究结果。

四、骨组织形态计量学的局限性

骨组织形态计量学的应用为测量体积、厚度和表面等参数提供了客观的方法。但是，对于骨形成和吸收部位的确定有主观性。因此，在测量活跃和不活跃的吸收和形成表面时会有很大的观察者之间的差异。

四环素双标记的应用促进了矿化率和类骨质表面分布四环素标记的矿化范围的直接测定，有利于对正常和疾病状态的骨转换的认识。但对这些测定产生的结果的解释并非易事。这些参数的正常范围存在着相当大的差异。

● （金红婷　王培民）

复习思考题

1. 骨组织脱钙切片的制作流程是什么？
2. 冰冻切片技术是一种比较常见的病理诊断方法，其操作流程是什么？
3. 番红 O 染色法用于什么情况，步骤有哪些？
4. 骨组织不脱钙切片的常用方法和步骤是什么？

◆◆◆ **第六章** ◆◆◆

骨伤科细胞生物学技术与方法

> **学习目标**
>
> 通过本章学习,掌握骨伤科中常见的成骨细胞、破骨细胞、软骨细胞、髓核细胞、神经细胞、骨髓间充质干细胞及骨原细胞的培养技术,熟悉成骨细胞、破骨细胞、软骨细胞、髓核细胞、神经细胞、骨髓间充质干细胞及骨原细胞的鉴定方法,了解髓核细胞、神经细胞、骨髓间充质干细胞的表面标记分子。

细胞最早于 1665 年由英国科学家 Robert Hooke 发现,是组成人类和所有生物体的基本单位(非细胞形态的病毒除外)。这一基本单位的含义包括结构上和功能上的,所以在细胞水平上的研究是对生命体本质最直接的揭示。随着细胞体外培养的实现以及分子生物学技术等现代生物学技术的进步,细胞水平上的研究成为生物学研究的主要方向。

骨伤科细胞生物学从细胞角度来阐述骨的发生、发育与生长、遗传与变异、健康与疾病、衰老与死亡等基本生命现象的机制和规律。骨伤科细胞生物学技术是从显微、亚显微和分子三个水平对骨细胞的各种生命活动展开研究的方法。骨细胞的显微水平研究主要利用显微镜技术来完成;骨细胞的亚显微结构及其功能研究主要采用电子显微镜技术;骨细胞的分子水平研究主要采用骨分子生物学技术和生物-物理学方法。对细胞某些结构和功能的深入研究逐渐衍生出细胞培养学、细胞免疫学等相关分支学科。

随着细胞生物学技术及方法的创新和发展,骨发生、骨形成、骨重塑等研究有了突飞猛进的发展。本章主要介绍骨伤科学领域中常见的成骨细胞、破骨细胞、软骨细胞、髓核细胞、神经细胞、骨髓间充质干细胞及骨原细胞等的基本体外分离培养、鉴定及检测方法。

第一节　成骨细胞的分离、培养、鉴定和检测

成骨细胞的体外培养历史可追溯到 1964 年。Peck 等首次将动物胚胎骨组织中的成骨细胞进行了体外培养,1979 年 Mills 等首次报道用组织块培养法在体外成功培养了人成骨细胞,在之后的几十年里,培养方法又不断得到更新和完善。目前成骨细胞培养常用的方法有原代培养和细胞株培养两种。原代培养是指获取组织后的首次培养,其最大优点是组织与细胞刚刚离体,生物学性状尚未发生很大的变化,在一定程度上能够反映体内状态。细胞株培养是用单细胞分离培养或通过筛选由单细胞增殖形成的细胞群进行培养。细胞株的特殊性质或标志必须在整个培养期间始终存在。

成骨细胞培养标本来源广泛,已在大鼠、小鼠、兔及人体上分离培养成功。还可以根据取材部位的不同分为几个类型:①骨膜来源:骨膜含有软骨和骨形成的间充质前体细胞群,

主要存在于内层,改变培养环境可以使其向成骨细胞方向表达;②骨髓来源:骨髓间充质干细胞(bone marrow stem cells,BMSCs)是一组存在于骨髓中具有潜在成骨活性的干细胞,并具有独立分化的能力,在一定条件下能够诱导形成成骨细胞;③骨来源:骨组织经过消化或贴壁培养可以产生大量的成骨细胞,目前大多数成骨细胞的培养研究都是使用胚胎骨或新生骨;④骨外组织来源:骨外组织广泛存在的周细胞(pericyte)在地塞米松和β-磷酸甘油作用下可分化为成骨源性细胞,其可表达骨特异性基质蛋白和骨钙素并分泌矿物质。

成骨细胞的原代培养方法主要有酶消化法和组织贴块法。酶消化法是在分离培养成骨细胞时加入胶原溶解酶,以溶解胶原纤维并释放成骨细胞,其优点是能分离培养出大量的成骨细胞,但是要注意酶的使用量和作用时间以免损伤细胞。组织贴块法是根据成骨细胞移行性生长的特点,将组织块贴附在培养基底上,经过数天后细胞可从组织块中爬出。这种方法操作简便,对细胞的损伤小,但是所得的成骨细胞数量较少,不能在短时间内获得大量细胞。由于这两种方法均存在一定的局限,于是又产生了改良酶消化法,即酶消化-组织贴块联合培养方法,是一种结合酶消化法和组织贴块法的优点而形成的细胞培养方法。

本文中选用改良酶消化法从新生 Wistar 大鼠的颅盖骨中分离和培养成骨细胞,并对培养成骨细胞的形态、标志物及功能等进行鉴定和检测。

一、成骨细胞的分离和培养

将 8 只新生的 Wistar 大鼠颈椎脱臼法处死后放入 75% 乙醇溶液中浸泡消毒 10 分钟,无菌操作下取出颅盖骨,除去附着的血管及结缔组织,用 Hank 溶液清洗 3 次,剪成 1mm³ 大小的碎块,用 Hank 溶液再清洗 3 次,加入 6 倍于骨碎块体积的 0.25% 胰蛋白酶,于 37℃水浴中预消化 30 分钟,其间不时摇动,然后以 1 000r/min 离心 5 分钟,弃去消化液,用 Hank 溶液清洗干净后,弃去上清液,再加入 6 倍于骨碎块体积的 0.02% Ⅱ型胶原酶,于 37℃水浴中消化 5 次,其间反复振摇,每次 20 分钟,弃去前 2 次消化液,取最后 3 次消化液,1 000r/min 离心 10 分钟,弃去上清液,所得白色沉淀物即为制得的成骨细胞样细胞团。用含 10% 胎牛血清(FBS)的 DMEM 培养液重悬细胞,吹打均匀,将细胞悬液通过 120 目不锈钢筛网,去除可能存在的非成骨细胞和杂质成分。然后将滤过后的细胞悬液调成 2×10^5/ml 浓度,吹打均匀后,接种到 3 个 T25 细胞培养瓶中,所有培养瓶置于 37℃、含 5%CO₂ 及饱和湿度的培养箱内进行培养,48 小时换液,弃去悬浮细胞,每隔 2 天换液 1 次。培养 7 天后细胞密度适中,初见细胞融合趋势时用于做细胞鉴定。约第 8 天,80% 的细胞融合成单层,即可进行传代培养。

二、成骨细胞的鉴定

用倒置显微镜逐日观察细胞生长情况和形态特征,当细胞爬满玻片后,将玻片取出,进行成骨细胞的鉴定:①成骨细胞的形态学鉴定:4% 多聚甲醛溶液固定后,常规 HE 染色观察;②成骨细胞的碱性磷酸酶染色:采用多次胶原酶消化法获得成骨细胞,用 Gomori 改良钙钴法,测定细胞碱性磷酸酶的表达或在此基础上用苏木精复染,比较两种方法的鉴定效果;③成骨细胞的其他鉴定方法:成骨细胞的矿化结节检测、骨钙素检测、基质前体染色检测、雌激素受体检测和胶原蛋白检测等。

(一)成骨细胞的形态学鉴定

原代成骨细胞分离出来以后,镜下见细胞均匀分布,呈小圆球形,周边细胞膜透亮,胞内有一个小黑点,为胞核,核仁不可见。培养悬浮 12~24 小时后细胞开始贴附于培养皿底,细胞膨大,呈三角形,核明显增大;在接种 24~120 小时左右可见大部分细胞贴壁、伸展,呈短梭形,数天后细胞形态多样化,呈多边形、纺锤形、梭形、三角形,胞质丰富向外伸展出生长突。随培养时间延长,细胞伸出较多突起,突触长,而且有的细胞借突起相互连接。培养6~13天后,细胞多见长梭形、多角形、条索形;8~15天细胞几乎布满瓶底,形成单层细胞层,细胞聚集成簇,融合成片,细胞分界较为模糊。

HE染色镜下可见细胞轮廓清晰,胞质丰富,细胞内可见嗜苏木精的蓝色颗粒,为细胞核,细胞质被伊红染成红色或淡粉红色。非有丝分裂期细胞为单核,随培养时间延长,胞核逐渐增大而清晰,呈圆形或卵圆形,含1~2个核仁;有丝分裂期细胞或为单核,或为双核,可以观察到前、中、后、末四个时期细胞形体和结构的变化,细胞密度不大时,可以见到"孪生姐妹手牵手"细胞,两个细胞紧挨着,形态、大小完全一致[图6-1(见文末彩图)]。细胞呈铺路石状,并可重叠生长,重叠生长的细胞逐渐形成细胞小结,随后胶原堆积及钙盐沉积,形成不透光矿化结节。如不及时传代,继续生长,细胞密度增大,可逐渐失去极性,细胞形态不易辨认。连续培养十几代的细胞,可见胞体增大,胞质稀薄,胞核缩小,分裂相少见等退行性改变。

透射电镜观察超微结构,镜下可见成骨细胞胞质内有发达的粗面内质网和高尔基复合体,线粒体较多,还有溶酶体、基质小泡及糖原颗粒;细胞核大而圆,位于胞体一侧,核膜清晰,核质均匀[图6-2(见文末彩图)]。

(二)成骨细胞碱性磷酸酶检测

成骨细胞具有合成分泌骨碱性磷酸酶(bone alkaline phosphatase,BALP)的功能,BALP是成骨细胞分化成熟的标记性酶,可能参与骨基质成熟钙化过程的调节及促进Ca^{2+}在基质中的沉积。因此,碱性磷酸酶(ALP)染色强阳性是成骨细胞的重要特征之一。通过采用偶氮偶联法或Gomori改良钙钴细胞化学染色法显示碱性磷酸酶的表达来鉴定成骨细胞。在光镜下观察发现,在细胞膜上及其周围有多个棕黑色细微颗粒,在胞质内也可见到少量颗粒,此为ALP染色阳性细胞[图6-3(见文末彩图)]。

1. 偶氮偶联法 细胞加入孵育液,37℃(或室温下)孵育5~60分钟,双蒸水洗3~5分钟,4%甲醛溶液室温下固定10~15分钟,蒸馏水洗3~5分钟,甘油明胶封固。采用不同的重氮盐偶联磷酸盐和萘酚通过不同的显色物质来反映酶活性大小,用坚牢蓝B酶活性呈蓝紫色,用坚牢红TR酶活性呈红色。

2. Gomori改良钙钴法染色 细胞经10%中性福尔马林固定10分钟后,加入新鲜配制的孵育液,于37℃孵育4小时,流水洗10分钟,2%硝酸钴溶液作用5分钟,蒸馏水洗片刻,1%硫化胺水溶液(现配用)处理1分钟,最后甘油明胶封固。

(三)成骨细胞矿化结节检测

成骨细胞具有体外矿化的特征,肉眼可见黑色矿化结节的形态表现来反映成骨细胞骨形成功能。常用茜素红法、Von Kossa法及四环素荧光标记法染色显示成骨细胞矿化结节。茜素红法矿化结节呈紫红色,Von Kossa法矿化结节呈黑色,四环素标记法呈橘红色发光结节[图6-4(见文末彩图)]。另外,通过矿化结节计数,可反映成骨细胞的矿化功能。

(四)成骨细胞骨钙素检测

共聚焦荧光显微镜下可见胞质呈较强的绿色荧光,提示细胞内骨钙素含量丰富,骨钙素较高表达水平可特异性提示该培养方法所获得的大量细胞为成骨细胞。

(五)基质前体染色检测

成骨细胞可大量合成骨基质成分,组织化学PAS染色可显示成骨细胞胞质中大小不一的红色颗粒或团块状阳性物质。

（六）雌激素受体检测

成骨细胞上存在雌激素受体，可采用 ^3H 标记雌二醇放射性受体分析法，定量检测成骨细胞上雌激素受体含量。

（七）胶原蛋白检测

贴壁细胞经 1% 多聚甲醛溶液固定 10 分钟，I 型胶原抗体免疫荧光染色，荧光倒置显微镜下可见条索状荧光，表明培养的细胞具有产生 I 型胶原的特性。

三、成骨细胞功能测定

（一）增殖率测定

成骨细胞的增殖率直接反映细胞的生长情况，常用噻唑蓝（MTT）比色法测定，已被广泛应用。

（二）碱性磷酸酶比活性检测

检测碱性磷酸酶比活性，可反映成骨细胞分泌碱性磷酸酶的功能以及成骨细胞的纯度。

（三）分泌蛋白测定

成骨细胞是典型的分泌蛋白型细胞，具有合成分泌多种蛋白质的功能，其中骨钙素、胰岛素样生长因子 1、I 型胶原、转化生长因子 -β 与成骨细胞分化和骨形成功能密切相关。

（四）相关基因 mRNA 测定

用反转录 PCR（RT-PCR）技术检测成骨细胞骨钙素、胰岛素样生长因子 1、I 型胶原、转化生长因子 -β、成骨生长肽等 mRNA 的表达水平，可反映成骨细胞的功能状态。

（五）钙摄取功能测定

成骨细胞具有摄取和释放钙的功能，可用放射性核素标记 ^{45}Ca 测定成骨细胞的钙摄取功能。

第二节　破骨细胞的分离、培养、鉴定和检测

破骨细胞由造血源性单核前体细胞发育而成，是骨吸收的主要功能细胞。破骨细胞自1873 年被 Kölliker 等报道以后，关于其细胞生物学的认识与日俱增。目前认为破骨细胞的主要作用为骨吸收，能够启动骨重塑并清除旧的骨基质，在骨重塑周期中发挥重要作用。除了骨吸收功能外，破骨细胞还可以在骨重建的过渡期中促进成骨细胞的骨形成作用。破骨细胞功能的紊乱会导致骨重塑的不平衡性，从而导致各种骨疾病。

一、破骨细胞的形态及功能

成熟的破骨细胞是一种多核巨细胞，体积大，直径达 30~100μm。破骨细胞具有丰富的溶酶体、线粒体和大量的高尔基复合体和强大的细胞骨架系统。破骨细胞的胞膜上有质子泵，主要是空泡型质子泵，其功能是分泌酸。此外，破骨细胞含有极为丰富的酸性磷酸酶（其同工酶为抗酒石酸酸性磷酸酶）、溶酶体酶、甘油磷酸酶、葡萄糖醛酸酶、芳香基硫酸酯酶及组织蛋白酶等，存在于粗面内质网、高尔基复合体中。一旦破骨细胞附着于骨面形成骨吸收的微环境以后，即可通过分泌释放酸及酶，导致骨的吸收；前者导致骨矿物质溶解，后者导致骨的胶原降解，从而引起骨的破坏。

破骨细胞的主要功能是吸收矿化的骨基质，包括结晶羟基磷灰石的溶解和富含胶原蛋白骨基质的酶解。破骨细胞不仅参与骨发生过程，而且对骨发育成熟后的骨量维持起着关

键作用。当骨发育成熟以后,为维持骨量的稳定,破骨细胞在骨重建过程中继续发挥重要作用。

二、破骨细胞的分离与培养

(一)动物体外破骨细胞的分离培养技术

由于破骨细胞在骨组织内数量较少,与骨组织分离后十分脆弱,不易培养,因此长期以来对破骨细胞分子生物学特性的研究进展缓慢,直到 20 世纪 80 年代初期,Chambers 等首先建立了体外破骨细胞的分离培养技术并获得成功。经过不断努力,目前已经建立了鼠、兔等几种动物的破骨细胞分离方法。

1. 鼠破骨细胞的分离培养　鼠破骨细胞的培养有两种方法:①骨髓细胞培养,包括用四肢长骨机械分离法;②脾造血干细胞培养。骨髓细胞培养用 1 日龄新生大鼠,脱颈处死,75% 乙醇溶液浸泡 5 分钟,无菌分离股骨、肱骨和胫骨,剔净软组织并去除软骨骺,用 Medium 199 培养液清洗 2 次,然后于 Medium 199 全培养液(含 20% FBS、硫酸链霉素 100μg/ml、青霉素钠 100μg/ml,pH 7.2)中用解剖刀纵向剖开骨干,将骨质内表面刮入培养液,圆头吸管吹打骨碎片 5 分钟,静置 30 秒,吸取上层细胞悬液均匀接种于预置有牛骨薄片的 24 孔培养液中,每孔加培养液至 1ml,37℃、5% CO_2 环境中培养 30 分钟,以 Medium 199 培养液冲去未贴壁的细胞,更换为全培养液,每孔 2ml,3 天更换 1 次培养液。脾造血干细胞培养是利用 5- 氟尿嘧啶治疗的小鼠脾造血干细胞在 1,25- 二羟基维生素 D_3〔1,25-$(OH)_2D_3$〕和 PTH 与胚胎鼠颅盖骨共同培养作用下,生成具有抗酒石酸酸性磷酸酶(TRAP)活性、降钙素受体、褶皱缘和透亮区及骨吸收活性的破骨样细胞。

2. 兔破骨细胞的分离培养　出生后 24 小时的新生兔用断头术处死,分离出四肢长骨,去除表面附着的软组织和软骨骺,骨干在含 2ml HEPES 缓冲液(羟乙基哌嗪乙硫磺酸)的 199 培养液的培养皿中纵行剖开,用吸管吸取培养液反复多次吸吹骨髓腔和骨干内表面,使附着在骨片上的细胞游离,然后让碎骨片沉降 10 秒后,在预置有皮质骨磨片的 24 孔培养板中按每孔 1ml 加入破骨细胞悬液,置 CO_2 孵育箱中,37℃培养 30 分钟后取出骨片,在 199 培养液中轻振荡,洗去骨片上黏附不牢的细胞,更换培养板,每孔加入 1ml DMEM,置 CO_2 培养箱继续培养。

(二)人体外破骨细胞分离培养技术

Machonal 等于 1987 年首次在 1,25-$(OH)_2D_3$ 作用下用人骨髓培养出破骨样细胞。方法是选取全髋或人工股骨头置换术的患者,术中扩髓腔时用 5ml 注射器抽取股骨近端骨骺部红骨髓,加肝素振荡抗凝,D-Hanker 液等倍稀释,吹打均匀。稀释液缓慢铺于淋巴细胞分层液上,离心 10~15 分钟,得骨髓单个核细胞。用无血清 DMEM 培养液离心清洗 1~2 遍,弃去上清液,用体积分数为 20% 热灭活小牛血清的 DMEM 培养液稀释,调节细胞浓度为 $1 \times 10^6/ml$,加入预置盖玻片或骨片的 24 孔板中或 50ml 的培养瓶中,在 37℃、体积分数为 5% 的 CO_2 饱和湿度的条件下培养 1~3 周。培养液中含 100μg/ml 青霉素,100μg/ml 链霉素,1×10^{-7}mol/L 地塞米松和 1×10^{-8}mol/L 1,25-$(OH)_2D_3$。其中 1,25-$(OH)_2D_3$ 用时以无水乙醇溶解后以少量 DMEM 稀释,然后加入含有细胞的 DMEM 培养液中,使最终浓度为 1×10^{-8}mol/L,乙醇最终浓度低于体积分数 0.1%。培养液于 -20℃避光、密封保存。

三、破骨细胞的鉴定和检测

(一)形态学观察

破骨细胞形态学上既有单核细胞及吞噬系统细胞的特点,又有与其骨吸收功能相适应的结构。主要位于骨质表面和 Howship 陷窝内,胞体较大(直径约 20~100μm),成熟破骨细胞的核一般有 15~20 个,有的可以多达几十个甚至上百个。核一般为卵圆形,核膜较平滑,染色质颗粒细小,分布均匀,着色较浅,每个核可有 1~2 个核仁[图 6-5(见文末彩图)]。

(二)噬骨实验

在骨片上形成骨吸收陷窝是破骨细胞鉴定的重要标准,因为与破骨细胞类似的巨噬细胞无此功能。骨片的制备可利用新鲜牛股骨皮质骨,用金刚砂片切割成薄片,再用金刚砂石和磨玻璃磨成约 10μm 厚、6mm×6mm 大小的薄片,经超声波清洗后置 199 培养液中浸泡待用。骨吸收陷窝观察被用来评价体外培养破骨细胞骨吸收功能,以往多在扫描电镜下进行陷窝计数,采用 1% 甲苯胺蓝染液染色,利用骨吸收陷窝计数光镜法和计算机图像分析系统,可较为全面地评价骨吸收功能,计数结果与电镜法具有良好的相关性。

(三)抗酒石酸酸性磷酸酶(TRAP)染色

抗酒石酸酸性磷酸酶为破骨细胞胞质中的特征性酶,其表达和分泌与破骨细胞功能密切相关,是破骨细胞重要的酶组化识别标志。目前普遍采用偶氮偶联组化分析技术,在含酒石酸钠的酸性条件下,TRAP 将萘酚 AS-BI 磷酸盐水解产生 AS-BI,后者即与染液中六偶氮副品红结合,在酶活性部位形成不溶性红色沉淀[图 6-6(见文末彩图)]。

(四)降钙素受体染色

成熟的破骨细胞膜内含有丰富的降钙素受体(CTR)。CTR 只在定向破骨细胞前体和成熟破骨细胞表达,其他骨细胞和骨髓细胞均无 CTR 存在,是破骨细胞特异鉴别和分化指标之一,又是区分哺乳类破骨细胞和多核巨噬细胞的主要指标之一。用于检测破骨细胞 CTR 的方法较多,主要有放射自显影、生物素 - 亲和素 - 荧光法、放射性配基结合分析和受体 mRNA 测定等。

(五)破骨细胞标志性酶 mRNA 水平检测

破骨细胞分泌表达一系列与骨基质形态降解密切相关的酶,包括抗酒石酸酸性磷酸酶(tartrate-resistant acid phosphatase,TRAP)、Ⅱ型碳酸酐酶(carbonic anhydrase type Ⅱ,CAⅡ)、组织蛋白酶 K(cathepsin K,CK)等。RT-PCR 法是检测其 mRNA 水平,观察细胞因子、激素等药物影响的常用方法。

第三节　软骨细胞的分离、培养、鉴定和检测

广义的软骨根据软骨基质所含有胶原类型的不同来划分为纤维软骨、透明软骨和弹性软骨三种类型,纤维软骨的基质内主要含有Ⅰ型胶原,透明软骨的基质中主要含有Ⅱ型胶原,弹性软骨的基质内主要含有特殊的弹性纤维。1967 年 Manning 和 Bonner 将胰蛋白酶和胶原酶结合应用于关节软骨的消化,使软骨细胞从坚韧的软骨基质中分离出来,从而获得数量多、纯度高的软骨细胞。现在,大鼠、小鼠、兔、猪、狗、牛、马、人的软骨细胞均可以进行培养。

一、软骨细胞分离技术

软骨是由高度特异化的软骨细胞群和高度机化的细胞外基质组成,后者主要由Ⅱ型胶原和蛋白聚糖构成。由于软骨细胞包埋于致密的细胞外基质中,必须用机械性分离法和酶消化法去除细胞外基质才能获得游离的细胞。

将新西兰兔静脉空气栓塞处死后,无菌切取双膝股骨髁及胫骨平台软骨。置于超净工作台内,用含有双抗(青霉素和链霉素)的磷酸盐缓冲液(PBS)在无菌培养皿内进行漂洗,洗

去血污,剔除其滑膜组织。用解剖刀或眼科剪将软骨片切割成 0.5~1.0mm³ 大小的软骨块,此即机械性分离法。

用消化酶继续进行细胞分离,将软骨碎块移入 T25 或 T50 的培养瓶内,使用消化酶进行消化,进一步分散成单一的细胞。通常利用胰蛋白酶或胶原酶,或二者合用,还可加入乙二胺四乙酸(ethylenediaminetetraacetic acid,EDTA),通过与组织中的 Ca^{2+} 结合,促进细胞间的相互分离。细胞培养液中常用 5~10 倍于碎块体积的 0.1%~0.25% 胰蛋白酶,加入培养瓶内,置于 37℃水浴箱内振荡消化 10~30 分钟,加入含体积分数 15% 胎牛血清的培养液即可终止消化,500~1 000r/min 离心后弃去上清液,再加入不含血清的培养液,用吸管反复吹打成细胞悬液。重复上述步骤一次,经 200 目钢网或尼龙网过滤后即获得单个细胞。

在上述步骤完成后,加入 2 倍于碎块体积的 0.1%~0.2% Ⅱ型胶原酶,37℃水浴箱内振荡消化 3 小时。重复离心、冲洗等步骤,可获得数量更多的单一软骨细胞。

二、关节软骨细胞培养技术

关节软骨细胞的体外培养体系主要有体外单层关节软骨细胞培养体系、关节软骨细胞三维培养体系和体外关节软骨组织培养体系三种形式。

(一)体外单层关节软骨细胞培养

把分离好的细胞加入培养液中制成细胞悬液,然后测定悬液中所含的细胞数量并检查细胞活力。根据实验所需,调整细胞浓度接种于培养基内,放入 37℃、5%CO₂ 培养箱培养,隔天换液,倒置显微镜下观察其贴壁状况和生长情况。关节软骨细胞培养的培养基均采用半合成培养基,应用方便,细胞易于生长,常用的有 DMEM 等。因培养基中不含有细胞生长、分化所需的生长因子,可能还缺少其他影响细胞生长的某些特殊物质,同时不具有抗污染的能力,因此根据需要常添加胎牛或小牛血清和抗生素以及其他的生长因子等。

在体外进行单层培养的关节软骨细胞需要经过多次传代,是因为所培养的条件和自身体内的环境有着巨大差别,特有的关节软骨细胞表型会减弱进而消失,整个过程呈现"去分化"。正常的关节软骨细胞主要分泌Ⅱ型胶原,并被蛋白聚糖所形成的细胞外基质包裹着,而体外培养的关节软骨细胞主要分泌Ⅰ型胶原,被称为"去分化"。

(二)关节软骨细胞三维培养

使用琼脂等材料混合关节软骨细胞,与三维可降解支架材料复合后进行培养,将 pH 调整到恰当数值,使之呈现凝胶状态,是关节软骨细胞在三维立体结构中增殖的培养方式。建立类似于体内软骨发生时的微环境与高密度的种子细胞密切接触能加强细胞间的通信和信号转导,从而促进种子细胞向软骨细胞分化和关节软骨脱细胞外基质(extracellular matrix,ECM)的合成。

因为关节软骨细胞在三维支架中的增殖方式更类似自体微环境,有利于关节软骨细胞生成的特异基质和细胞因子附着于支架上,更有利于关节软骨细胞维持其表型,更贴近于体内微环境。现常用的软骨组织工程支架材料主要有两类:①天然高分子材料,如胶原、壳聚糖、藻酸盐、透明质酸(HA)、纤维蛋白及琼脂糖等;②合成高分子材料,如聚羟基乙酸(polyglycolic acid,PGA)、聚羟基丁酸酯和羟基磷灰石等。此方法的优点是三维立体培养使用的材料可在体内降解,为关节软骨细胞分泌特异性基质提供更多的内部空间。体外三维立体培养的成功取决于细胞的来源部位、支架的材料、接种密度、特异因子的数量等。

(三)体外关节软骨组织培养

体外关节软骨组织培养是将自体的关节软骨组织放在特异的反应体系中进行增殖培育的方式。剪切力、流体静压力、联合压缩力等反应器可提供一定的力学刺激,营造类似机体的微环境。组织工程中所应用的培养体系主要包括：①环绕混合培养器系统(orbital mixing in petri dishes)；②搅拌式生物反应器系统(turbulent mixing in spinner flasks)；③模拟微重力旋转生物反应器系统(simulated microgravity in rotating bioreactors)；④固体转动生物反应器系统(solid body rotation in rotating bioreactors)。在这些系统中，培养液是流动和可控制的，细胞不仅能够持续得到营养物质、进行气体交换并及时排出代谢废物，还可以提供机械调节信号，模拟体内细胞生长微环境增殖和分化。

三、细胞因子

已经证实许多细胞因子对软骨细胞增殖、代谢及干细胞向软骨细胞分化发挥重要作用。TGF 超家族成员包括 TGF 和 BMP，已被广泛应用于软骨诱导分化，但具体到体内应用，仍需进一步调控及优化，以防止骨组织生成。IGF 成员包括 IGF-1 和 IGF-2，其中 IGF-1 与软骨发育和再生关系密切，可以促进软骨细胞增殖及基质合成，并且诱导 BMSCs 向软骨细胞分化。bFGF 被认为可以促进 BMSCs 增殖及增强其软骨分化能力，还可以刺激软骨细胞合成胶原和蛋白聚糖，但其作用受浓度影响，浓度过高会影响其促合成作用而转向分解代谢。因各种细胞因子各有优缺点，目前倾向于多种细胞因子联合使用或序贯使用。研究表明，TGF-β₃ 结合 BMP-6 或 IGF-1 可以更有效地促进 BMSCs 向软骨细胞分化。研究发现序贯使用 TGF-β、bFGF 和 IGF-1，能使构建的软骨组织获得最好的生物化学和生物力学特征。

细胞因子的作用效果取决于多种因素，不同细胞对细胞因子的应答也不尽相同。最佳的调控及修复效果有赖于对细胞分化的深入认识及对细胞因子作用剂量、时间及给药方式的优化。

四、关节软骨细胞鉴定技术

(一) 生物学特性

关节软骨细胞体外培养过程中的主要问题是"去分化"，包括软骨细胞的体积增大及细胞外形的改变。在光镜下观察，原代培养的关节软骨细胞能够在培养器的底壁形成细胞团，1 周内生长迅速，细胞很快成片，外观呈典型"铺路石"样，而非成纤维细胞样的长梭形外观[图 6-7(见文末彩图)]。传代过程中的体外软骨细胞的形态呈现三角形或多角形，而"去分化"的关节软骨细胞多呈现扁平、巨大的"类上皮样细胞"的改变。

(二) 功能学特征

关节软骨细胞在体内生长发育时，先会分泌各种不同的胶原以及蛋白聚糖，之后将其结合成为关节软骨的基质。Ⅱ型胶原及蛋白聚糖是透明关节软骨的分泌物。Ⅱ型胶原及蛋白聚糖分泌的降低，Ⅰ型胶原表达的升高标志着关节软骨细胞"去分化"的发生，细胞已经失去关节软骨细胞的表型。因此，应用组织化学与免疫组化方法能够进行软骨细胞鉴定。

通过对其分泌的基质成分蛋白聚糖的甲苯胺蓝染色和Ⅱ型胶原的免疫组化染色。用原代培养的细胞接种于盖玻片做成细胞爬片，将铺满细胞的盖玻片取出，10% 福尔马林固定 20 分钟，根据甲苯胺蓝染色法进行染色。因蛋白聚糖为碱性糖聚合物，光镜下可见与甲苯胺蓝反应时呈蓝色或浅红色异染颗粒[图 6-8(见文末彩图)]。用原代培养的细胞接种于盖玻片，待细胞在盖玻片上长满后取出，PBS 冲洗，95% 乙醇溶液固定，苏木精衬染，通过免疫组化染色法进行Ⅱ型胶原表达量检测。光镜下观察Ⅱ型胶原染色时软骨细胞胞质呈棕黄色颗粒，胞核不着色[图 6-9(见文末彩图)]。

(三) 透射电子显微镜观察

取生长良好的第 2 代细胞，0.1% 胰蛋白酶消化后移入离心管中离心，3 000r/min 离心

5分钟。用3%戊二醛溶液固定后再用锇酸固定,丙酮系列脱水,环氧树脂包埋,切片后进行观察。镜下可见细胞核较大,多为圆形,形态不规则,核仁边聚,常染色质明显;胞质丰富,核糖体、线粒体较多,有丰富的粗面内质网及分泌小泡,泡内为合成的基质成分,胞质中还可见大量成团的糖原颗粒。

第四节　髓核细胞的分离、培养、鉴定和检测

早期髓核组织主要由脊索细胞和软骨样细胞组成。出生后脊索细胞逐渐减少,10岁以后逐渐消失,最终被髓核细胞取代。髓核细胞在形态学上、表型标志以及对环境刺激所作出的各种反应均与关节软骨细胞极为相似。髓核细胞所合成的极具亲水性、黏弹性基质——蛋白聚糖,使得髓核富含水分和极强黏弹性,因而椎间盘能够有效地吸收载荷,并能将其均匀传递到终板及纤维环。

髓核细胞的增殖能力较一般细胞弱,其培养方法及培养环境要求非常严格,现多源于软骨细胞培养法。既往研究表明,体外传代至第5代即可出现老化表现,可以模拟体内椎间盘退行性变的自然过程。将椎间盘细胞体外单层培养,并在培养液中加入不同浓度的胰岛素样生长因子1和血小板衍生生长因子,发现这两种生长因子均可降低椎间盘细胞的凋亡率,并且抑制效应与生长因子的浓度相关。通过髓核细胞和间充质干细胞的直接接触后,上清液中来源于骨髓间充质干细胞的胰岛素样生长因子1、转化生长因子β_1、表皮生长因子、血小板衍生生长因子含量明显增加。生长因子是调节软骨细胞表型的重要物质,而转化生长因子β_1等又能激活MAPK信号途径,促进骨髓间充质干细胞向髓核细胞转化,合成髓核细胞表达的特异性物质蛋白聚糖和Ⅱ型胶原等。在低氧环境及转化生长因子β_1存在的条件下,能使骨髓间充质干细胞趋于与髓核表型一致的方向分化,表明在特定微环境下骨髓间充质干细胞有向髓核细胞分化的潜能。

一、髓核细胞分离、培养

主要介绍人的体外髓核细胞培养方法。

(一)髓核细胞分离、培养过程

取手术摘除的髓核组织标本,置入预先准备好的内含少量DMEM/F12培养液的无菌培养瓶并置入冰盒内,迅速带回实验室。0.5小时内在超净台内剪碎消化培养。在无菌超净工作台中,将取出的髓核组织用PBS液冲洗3次去除血污,将组织剪碎成$1cm^3$大小的碎块,37℃下以0.25%的胰蛋白酶消化组织20分钟,800r/min离心5分钟,弃去上清液,37℃下用0.2%的Ⅱ型胶原酶静置消化4小时,至组织块逐渐消失,800r/min离心5分钟,弃去上清液,用DMEM/F12培养液吹匀细胞,再次离心,重复3次。用计数板进行细胞计数,按1×10^4接种于6孔板上层插槽中,共12孔,加入5ml含青霉素100U/ml、链霉素100U/ml和10%胎牛血清(FBS)的DMEM/F12培养液,37℃、5%CO_2的培养箱中培养,每2~3天换液1次。

(二)髓核细胞形态学观察

1. 倒置相差显微镜观察　初消化的髓核细胞为球形,具有折光性,锥虫蓝染色活性比率为95%左右。细胞贴壁缓慢,达80%贴壁需1周左右,逐渐伸展为短梭形或多角形,生长缓慢,1个月左右达80%融合。传代后细胞贴壁时间明显缩短,6小时即达90%贴壁率,且其增殖速度加快,7天就可达80%融合。4代后细胞突起逐渐延长变为长梭形,遮光性降低,增殖变慢,表现出细胞老化的趋势(图6-10)。

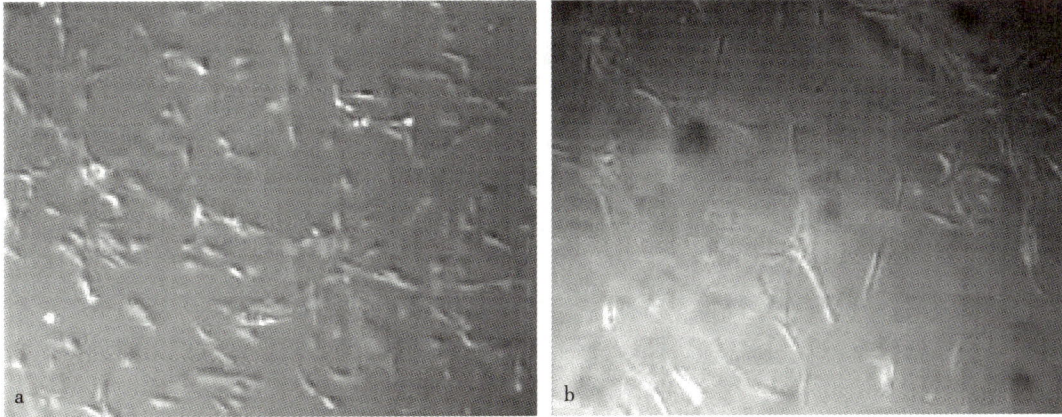

图 6-10 髓核细胞倒置相差显微镜观察
a. 原代髓核细胞(×100);b. 传 5 代髓核细胞(×100)

2. 透射电镜超微结构观察　髓核细胞的细胞核呈卵圆形,核表面光滑,有完整的核膜,核仁多偏于一侧,核内常染色质占优势。细胞质中可见到排列整齐的、长条状的粗面内质网,数量不多,线粒体少,内腔中嵴短且少,胞质内可见散在的初级和次级溶酶体,还有散在分布的纤丝。传代后的髓核细胞核表面不如前者光滑,粗面内质网有轻微的扩张。内质网外膜上的核糖体有脱粒现象,线粒体少且部分膜不完整,有些细胞内还可见到空泡。

二、小鼠髓核细胞的检测与鉴定

(一)甲苯胺蓝染色

细胞爬片成功后,去除培养液,磷酸盐缓冲液冲洗 3 遍,40g/L 多聚甲醛室温固定 20 分钟,磷酸盐缓冲液冲洗,滴加甲苯胺蓝染液,室温 30 分钟,自来水冲洗数秒,冰醋酸液分化数秒,蒸馏水洗 2 次,冷风吹干,用二甲苯进行透明处理,中性树胶封固。原代髓核细胞甲苯胺蓝染色阳性。

(二)髓核细胞Ⅱ型胶原和 CK8 免疫细胞化学染色

将细胞爬片用 PBS 振洗,多聚甲醛固定,PBS 振洗 3 次,体积分数 0.03 的过氧化氢室温 30 分钟以封闭内源性过氧化物酶,PBS 振洗 3 次,滴加 5% 正常山羊血清封闭非特异性背景染色、室温下 30 分钟,不洗,甩去多余血清,加 1：200 小鼠抗胶原Ⅱ单克隆抗体和 1：400 兔抗 CK8 单克隆抗体,4℃过夜,37℃复温 1 小时,PBS 振洗 3 次。分别加生物素羊抗小鼠或羊抗兔 IgG(1：100)37℃、30 分钟、PBS 振洗 3 次,加 SABC 复合物(1：100)37℃、30 分钟,用 PBS 冲洗 3 次,每次 5 分钟,自来水冲洗切片常规脱水、透明、封固、镜下观察。Ⅱ型胶原免疫组化染色阳性。CK8 免疫组化染色有少量阳性细胞,这些细胞形态呈圆形且比其他细胞体积大。

(三)采用流式细胞术测定 CD24 表达鉴定髓核细胞

将生长状态良好的第 3 代髓核细胞用胰酶消化后,调整细胞浓度为 $1×10^6/ml$,取 1ml 细胞,PBS 清洗后,将鼠抗人单克隆抗体藻红蛋白荧光素(CD24-PE)加入试管(总共 100μl)细胞悬液中,根据同型对照的荧光强度设定阴性细胞群,观察髓核细胞 CD24 阳性细胞表达率。

三、髓核细胞的分泌

正常情况下髓核几乎不含Ⅰ型胶原,主要分泌Ⅱ型胶原,占椎间盘胶原总量的 40%,多呈任意排列,胶原纤维中间间隔有大量的蛋白聚糖和水分;随着椎间盘的退化,Ⅱ型胶原的表达呈下降趋势,蛋白聚糖水分降低。TGF-β 是一种多功能的生长因子超家族,目前已发现 TGF-$β_1$~TGF-$β_5$ 共 5 种异构体,TGF-$β_1$ 具有多重生物学效应,能促进未分化和分化早期的软骨细胞增殖,并刺激Ⅱ型胶原核蛋白聚糖的合成。因此,TGF-$β_1$ 是椎间盘退行性变基因治疗中最为常用的细胞因子之一。Ⅱ型胶原是由 3 条同等的 α 链构成的三螺旋蛋白。首先,α 链前胶原在细胞内由脯氨酸和赖氨酸羟化酶作用,使脯氨酸和赖氨酸残基羟基化,然后羟赖氨酸残基的 O- 糖基化,链与链之间以及链内部的二硫键作用便形成了三链螺旋结构。接下来,三螺旋结构的前胶原特殊蛋白酶作用去掉 C- 和 N- 末端前肽,便形成了有序、成熟的胶原纤维及交联结构。三螺旋体之间多是赖氨酸羟化吡啶啶交联的,这一过程是由赖氨酸氧化酶细胞转化酶来介导的。在Ⅱ型胶原形成过程中,Ⅺ型胶原和Ⅸ型胶原的作用也不容忽视。髓核细胞中胶原的持续降解导致软骨破坏及关节退行性变。

第五节　神经细胞的分离、培养、鉴定和检测

我国自 1962 年以来就有过神经组织体外培养的研究报告,如成人小脑组织及大白鼠顶叶皮质神经组织、鸡胚神经细胞及神经母细胞瘤细胞株的体外培养等。

神经肿瘤细胞株的建立为神经生理、生化的研究提供了良好的条件。尽管该类细胞株可在体外多次传代,同时具有新生物特点及相当程度的可变性,但不能反映神经细胞在体内的正常状态。因此,神经生物学者们认为:神经细胞的原代培养更能代表神经细胞的正常情况。

原代分离培养是将胚胎哺乳动物的中枢神经系统的某部分组织如大脑、小脑皮质、下丘脑、海马、脊髓等从机体分离后,经过机械方法或化学方法的处理使细胞相互分离后进行接种。

一、神经细胞的分离和培养

神经细胞(神经元)主要获自神经干细胞及其诱导分化的终末神经细胞。神经干细胞的来源途径包括成体来源和胚胎来源两种。成体来源是指从成体神经组织或成体非神经组织中得到的神经干细胞;胚胎来源是指来源于早期胚胎或胚胎神经组织的神经干细胞。所有神经细胞都可视为神经干细胞的终末分化结构。

从成体神经组织中分离出的干细胞,在中枢神经系统中的确切功能存在争论,但从成体非神经组织中分离出的神经干细胞,在中枢神经系统中的功能十分明确。除中枢神经组织存在神经干细胞之外,骨髓、皮肤、血液、肌肉等成熟组织也存在可向神经干细胞分化的干细胞。Singh 等(2001)报道,已成功在体外将人和小鼠骨髓的间充质干细胞(mesenchymal stem cell,MSCs)通过加入特殊生长因子诱导分化出成熟神经细胞,提示成熟 MSCs 具有多向分化功能,可经诱导分化成神经组织细胞,也可逆向分化为另一种细胞类型。

(一)动物组织的选择

实践证明,只有胚胎动物正在发育的神经细胞才能在体外继续分化发育。不同动物具有各自的体外培养最佳胚胎胎龄,过早或过迟均不理想。小鼠或大鼠胚胎脊髓细胞以 12~16 天胎龄、大脑或小脑皮质以 16 天胎龄、交感神经节细胞以 20 天胎龄为宜。人类胚胎脑细胞培养,以 18 周胎龄以内者在体外生存较佳。

(二)新生乳鼠神经元分离培养

取出生后 1~2 天的新生乳鼠,在无菌条件下,去头皮、开颅、取出大脑,用生理盐水洗涤

切除脑膜的脑组织,再于 RPMI-1640 培养基中洗涤,将脑组织剪碎,加 0.25% 胰蛋白酶,在磁力搅拌器上 37℃消化 10 分钟,静置片刻,取上层液加入盛有 Hank 液的离心管中,残余组织再加入 0.25% 胰蛋白酶,如上法消化 7 分钟,取上层液加入盛有 Hank 液的离心管中,1 200r/min 离心 10 分钟,收集沉淀。如上法再洗涤沉淀一次。加入 RPMI-1640 培养基(含 10% 小牛血清)吹散、混匀、计数,按一定浓度接种于培养瓶中,置于 CO_2 培养箱中培养。

二、神经细胞的鉴定和检测

(一) 神经细胞形态鉴定

1. 体外形态学观察　未分化的神经干细胞主要以两种形式存在,一种是散在分布生长的神经干细胞,细胞大而圆,呈良好的活力状态;另一种是形成神经球的神经干细胞,呈岛屿状存活,边缘清楚,表面平滑,结构致密,隆起生长,组成细胞球的细胞圆润饱满,呈较佳活力状态,细胞间边界有的清楚、有的则因细胞正处于分裂期致使细胞之间呈未断开状。

2. 体内形态学观察　神经干细胞移植到人体后的形态学鉴定,除了活检方法外,至今尚无其他更好的办法。在动物实验进行的细胞标记对活体的影响无法肯定,并不适用于人类。正电子发射断层成像(positron emission tomography,PET)可用于人类活体的无创检测。

3. 标记物及鉴定　以免疫组织细胞化学或免疫荧光化学的实验方法即可对神经干细胞及其分化的神经元进行初步鉴定。通常联合荧光的化学特征与神经干细胞受体独特结构来对干细胞特殊群体进行鉴定,涉及的方法主要有细胞(荧光)标记物鉴别法和荧光激活细胞分选仪两种。细胞(荧光)标记物鉴别法则是以(附有荧光标记物的)信号分子作为相应细胞标记物,其荧光标记物可在荧光显微镜下被特殊光能激活,而使相应细胞被检测出来;荧光激活细胞分选仪(fluorescenceactivated cell sorter,FACS)是将含有荧光标记细胞的悬液在压力下以单细胞形式通过狭窄的喷嘴,在细胞通过的喷嘴处有激光光源作为必经之路,之后再通过电场,由于荧光细胞带负电,而非荧光细胞带正电,因而可利用这种带电差异分选出相应的细胞。

(二) 神经细胞功能鉴定

1. 碱性磷酸酶染色检测　未分化的神经干细胞可形成神经球(神经干细胞克隆形成),表面标记碱性磷酸酶呈阳性;神经干细胞一旦分化,表面标记碱性磷酸酶呈阴性。碱性磷酸酶在胚胎干细胞中也有明显的阳性表达,并非为神经干细胞的特异性表达。因此,碱性磷酸酶的检测结合克隆形态观察来判断神经干细胞是否发生分化。在 pH 9.0~9.6 的碱性条件下,碱性磷酸酶能使孵育液中的 α- 磷酸萘酚钠水解,产生萘酚,然后再与偶氮盐偶联,生成不溶性耐晒染料而呈现颜色。

2. 端粒酶免疫组化检测　像胚胎干细胞一样,神经干细胞也能表达高水平的端粒酶,这种酶能帮助保持端粒的稳定性,保护染色体的末端。端粒酶具有在胚胎组织中增殖的特点,其检测可使用 PCR 或 ELISA 法进行。

3. 神经干细胞特异性检测　对所培养细胞在不同阶段进行免疫细胞 / 组织化学鉴定,目的在于明确培养细胞所表达的特征性表面抗原标志。神经干细胞的标记物主要有如 Nestin、CD133、波形蛋白(vimentin)、Musashi-1 等。

4. 膜片钳检测　膜片钳技术(patch clamp recording technique)是以记录通过离子通道的离子电流,来反映细胞膜上单一(或多个)离子通道分子活动的技术。运用膜片钳技术不仅可以观察细胞膜的单离子通道,而且用多种模式对细胞进行电压钳制和电流钳制,以观察各种离子通道的电流及其调控。

5. 类神经递质生化物质检测　应用高效液相色谱仪分别定性、定量检测神经元样细胞的生物活性(如兴奋性氨基酸、多巴胺、乙酰胆碱、5-HT 等),从而推断神经干细胞的可靠性。该方法应用范围极广,特别是在神经科学领域。

第六节　骨髓间充质干细胞的分离、培养、鉴定及检测

随着分子生物学和细胞生物技术的发展,人们对干细胞的研究不断深入,干细胞移植已经被用于治疗急性心肌梗死、心力衰竭等心脏疾病。而在众多干细胞中,胚胎干细胞由于受到伦理道德等问题的限制,使成体干细胞逐渐成为研究的热点,其中间充质干细胞因取材方便,自我增殖能力强及具有多分化潜能等优点而备受关注。1966 年,Friedenstein 和 Petrakova 首次在大鼠的骨髓中培养出了间充质干细胞,1987 年 Friedenstein 等发现在培养皿中培养的贴壁骨髓单个细胞在一定条件下可分化为成骨细胞、成软骨细胞、脂肪细胞和成肌细胞,而且这些细胞经过 20~30 个培养周期,仍能保持其多项分化潜能,骨髓中的这种多能细胞,由于其能够分化为多种中胚层来源的间质细胞而被称为骨髓间充质干细胞。

骨髓间充质干细胞的生物学特性:体外培养的骨髓间充质干细胞在连续传代培养后仍然具有多向分化的潜能,而且能保持正常的核型及维持端粒酶活性;骨髓间充质干细胞虽不能自发分化,但在体内或体外的特定诱导条件下,可分化为多种细胞,如骨细胞、软骨细胞、脂肪细胞、肌腱细胞等;并且分化方向已定的细胞在一定条件下依然具有分化方向上的"可塑性",如肥大的软骨细胞可以转分化而表达成骨细胞的标志物;而已表达骨钙素的成骨细胞,又能被诱导表达成脂肪细胞。

骨髓间充质干细胞的生物学特性使其应用前景非常广阔:因为具有高度自我更新能力和多向分化的潜能,以及取材方便、体内植入后不良反应较弱等特点,它成为细胞替代治疗和组织功能理想的种子细胞。许多研究表明,骨髓间充质干细胞在退行性疾病、遗传缺陷病、组织器官的损伤性疾病等领域具有广阔的应用前景:骨髓间充质干细胞在体内或体外能够分化为肌肉细胞和神经细胞,为治疗退行性疾病带来希望;骨髓间充质干细胞或者是经过骨髓间充质干细胞诱导分化后的细胞还具有改善遗传缺陷组织的功能,如与 HLA 相结合的异基因骨髓移植治疗 I 型胶原基因突变所致的骨发育不良有一定的疗效;骨髓间充质干细胞与生物材料相结合,能够修复骨、软骨、肌腱和心肌等各种组织的缺损;骨髓间充质干细胞易于外源基因的导入与表达,这种特点结合骨髓间充质干细胞的多分化潜能,使它可能成为一种理想的基因治疗的靶细胞。

目前对骨髓间充质干细胞的分离、纯化、培养还没有统一的方法,现在较为常用的分离方法主要有:流式细胞仪分离法、免疫磁珠分选法、密度梯度离心法及全骨髓贴壁筛选法。后两种方法获得的骨髓间充质干细胞成分复杂,纯度不够高,而用流式细胞仪和免疫磁珠分离技术虽然可获得高纯度的骨髓间充质干细胞,但对细胞活性和分化能力有较大影响,而且实验条件要求高,需要骨髓量较大。目前最常用的是贴壁筛选法与密度梯度离心法相结合的方法,既可以增加分离骨髓间充质干细胞的纯度,又避免影响骨髓间充质干细胞活性,而且操作简便,成本不高。

一、骨髓间充质干细胞的分离培养

使用大鼠骨髓间充质干细胞的贴壁筛选法与密度梯度离心法相结合的方法:引颈法处死大鼠,用 75% 乙醇溶液浸泡 10 分钟,然后在无菌条件下取股骨和胫骨,除去骨表面附着的组织,用 PBS 清洗干净,剪去股骨近端及胫骨远端,暴露骨髓腔,然后除去股骨、胫骨

另一端的骨骺，并用大号针头在骨端的生长面上开一个小孔，用注射器抽取 10ml 含血清的 DMEM 培养液，反复冲洗骨髓腔，骨髓液直接冲入平皿内，将收获的全部骨髓液用注射器反复抽吸，以打散组织成为细胞悬液。收集细胞悬液，离心，用含血清的 DMEM 培养液重新悬浮沉淀的细胞，按 $1.5 \times 10^5/cm^2$ 接种细胞于培养瓶中，置于 37℃、5%CO_2 恒温培养箱培养。24 小时后将未贴壁的细胞转入另一培养瓶继续培养，以后每 3 天换液 1 次。贴壁层细胞达到 90% 以上融合时，经 0.25% 胰蛋白酶消化，然后接种于 T25 培养瓶中。

二、骨髓间充质干细胞的鉴定及检测

体外培养的骨髓间充质干细胞体积小，呈梭形、核质比例大，不表达分化的相关细胞表面标志，也不表达造血干细胞系的表面标志，但是表达 SH2、SH3、CD29、CD44、CD71、CD90、CD106、CD124、CD166 等多种标记分子。

(一)骨髓间充质干细胞的形态鉴定

使用倒置显微镜和吉姆萨染色观察骨髓间充质干细胞第 3 代细胞。取生长良好的第 3 代细胞，使用胰酶消化及 PBS 清洗 3 次，70% 乙醇溶液固定 5 分钟，晾干后 1% 吉姆萨染色 5~7 分钟，流水冲洗，乙醇阶梯脱水，二甲苯透明，中性塑胶封片，镜下观察细胞形态[图 6-11(见文末彩图)]。

培养观察中，发现原代细胞接种培养 24 小时后，细胞呈圆形，悬浮于培养液中。24 小时后部分细胞开始贴壁，呈圆形或多角形。第 6 天左右可见放射状排列的细胞集落，伸出长短不一、粗细不均的突起、胞核大(图 6-11a)。14 天左右细胞融合 80%~90%，呈漩涡状(图 6-11b)。传代细胞比原代细胞贴壁快，24 小时内已全部贴壁、伸展，增殖迅速，均匀分布生长，6~7 天可传代。当 80%~90% 铺满培养皿时，形成漩涡样单层(图 6-11c)。传代培养时，骨髓间充质干细胞表现出了高度的扩增能力。

透射电镜下观察骨髓间充质干细胞，使用 0.25% 胰酶消化第 4 代细胞，离心后加 PBS，吹打成细胞悬液，计数细胞密度达 $1 \times 10^6/$孔以上，1 000r/min 离心 5 分钟，PBS 洗 2 次，2% 冷戊二醛固定，然后在透射电镜下鉴定。可见骨髓间充质干细胞有两种不同的形态结构：一种是处于未分化或分化较低状态的小幼稚性细胞，核质比大，核大呈不规则形，可见 1 个大而明显的核仁，胞质内细胞器稀少[图 6-12(见文末彩图)]，另一种是处于相对活跃期的成熟大细胞，有 2~3 个核仁，核质比较小，胞质内含有丰富的细胞器，提示该细胞具有较强的蛋白质合成能力，能够分泌一些生长因子，维持自身生长分化。

(二)骨髓间充质干细胞表面标志流式细胞术鉴定

使用 0.25% 胰酶消化第 3 代及第 5 代细胞，离心后加 PBS，吹打成细胞悬液，计数细胞密度达 $1 \times 10^6/$孔以上，1 000r/min 离心 5 分钟，PBS 洗 2 次，75% 冰乙醇固定，分别加入 CD29、CD44 及 CD31，孵育 30 分钟后加入异硫氰酸荧光素(FITC)标记的二抗，再孵育 30 分钟，然后进行流式细胞术鉴定。结果表明随着传代培养的增加，CD29、CD44 阳性表达率越高，CD31 的表达率越低，即表明骨髓间充质干细胞的纯度越高。

(三)免疫细胞化学检测

以 CD34、CD29、CD44、CD45 为一抗，经 DAB 及苏木素轻度复染后，蒸馏水洗涤，显微镜观察。结果显示骨髓间充质干细胞高表达 CD29 和 CD44，不表达 CD34、CD45(造血系细胞表面标志)。

(四)阿利新蓝染色检测

体外诱导 3 周的大多数骨髓间充质干细胞胞质及胞外基质可染成较明显的蓝色，说明有大量的蛋白聚糖分泌。

（五）RT-PCR 检测

诱导组Ⅱ型胶原基因表达量与正常软骨细胞接近,蛋白聚糖基因也有较强的表达。

三、骨髓间充质干细胞多向分化能力

取生长状态良好的第 3 代骨髓间充质干细胞,加入不同的诱导液诱导分化后,分别采用Ⅱ型胶原免疫组织化学检测、茜素红染色、油红 O 染色对骨髓间充质干细胞的软骨向分化、骨向分化及脂向分化能力进行鉴定。可以发现骨髓间充质干细胞经软骨向诱导后,形态逐渐由纺锤状的成纤维细胞样向多角形的软骨细胞样转变,14 天可见部分细胞呈现透明的软骨细胞外观,21 天免疫组化检测到软骨细胞特异性Ⅱ型胶原;骨向诱导 21 天后运用茜素红进行钙化结节染色,可见为红色的致密结节;脂向诱导 14 天后用油红 O 染色显示脂滴呈红色,与脂肪组织内的脂肪空泡相似。

第七节　骨原细胞的分离、培养、鉴定和检测

骨膜为致密结缔组织,附着在除关节面、股骨颈、距骨的关节囊下区和某些籽骨表面以外的其他骨面。根据骨膜所在的部位将骨膜分为骨外膜和骨内膜。骨内膜附着在骨外膜附着处以外的所有骨表面,包括骨髓腔表面、骨小梁表面及长骨皮质内的哈弗斯管表面。骨外膜附着在骨的外表面,根据组织结构又将其分为浅表层的纤维层和深部的生发层。纤维层较厚,细胞成分少,主要为粗大的胶原纤维束,并且彼此交织成网,起固定骨膜和韧带的作用。生发层紧贴骨表面,其纤维成分少,排列疏松,血管和细胞丰富,有成骨能力,故又称成骨层,其细胞成分有未分化的间充质细胞、骨原细胞、成纤维细胞和血管内皮细胞。在胚胎期和出生后的成长期内,生发层由数层细胞构成,主要成分为未分化的间充质细胞和骨原细胞。在正常骨发育过程中,这些细胞直接分化为成骨细胞,参与膜内化骨;成年后骨处于重建缓慢的相对静止阶段,生发层相对变薄,间充质细胞和骨原细胞相对减少,不再排列成层,而是分散附着于骨的表面,参与终身缓慢进行的骨重建及骨折后的修复活动。骨外膜来源的骨原细胞在骨重建过程中可以向骨表面提供成骨细胞,对处于生长发育期且需要大量新细胞的皮质骨塑形及衰老过程的骨外膜成骨至关重要。骨原细胞还能参与软骨内化骨成骨过程。软骨内化骨成骨细胞直接来源于前成骨细胞,前成骨细胞作为位于邻近成骨细胞附着的骨形成表面的一个细胞层,主要由骨原细胞分化而来。骨原细胞为骨组织的干细胞,位于结缔组织形成的骨外膜及骨内膜贴近骨组织处。由于骨原细胞主要参与膜内化骨、软骨内化骨与骨重建,对于骨功能的维持起着非常重要的作用。

目前对骨原细胞的分离、培养还处于探索阶段,鉴于骨原细胞位于骨膜深部生发层的增殖细胞带内,即邻近前成骨细胞层,现在主要采用大鼠颅骨骨膜细胞的原代分离培养方法来获得骨原细胞,操作简便易行。

一、骨原细胞的分离和培养

骨原细胞属于骨外膜来源的成骨细胞前体成分。骨原细胞由多能的间充质干细胞分化而来,骨原细胞在进一步的分化过程中,又可以划分为早期可诱导的骨原细胞和晚期较成熟的定向骨原细胞,可诱导的骨原细胞需要在成骨诱导条件下才能转变为定向骨原细胞,而定向骨原细胞不需成骨诱导即可向成骨细胞方向转化。可诱导骨原细胞和定向骨原细胞均具有高度增殖潜能。由于骨膜深部的生发层含有大量的间充质细胞和骨原细胞,因此取骨膜

进行培养是获得成骨细胞祖细胞的重要来源之一。

鼠颅骨骨外膜细胞是研究骨外膜成骨的良好体外实验模型。骨外膜细胞培养方法取材简便,材料本身含有丰富的成骨细胞前体细胞。利用大鼠颅骨骨外膜细胞体外培养模型可获得相对单一的未完全分化的成骨细胞前体,传统的骨髓基质干细胞体外培养模型中含有相对较多未分化间充质干细胞及不同品系的祖细胞克隆,而骨外膜来源的细胞培养模型中含有更多的骨原细胞。从大鼠颅骨骨外膜分离的细胞可能为未分化的间充质细胞、骨原细胞及成纤维细胞的混合物,可能还混有少量的血管内皮细胞。在两步酶消化法分离培养过程中,第一步胰酶消化后去掉上清液,主要是为了去除成纤维细胞。在传代过程中,利用差速黏附法则去除了有可能残留的成纤维细胞。综上,利用上述大鼠骨膜细胞培养方法所得到的原代细胞可看作是未分化的间充质细胞和骨原细胞的混合物,经过传代及成骨诱导培养后可得到较为单一的骨原细胞。

(一)大鼠颅骨骨膜细胞的原代分离培养方法

使用大鼠颅骨骨膜细胞的酶消化筛选法与密度梯度离心法相结合的方法:Wistar 大鼠10 只,颈椎脱臼处死后投入盛有 75% 乙醇的容器内消毒 3~5 分钟,剪开头顶部皮肤,紧贴颅骨表面仔细分离大鼠额骨、顶骨及部分枕骨处形似菱形区域内的骨外膜(此处骨外膜无肌肉附着,较易分离),置于培养皿中,剪成 $1mm^3$ 左右的组织块。将组织块移入 50ml 离心管中,加入 0.1% 胰酶和 0.1% EDTA,置于 37℃ 水浴箱中消化 25~30 分钟。加入 35ml 左右 DMEM 终止消化,以 1 000r/min 室温下离心 2~3 分钟,弃去上清液。加入 1~2ml 0.5% Ⅰ 型胶原酶,置于 37℃ 水浴箱中消化 45~50 分钟后,再加入 35ml DMEM 终止消化,再用细胞筛过滤,去除未被消化的组织,将含有细胞的滤过液以 1 800r/min、室温下离心 8~10 分钟,弃去上清液。加入 10ml 普通培养液(含有 10% FBS、100U/ml 青霉素、100μg/ml 链霉素的 DMEM 培养液),吹打,混匀,制成细胞悬液,接种于 2 瓶 T25 的细胞培养瓶,放入 37℃、5% CO_2 细胞培养箱中进行培养。原代细胞第 5 天换液,去除无活性的细胞和组织碎片。以后每 3 天换液 1 次,待细胞汇合后传代。

(二)利用差速黏附法去除成纤维细胞

细胞汇合后,及时传代。在传代过程中利用成纤维细胞比成骨细胞前体细胞更易黏附到瓶皿表面的特性,去除残留的成纤维细胞。具体步骤如下:细胞汇合后,倒掉 T25 培养瓶中的培养液,以 PBS 冲洗 2 次,加入 1ml 0.1% 胰酶和 0.1% EDTA,吸管吹打或拍打瓶底,待大多数细胞离开瓶底后,及时加入 20ml DMEM 终止消化。以 1 800r/min 室温下离心 8~10 分钟,弃去上清液。加入成骨诱导培养液(普通培养液基础上加入 10mmol/L β- 甘油磷酸钠、10nmol/L 地塞米松及 50μg/ml 抗坏血酸),吹打,混匀,制成细胞悬液,接种于细胞培养瓶,放入 37℃ 的 CO_2 孵箱中进行培养。5~10 分钟后取出培养瓶,然后轻轻吸取上清液于另一培养瓶中再静置,重复此过程 1~2 次,最后仍悬于培养液中的即为纯化的前体细胞,即骨原细胞。

二、骨原细胞的形态鉴定

(一)倒置显微镜观察原代细胞培养和传代细胞培养的生长状态

原代培养 1 天镜下可见细胞贴壁展开,原代培养 3 天镜下可见细胞增殖旺盛,原代培养 5 天镜下可见细胞半汇合,原代培养 6~7 天镜下可见细胞接近汇合;传代细胞成骨诱导培养 8~9 天镜下可见细胞重叠生长,传代细胞成骨诱导培养 10~12 天镜下可见细胞结节形成、基质堆积,传代细胞成骨诱导培养 12~14 天镜下可见矿化结节形成。

(二)倒置显微镜观察原代大鼠颅骨骨外膜细胞的细胞形态

倒置显微镜下观察大鼠颅骨骨外膜细胞,可见原代大鼠颅骨骨外膜细胞形似成纤维细胞,呈纺锤形,有一个狭长的核,有很强的增殖能力,细胞分裂活跃,可见多核,在没有成骨诱导的条件下,骨膜来源的细胞在体外可以传一代。骨膜细胞经过成骨诱导一天可分化为成熟的成骨细胞,呈三角形、多角形,有较多突起,单核呈卵圆形,胞质丰富、清晰,成骨细胞是一种终末分化的细胞,不再分裂,也不能传代。

(三) HE 染色观察原代大鼠颅骨骨外膜细胞的细胞形态

组织在 4% 多聚甲醛固定 24 小时,75% 乙醇脱水 4 小时,85% 乙醇脱水 2 小时,90% 乙醇脱水 2 小时,95% 乙醇脱水 1 小时,100% 乙醇Ⅱ脱水 30 分钟。无水乙醇 5~10 分钟,二甲苯Ⅰ中 5~10 分钟,二甲苯Ⅱ中 5~10 分钟。石蜡包埋后进行切片,切片厚约 4μm。将切片漂浮于 40℃温水表面,摊平,于 65℃烤箱烘 2 小时,脱蜡至水,PBS 清洗 3 次,每次 5~10 分钟。于 EDTA 缓冲液中微波修复,中火至沸后断电,10 分钟后低火至沸。自然冷却后 PBS 清洗 3 次,每次 5~10 分钟。将切片放入 3% 过氧化氢溶液,室温孵育 10 分钟,PBS 清洗 3 次后,甩干,5% BSA 封闭 20 分钟。除去 BSA 后,每张切片加预备的 50μl,200 倍稀释的一抗覆盖,4℃孵育过夜。PBS 清洗 3 次,每次 5~10 分钟,除去 PBS 后,每张切片加 50~100μl 二抗,4℃孵育过夜。PBS 清洗 3 次,每次 5~10 分钟。去除 PBS,每张切片加 50~100μl DAB 显色液。显色完全后,蒸馏水冲洗,苏木素复染,1% 盐酸乙醇分化,流动水冲洗返蓝后,蒸馏水再次冲洗。切片经过梯度乙醇(70%~100%),10 分钟一个梯度,脱水干燥,二甲苯透明,中性树胶封固。显微镜下观察其形态结构。

显微镜下可见骨原细胞胞体较小,呈梭形;细胞质较少,呈弱嗜碱性,浅染且富于空泡;细胞核椭圆形,核染色浅淡。

(四) 透射电子显微镜观察原代大鼠颅骨骨外膜细胞的超微结构

在成骨诱导条件下,大鼠颅骨骨外膜来源细胞 1 天左右汇合,1 天出现细胞重叠生长,随后 1 天出现基质堆积,1 天左右形成矿化结节。在同一培养皿里,不同位置的细胞可能由于来自不同分化阶段的克隆前体,在分化发育上也可以出现不同步现象,有些位置可能会提前出现基质堆积及矿化结节。透射电子显微镜下可见生发层的骨原细胞有丰富的吞饮小体,但缺乏内质网、丝状伪足和细胞连接的复合体,并被胶原纤维、弹性纤维和独特的黏多糖基质包围,胶原纤维交织成网,弹性纤维较少,黏多糖基质电子密度较高。

三、骨原细胞的检测

(一) MTT 法检测骨原细胞的增殖活力

待细胞汇合后,经 0.1% 胰酶和 0.1%EDTA 消化,离心收集后用普通培养液吹打混匀,制成单细胞悬液,以 1×10^4/孔细胞的密度随机接种于 96 孔板,每孔 200μl。24 小时后细胞贴壁后,用 PBS 冲洗,每孔加入 180μl 无酚红成骨诱导培养液。每 3 天更换 1 次培养液。培养终止前 4 小时每孔加入 20μl MTT(5mg/ml),放入 5%CO_2 孵箱中继续孵育 4 小时。终止作用后,吸出培养液及 MTT,然后每孔加入 150μl 二甲基亚砜(DMSO),水平振荡仪上充分振荡 5~10 分钟,于 490nm 处用酶标仪测定各孔的 OD 值。

用 MTT 法测定骨原细胞培养第 3、6、9、12 天的细胞增殖情况。细胞增殖活力随培养时间的延长而明显增加,尤其以细胞培养至第 9 天和第 12 天细胞增殖活力增强最为明显。

(二) Von Kossa 染色法检测大鼠颅骨骨膜细胞成骨诱导后的矿化结节

将传代后的第 2 代细胞用成骨诱导培养液制成单细胞悬液后,以 1×10^5/培养皿的密度接种于 35mm 的培养皿中,成骨诱导培养后第 10~14 天观察到肉眼可见的白色矿化结节,可用于染色。培养皿用 PBS 冲洗 2 次,95% 乙醇固定 10 分钟,蒸馏水冲 3 次。使用 5% 硝酸银溶液染色,避光,室温孵育 30 分钟,再以蒸馏水冲洗 3 次后,紫外灯下照射 30 分钟。以 1%

中性红溶液染色30秒,以蒸馏水冲洗3次后,于显微镜下观察,并拍摄照片。

大鼠颅骨骨外膜来源细胞经成骨诱导培养后,经 Von Kossa 染色法可见矿化结节为黑色斑点或斑块状被染色的钙基质,即可证明原代分离培养的骨膜细胞为较为单一的成骨细胞前体,即骨原细胞。

(三) ^{3}H-胸腺嘧啶标记法(^{3}H-TdR)测定骨原细胞的增殖程度

^{3}H-TdR 掺入法检测细胞的增殖:细胞发生有丝分裂,细胞进入 S 期,此时在细胞培养液中加入氚标记的胸腺嘧啶核苷(^{3}H-TdR),可被细胞摄入而掺入 DNA 中,测定 ^{3}H-TdR 的掺入量,可判定细胞的增殖程度。具体方法如下:常规培养骨原细胞,待细胞汇合后,经 0.1% 胰酶和 0.1% EDTA 消化,2 000r/min 离心 10 分钟,弃去上清液,用生理盐水洗涤沉淀,2 000r/min 离心 10 分钟,弃去上清液。将沉淀移至滤膜上(注意将沉淀全部移入),减压抽滤,并依次以 10ml 生理盐水、5ml 5% 三氯醋酸(若有带色物质,用 30% 过氧化氢溶液脱色)和 3ml 无水乙醇抽滤。取出滤膜,60~80℃烘干,然后将滤膜放入装有 5ml 的闪烁液中(贴细胞的面朝上),用液体闪烁液计数器检测其脉冲数。用液体闪烁液计数器检测出骨原细胞内 ^{3}H 放射活性即可反映 DNA 的含量,间接判定骨原细胞的增殖程度。

(四) RT-PCR 法检测骨原细胞表面的 I 型胶原蛋白(Col I)和骨桥蛋白(OPN)等骨基质蛋白标记基因

提取骨原细胞总 RNA,Q5000 测定其总 RNA 的含量和纯度,用反转录试剂盒合成 cDNA 第一链,实时荧光定量 PCR 扩增试剂盒进行扩增,Col I 基因扩增条件如下:94℃预变性 2 分钟,94℃变性 1 分钟,59℃退火 1 分钟,72℃延伸 1 分钟,共 23 个循环,72℃最后延伸 7 分钟。OPN 基因扩增条件如下:94℃预变性 2 分钟,94℃变性 1 分钟,55℃退火 1 分钟,72℃延伸 1 分钟,共 25 个循环,72℃最后延伸 7 分钟。

用成骨诱导培养液诱导后的骨原细胞 Col I 和 OPN 基因表达明显增强。

(五) Western-blot 法检测骨原细胞表面 Col I 和 OPN 等骨基质蛋白标记分子

用 RIPA 裂解液提取骨原细胞总蛋白,Q5000 测定其总蛋白的含量,用 4× 蛋白上样缓冲液调整点样的蛋白质浓度为 50μg/10μl,10μl/孔,作 SDS-PAGE、转膜、封闭、滴加兔抗 Col I 多克隆抗体(rabit anti-Col I polyclonal antibody)、兔抗 OPN 多克隆抗体(rabit anti-OPN polyclonal antibody)、兔抗 GAPDH 多克隆抗体(rabit anti-GAPDH polyclonal antibody)(内参蛋白)等一抗孵育,滴加山羊抗兔 IgG 二抗孵育。采用 ECL Plus 超敏发光液染色观察,将溶液 A 和 B 等体积混匀后,按约 0.125ml/cm^2 膜面积进行染色,室温反应 1 分钟后置于 Image Lab3.0 进行曝光,曝光条件为:单个曝光时间 10 秒,总曝光时间 60 秒。蛋白条带灰度值用 Image J 图像分析软件进行处理与分析,计算目的蛋白的蛋白表达灰度值。目的蛋白相对表达水平 = 目的蛋白条带的灰度值 / 内参蛋白条带的灰度值。

用成骨诱导培养液诱导后的骨原细胞 Col I 和 OPN 蛋白表达明显增强。

(颜春鲁 胡一梅 桑晓文)

复习思考题

1. 什么叫细胞培养? 有何优缺点?
2. 为什么要进行细胞培养? 细胞体外培养有哪些注意事项?
3. 成骨细胞和破骨细胞能否共同培养? 与分开单独培养有何异同?
4. 透明软骨与弹性软骨、纤维软骨的组织结构有何异同?
5. 简述关节软骨的培养技术。
6. 髓核细胞的生物力学特性有哪些?

7. 骨髓间充质干细胞表面标记分子有哪些？试述表面标记分子的鉴定方法。

8. 试述神经细胞与成骨破骨细胞的偶联机制以及对它们的调控。

9. 试述骨髓间充质干细胞的成骨和成脂分化的特点。

10. 力学因素如何影响成骨细胞、破骨细胞的成骨和破骨机制？

11. 骨膜的组织结构特点是什么？骨原细胞的来源、功能是什么？定向骨原细胞如何诱导分化？

第七章

骨伤科分子生物学技术与方法

学习目标

通过本章学习,掌握 DNA、RNA、蛋白质的基本组成和功能,为骨伤科分子生物学相关实验的设计和完成奠定理论基础;掌握骨伤科学常用分子生物学实验方法操作以及相关标本的制备与保存。

分子生物学是一门从分子水平研究生命现象物质基础的学科,其基础是生物大分子,主要包括核酸和蛋白质。

核酸分为脱氧核糖核酸和核糖核酸两类。

脱氧核糖核酸(DNA)是一类带有遗传信息的生物大分子,因含脱氧核糖而得名,除了 RNA 病毒和噬菌体外,DNA 是所有生物的遗传物质基础。脱氧核苷酸是组成 DNA 的基本单位。DNA 由 4 种不同的脱氧核苷酸(dAMP、dGMP、dCMP 和 dTMP)通过 $3', 5'$-磷酸二酯键连接而成。组成脱氧核苷酸的碱基主要有 4 种,即腺嘌呤(A)、鸟嘌呤(G)、胞嘧啶(C)和胸腺嘧啶(T)。DNA 的结构目前一般划分为一级、二级、三级、四级结构四个阶段。

核糖核酸(RNA)是生物细胞以及部分病毒、类病毒的遗传物质。核苷酸是 RNA 的基本组成单位。RNA 由 4 种核苷酸按一定的顺序通过 $3', 5'$-磷酸二酯键连接而成。组成核苷酸的碱基主要有 4 种,即腺嘌呤(A)、鸟嘌呤(G)、胞嘧啶(C)、尿嘧啶(U),其中,U 取代了 DNA 中的 T 而成为 RNA 的特征碱基。与 DNA 不同,通常 RNA 为单链分子,不形成双螺旋结构,但很多情况下 RNA 也需要通过碱基配对原则形成一定的二级或三级结构来发挥其生物学功能。

蛋白质(protein)是生命的物质基础,是由一条或多条经过氨基酸脱水缩合形成的肽链组成的生物大分子。蛋白质的氨基酸序列是由对应的基因所编码。某些氨基酸残基翻译后被修饰而发生化学结构改变,发挥激活或调控功能。多个蛋白质往往通过结合成稳定的蛋白质复合物、折叠成一定的空间结构,发挥某一特定功能。

分子生物学的中心法则是指 DNA 将自身携带的遗传信息通过蛋白质进行表现的整个过程。包括 DNA 的自我复制、DNA 将遗传信息转录为 RNA、RNA 再将遗传信息翻译为蛋白质。

研究细胞成分的物理、化学性质和变化及与生命现象的关系,如遗传信息传递、基因复制、转录、翻译、表达调控和表达产物的生理功能、病理变化,以及细胞内信号转导机制等,在骨伤科学中的应用越来越广泛,例如用骨形成蛋白(BMPs)刺激骨折愈合以及骨再生就是分子生物学在骨伤科学中的应用。

第一节　聚合酶链反应技术

一、PCR 的基本原理

聚合酶链反应（PCR）是分子生物学继克隆和 DNA 测序后又一个主要的技术进步。PCR 是由 DNA 聚合酶催化的快速特异性在体外扩增目的 DNA 序列的放大技术，用以合成足够量的特异 DNA 片段进行研究和分析。PCR 技术于 1985 年开发，其原理是温度依赖的引物与模板的杂交、聚合，随后新合成双链 DNA 的变性和新一轮聚合，结果使基因组中的靶DNA 得到快速特异性扩增。

Taq 聚合酶属于热稳定酶，来源于居住在热温泉边的热耐受细菌，许多类似的热稳定聚合酶已被相继开发出来。Taq 聚合酶的出现使 PCR 变得更为实用，使 DNA 序列的扩增可在热循环条件下进行，1 个 DNA 模板和 2 条引物（一般 15~30 个碱基）以及核苷酸和 Taq 聚合酶共同孵育，引物与靶序列互补，靶序列的其余部分就被扩增。在低温（通常 50~60℃）下，引物退火混合液被加热到适宜的温度（一般为 72℃）使聚合酶充填到 DNA 模板上，从引物开始生产出一个双链 DNA。然后混合液又升高到 92~94℃，使已经产生的 DNA 双链变性，结果出现 2 条互补的模板链。这种热循环被再重复，原始模板序列得到了几何学（指数式）的扩增。

PCR 反应产物经琼脂糖凝胶电泳、荧光染料溴化乙锭（ethidium bromide，EB）/ 紫外线（UV）照相可视化，通过与标准相对分子质量比较，证实扩增片段的长度。产物片段也可从凝胶上提取出来再次扩增，并可被克隆入载体进一步处理或测序。

二、反转录 PCR 的基本原理

反转录 PCR（RT-PCR）是指扩增从 RNA 而不是从 DNA 起始。第一步是用反转录酶将原始 RNA 模板转录为 cDNA。反转录 PCR 最常用于 mRNA 序列的扩增，并且可定量检测极低水平的 mRNA 信号。根据 PCR 产物的量可估计 cDNA 的相对水平，但是在 PCR 反应中，模板 DNA 数量的微小差异、反应管中的不同温度和其他可变性因素都会产生非常大的扩增结果误差。

用 PCR 扩增 DNA 片段的反应中，经过多次循环后（大于 20~25 次扩增循环，根据模板数量和反应条件而定）PCR 产物就变为非线性反应。理论上，应在反应曲线的线性部分（在扩增低循环次数中）比较 PCR 产物量的多少，这样就可对每个反应管中原始材料中的模板数量进行定量。但是因为如上述所提到的实验可变性，所以定量的结果不是非常准确。定量比较在以用 PCR 从目的 mRNA 扩增 cDNA 为手段的基因调控研究中扮演着重要角色，现在已经有几个增加 PCR 定量准确性的方法出现，其中应用最广泛的就是实时 PCR（real-time PCR），即用荧光标记的特异性探针或者荧光染料对 PCR 产物进行标记跟踪，实时监控反应过程，应用相应的软件对结果进行分析，计算出待测样品的初始模板量。

三、实时荧光定量 PCR 的基本原理

传统 PCR 方法可对特定 DNA 片段进行指数级的扩增，并通过凝胶电泳的方法对扩增产物进行定性分析，也可以扫描用放射性核素标记后的光密度进行定量分析。无论定性还是定量都属于对 PCR 反应终产物的检测。但由于模板、试剂、各种因子等影响聚合酶反应，

因此终点 PCR 反应定量并不准确,很多情况下我们更需要的是未经 PCR 信号放大之前的起始模板量。

实时荧光定量 PCR(real-time quantitative PCR)最早出现于 1996 年,是在 PCR 反应体系中加入荧光基团,随着 PCR 反应进行、反应产物不断累积,荧光染料的量、荧光信号强度等比例增加,通过检测 PCR 扩增周期每个时间点上扩增产物的量,达到精确定量起始模板量的目的。

实时荧光定量 PCR 技术是基于荧光共振能量转移(fluorescence resonance energy transfer,FRET)的原理,即当一个荧光基团与一个荧光淬灭基团的距离近到一定范围时,就会发生荧光能量转移,淬灭基团会吸收荧光基团在激发光作用下的激发荧光,从而使其不发荧光。因此,选择合适的荧光基团和淬灭基团对核酸探针或引物进行标记,再利用核酸杂交和核酸水解所致荧光基团和淬灭基团结合或分开的原理,建立各种荧光 PCR 方法。

(一)实时荧光定量 PCR 检测方法

1. 实时荧光定量 PCR 荧光探针

(1) TaqMan 荧光探针:是寡核苷酸探针,其基本原理是在 PCR 扩增时,除了加入一对特异性引物,还要加入一条和模板互补的、针对扩增基因特异性的荧光探针(通常为 20~30bp),探针的 5′ 末端携带荧光报告基团(供体),通常为 6- 羧基荧光素(6-FAM);探针的 3′ 末端则标记淬灭荧光基团(受体),通常为 6- 羧基 - 四甲基 - 罗丹明(6-TAMRA)。探针完整时,5′ 末端荧光报告基团发射的荧光因与 3′ 末端的淬灭荧光基团接近而被淬灭,此时检测不到供体荧光信号。但随着 PCR 延伸,DNA 聚合酶的 5′- 端外切酶的活性将探针切开,此时游离的报告基团远离淬灭基团,打破 FRET 中的能量传递,激发报告基团产生的荧光信号可以被荧光检测系统检测到,即每扩增一条 DNA 链,就有一个荧光分子形成,实现了荧光信号的累积与 PCR 产物的形成完全同步。因此,检测荧光信号可以实时监控 PCR 过程,准确定量 PCR 的起始拷贝数。

(2) 荧光探针 - 分子信标:Tyagi 和 Kramer 于 1996 年首次建立了分子信标探针(molecular beacon probe),这是一种可以特异性识别核酸序列的新型荧光探针,通过与核酸靶分子杂交后发生构象变化发出荧光。分子信标是一种荧光标记的寡核苷酸链,一般由三部分组成:①环状区,由 15~30 个可以与靶分子特异结合的核苷酸组成;②茎干区,一般由 5~8 个可发生可逆性解离的碱基对组成;③荧光基团和淬灭基团,分子信标的两个末端分别标记荧光基团和淬灭基团。没有靶分子的时候,分子信标的荧光和淬灭基团靠得很近,荧光被淬灭。与靶分子结合后,分子信标的空间构型发生改变,导致荧光恢复。荧光基团被激发后产生的光子被淬灭剂淬灭,由荧光基团产生的能量以红外线而不是可见光形式释放出来。与模板配对后,分子信标将成链状而非发夹状,使得荧光基团与淬灭剂分开。当荧光基团被激发时,淬灭作用被解除,发出激发光子。PCR 扩增时,随着温度升高,发夹松开,与单链模板特异结合,发出荧光;荧光强度与模板成正比,故可用于 PCR 产物的定性及定量分析。因为分子信标技术具有极高的特异性和灵敏度,所以在临床诊断、基因检测、环境监测、活细胞成像、基因芯片与生物传感等方面得到了广泛应用。最近几年,为了提高检测目标分子的灵敏度,循环扩增技术在分子信标中的应用成为了研究热点,并广泛地应用于各类目标分子的检测中。

2. 实时荧光定量 PCR 荧光染料

(1) 荧光染料——SYBR Green:荧光染料是一种扩增序列非特异性检测方法,是荧光定量 PCR 最早使用的方法。荧光检测技术利用的是能与 DNA 结合的荧光染料,当染料与 DNA 双链结合时在激发光源的照射下发出荧光信号,其信号强度代表双链 DNA 分子的数量。目前主要使用的荧光染料是 SYBR Green I,这种高灵敏度、较低毒性的核酸染料最大激发波长是 497nm,最大发射波长是 520nm,在结合双链 DNA 分子后荧光增强 800~1 000 倍,其灵敏度较溴化乙锭(ethidium bromide,EB)更高,毒性较 EB 低,因此渐渐成为了定量 PCR 中的主要染料物质。游离的 SYBR 几乎没有荧光信号。当该染料与 DNA 双链的小沟特异性地结合以后,荧光信号能够成百倍地增加。在 PCR 反应体系中,加入过量 SYBR 荧光染料,SYBR 荧光染料特异性地掺入 DNA 双链后发射荧光信号,而无 SYBR 染料分子掺入则不会发射任何荧光信号,从而保证荧光信号的增加与 PCR 产物的增加同步。

(2) 荧光引物 LUX:荧光引物 LUX(light upon extension)是在荧光探针基础上发展而来的一项新技术,其基本原理是借助荧光直接标记引物来检测扩增产物的生成,达到无须另外设计探针、节约成本的目的。目标特异引物对中的一条引物 3′端用荧光报告基团标记。在没有单链模板的情况下,该引物自身配对,形成发夹结构,使荧光淬灭。在没有目标片段的时候,引物与模板配对,发夹结构打开,产生特异的荧光信号。与 TaqMan 荧光探针和分子信标相比,LUX 引物通过二级结构实现淬灭。

(二) 实时荧光定量 PCR 的定量方法

1. 绝对定量　此方法将标准品稀释成不同浓度,并作为模板进行 PCR 反应。以标准品拷贝数的对数和 Ct 值绘制标准曲线,而 Ct 值为每个反应管内的荧光信号达到设定阈值时所经历的循环数。对未知样品进行定量时,根据未知样品的 Ct 值,即可在标准曲线中得到样品的拷贝数。绝对定量的前提是要有一组稳定的标准品,可以是含有目的基因的质粒 DNA,也可以是比扩增片段长的纯化 PCR 产物,抑或是体外合成的单链 DNA 等,但前提是所有作为标准品的核酸都必须保证稳定。一般一条标准曲线取 4~5 个点,浓度范围要能覆盖样品的浓度区间,以保证定量的准确性。一般一个点重复 3~5 次。

2. 相对定量　相对定量就是通过检测目的基因相对于内参基因的表达变化来实现定量。内源性看家基因(house keeping gene)通常作为内参基因,如 *GAPDH*、*β-actin* 等,用这些基因的表达量作为标准,比较不同来源样本中目的基因表达量的差异。标准曲线法相对定量:该方法与绝对定量标准曲线法基本相似,但由于只是相对定量,故不需要精确测定标准品的拷贝数,只需要知道标准品的稀释倍数。

PCR 的重要应用之一是克隆新基因。例如,如果通过氨基酸分析仪获得一个蛋白质的部分序列,就可以用 PCR 克隆该蛋白质的编码基因。可以合成从氨基酸序列而来的兼并 DNA 引物(对于特定的氨基酸,在每一个密码位置上都使用了所有可能的密码组合),用来编码该蛋白质某片段的氨基酸序列。从靶细胞或组织中获得的基因组 DNA 或 cDNA 用兼并引物混合及扩增,靶 DNA 序列就会被正确互补配对的引物选择性地扩增出来,该片段在合成时可被放射性物质标记,或克隆入一个载体,随后再进行标记,就可以作为一个探针筛选适宜的基因组或 cDNA 文库。因此,包含所有或部分基因的 DNA 或 mRNA 序列就可以被分离和加工处理,或进一步研究。

PCR 克隆的另一个应用是通过克隆已知基因的同源基因,来发现基因家族的新成员或者是其他物种间的同源基因。基因的保守区(保守区是指与其他已知物种或同源家族成员一致或相似的基因区)通常都是编码蛋白质的重要功能区。合成与已知基因保守区互补的 DNA 引物,从目的 DNA 或 cDNA 中扩增靶序列。扩增的片段经凝胶纯化,再扩增,然后克隆入载体产生一个标记探针,用于筛选适宜的文库来分离及克隆同源基因。

Taq 聚合酶的能力有限,只能合成 1kb 以下的序列。但新的 PCR 酶却可以扩增长度上千 kb 的模板,而且,一些高保真 DNA 聚合酶具有强的校对阅读和更正功能,可以在聚合酶反应时更正 PCR 错误,增强扩增产物的准确性。

第二节　基因重组技术

基因重组技术是指对 DNA 和 / 或 RNA 分子片段进行改造,即将一个遗传物质与另一个遗传物质的部分重新组合。通常是将部分基因重组入质粒和细菌系统,从而生成预期的DNA、RNA 或蛋白质。比如重组蛋白质的来源是将希望高表达的蛋白质的氨基酸编码序列人为地插入一个细胞或生物的基因组,利用这个细胞或生物的转录和翻译机制生产出该重组蛋白质,分离纯化后可供使用。许多用于治疗的蛋白质如人生长激素、胰岛素、促红细胞生长素和凝集因子就是当前用基因重组技术生产的产品。此类重组工程产品的数量正在迅猛增长。重组 DNA 技术也已被应用于疾病的诊断和遗传异常的鉴定。

分子生物学家有一整套基本的工具进行 DNA 和 / 或 RNA 分子片段的改造(基因重组)。这种用简单的工具处理 DNA 的技能就像电脑中的剪切、粘贴和拷贝一样奇妙。分子克隆首先需要分离特异的 DNA 片段,制备这个特异 DNA 片段的大量同样拷贝。这个已被剪切下来的目的 DNA 片段叫靶序列。靶序列是用一种可以在 DNA 特异位点上切断双链 DNA 的、来自于细菌的限制性核酸内切酶,从邻接的 DNA 上切下来的。一个分离的 DNA 片段不能自主复制,需要将其整合到一个具有自主复制能力的 DNA 载体上。

最常用的载体是一种叫做质粒的单环双链 DNA,质粒可通过感染细菌,利用细菌的转录机制复制质粒的 DNA。噬菌体是另一种常用而复杂的载体。噬菌体为功能性病毒,可以感染细菌,利用细菌的转录翻译机制进行繁殖。载体 DNA 上含有抗生素的抗性基因,可用于筛选阳性克隆。

将 DNA 靶序列插入载体 DNA 的特异性克隆位点(特异性限制性酶切位点),是通过用限制性内切酶剪切载体 DNA,使其产生一个与靶 DNA 序列末端互补的碱基位点,然后用连接酶将靶 DNA 连接入载体 DNA 实现的。

将质粒转入细菌的过程叫转化。将噬菌体诱导入细菌的过程称为转染。因为靶序列区已经被重组进载体,当载体被诱导入细菌,靶序列的 DNA 就可以随着载体的复制而拷贝,产生一个重组 DNA 分子。

含有重组质粒的细菌,因为含有抗生素的抗性基因,可以在含抗生素的细菌培养液中生存而被分离出来。

下面以重组质粒 DNA 为例介绍基因重组技术的一般方法:

大肠埃希菌在 LB 培养液上培养,用碱性阴离子去污剂十二烷基硫酸钠(SDS)快速法从大肠埃希菌细胞中分离、提取、纯化质粒 DNA,再经限制性内切酶酶切后,进行琼脂糖凝胶电泳分离、溴化乙锭染色,在紫外灯下检测。

(一) 质粒 DNA 的提取与纯化

所有分离质粒 DNA 的方法都包括三个基本步骤:培养细菌使质粒扩增;收集和裂解细菌;分离和纯化质粒 DNA。采用溶菌酶可破坏菌体细胞壁,SDS 可使细胞壁裂解,经溶菌酶和 SDS 处理后,细菌染色体 DNA 缠绕附着在细胞壁碎片上,离心时易被沉淀出来,而质粒DNA 则留在上清液中。用乙醇沉淀、洗涤,可得到质粒 DNA。

(二) 质粒 DNA 的限制性内切酶消化和琼脂糖凝胶电泳分离、鉴定

限制性内切酶特异性地结合于被称为限制酶识别片段的特殊 DNA 序列之内或其附近的特异位点上,并切割双链 DNA。限制性内切酶对环状质粒 DNA 有多少切口,就能产生多少个酶切片段,因此检测酶切后的片段在凝胶电泳中的区带数,就可以推断酶切口的数目,

用已知相对分子质量的线状 DNA 为对照,通过电泳迁移率的比较,可以测出酶切后 DNA 片段的相对分子质量。

*Eco*R I 属于 II 型限制性内切酶,这类酶能识别双链 DNA 分子的特异核苷酸顺序,并能在此序列内切断 DNA 双链,形成一定长度和顺序的 DNA 片段。*Eco*R I 在双链 DNA 中的识别顺序为:

$$5'\cdots GAATTC\cdots 3'$$
$$3'\cdots CTTAAG\cdots 5'$$

下面举例的实验以商业化的 pUC19 质粒为标准,以实验室提取的 pUC19 质粒为样品,用限制性内切酶酶切,再经琼脂糖凝胶电泳分离酶切后片段,鉴定自制 pUC19 质粒 DNA。

(三) DNA 片段的回收与纯化

在含有各种大小不同的 DNA 混合物中(如限制性内切酶剪切的 DNA),分离纯化特定相对分子质量的 DNA 片段是基因工程技术的基础工作,实验室中最常采用的方法是凝胶电泳分离和回收,主要包括 DEAE 膜片法、透析膜片法和酚抽提法。下面主要介绍酚抽提法的原理和操作步骤。

酚抽提法是利用适当浓度的琼脂糖凝胶电泳将 DNA 片段分离后,切下含有目的基因条带的琼脂糖凝胶。在酚存在条件下将其冻结,使凝胶变性。离心后,含有 DNA 的电泳缓冲液可从变性胶中析出,用酚:氯仿:异戊醇再抽提一次,DNA 片段用乙醇沉淀、离心回收。

(四) 目的基因与载体的连接反应

1. 实验步骤 DNA 重组技术的核心步骤是 DNA 片段之间的体外连接。DNA 的连接就是在一定条件下,由 DNA 连接酶催化两个双链 DNA 片段相邻的 5′端磷酸与 3′端羟基之间形成磷酸二酯键的过程。

目前常用的 DNA 连接酶有两种,一种来源于大肠埃希菌,一种由 T4 噬菌体诱导产生。其中以 T4 DNA 连接酶应用较多,它不仅能催化带有互补黏性末端的 DNA 片段之间的相互连接,还能催化带有平端的 DNA 片段之间的连接。这两种作用在 DNA 体外重组中十分有用。

(1) 互补黏性末端的连接:如果限制酶在二重对称轴的 5′端切割底物 DNA 的每一条链,双链 DNA 交错断开,产生互补 5′黏性末端的 DNA 片段。例如 *Eco*R I 识别双链 DNA 中的顺序 GAATTC,切割如下:

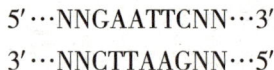

$$5'\cdots NNGAATTCNN\cdots 3'$$
$$3'\cdots NNCTTAAGNN\cdots 5'$$

所使用的消化条件不利于切割位点间的 4 个碱基对形成氢键。因此,两个末端相互分离:

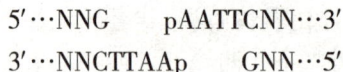

$$5'\cdots NNG \qquad pAATTCNN\cdots 3'$$
$$3'\cdots NNCTTAAp \qquad GNN\cdots 5'$$

如果带黏性末端的片段在有利于碱基配对的条件下温育,它们可以互相退火,被切割的磷酸二酯键又可用 DNA 连接酶重新连接而成。该反应需要 Mg^{2+} 存在,同时需要 ATP (T4 DNA 连接酶)或 NAD^+(大肠埃希菌 DNA 连接酶)。因为凡被 *Eco*R I 切割的片段都带有相同的 5′黏性末端,因此它们又能以新组合的方式互相结合。

如果限制酶在二重对称轴的 3′端切割每条 DNA 链,则 DNA 双链交错断开,产生带 3′黏性末端的 DNA 片段。例如,限制酶 *Pst* I 识别双链 DNA 的序列 CTGCAG 并将其切割成:

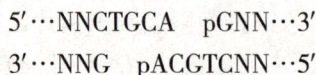

$$5'\cdots NNCTGCA \qquad pGNN\cdots 3'$$
$$3'\cdots NNG \qquad pACGTCNN\cdots 5'$$

任何由 *Pst* I 切割后产生的带黏性末端的片段都能与带相同黏性末端的片段相连接。

在黏性末端连接时,除重组体外还有一定数量的载体自身环化分子,这将产生转化菌中较高的假阳性克隆背景。针对这一问题,往往需要在连接前用牛小肠碱性磷酸酶(CIP)去除载体的 5′ 磷酸以抑制质粒 DNA 的自身环化。另外,如果用一种限制性内切酶切割载体和外源 DNA,连接时插入片段可以从两个方向插入载体中。黏性末端连接时还有一个问题是片段的多拷贝插入。欲筛选出含有正确插入方向和单拷贝插入片段的重组体,需要将重组体进行内切酶图谱分析。适当的插入片段与载体分子比率能减少多拷贝插入片段的形成,一般采用插入片段摩尔数:载体摩尔数为 2∶1。

(2)平端的连接:限制酶在二重对称轴上同时切割 DNA 的两条链,则产生带平端的片段。例如,*Sma* I 识别双链 DNA 的序列 CCCGGG 并将其切割成:

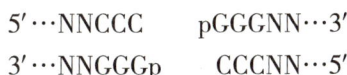

$$5′\cdots NNCCC \qquad pGGGNN\cdots 3′$$
$$3′\cdots NNGGGp \qquad CCCNN\cdots 5′$$

以这种方式产生的平端可用 T4 噬菌体 DNA 连接酶连接。平端之间的连接效率比黏性末端的连接效率要低,但平端连接极其有用,像 *Sma* I 这样的限制酶产生的平端不仅能与 *Sma* I 或其他限制酶产生的平端连接,而且能与补平 3′ 凹端或削平 3′ 及 5′ 黏性末端后的末端相连接。

2. 主要仪器、材料和试剂

(1)仪器和材料:台式高速离心机、保温瓶、0~20μl 微量加样器、Eppendorf 管、无菌重蒸水、Tip 头。

(2)试剂:10×DNA 连接酶缓冲液(购于生产厂家)、T4 DNA 连接酶。

(3)操作步骤

1)载体 DNA 的制备:用 *Eco*R I 消化 pUC19 质粒。酚抽提后,贮存于 –20℃ 冰箱备用。

2)ApoA I 基因片段的制备:取 pBR325-ApoA I 质粒 DNA 10μg,用 *Eco*R I 消化。通过电泳分离小片段 DNA。电泳定浓度后,贮存于 –20℃ 冰箱备用。

3)连接反应:①在一个 Eppendorf 管中,按表 7-1 加入各种溶液和试剂。载体与 ApoA I DNA 的摩尔数之比约为 1∶3~1∶5。总反应体积为 20μl。②将反应物置 4~8℃ 保温瓶中温育 4~16 小时。样品(连接物)可用于大肠埃希菌转化。

表 7-1　DNA 连接反应中的溶液和试剂

10×DNA	载体 DNA	ApoA I	重蒸水	T4 DNA 连接缓冲液	(pUC19)DNA	连接酶
aμl	bμl	1~2U	2μl	0.1μg	0.1μg	18-a-bμl

(五)大肠埃希菌感受态的制备和重组质粒 DNA 的转化

转化(transformation)是指细菌从周围环境中摄取 DNA,将外源 DNA 插入其自身基因组(或外源 DNA 能自身复制),并表现出相应功能的过程。它是微生物遗传、分子遗传、基因工程等研究领域的基本实验技术。

转化过程所用的受体细胞一般是限制 - 修饰系统缺陷的变异株,即不含限制性内切酶和甲基化酶的突变株,常用 R⁻、M⁻ 符号表示。受体细胞经过一些特殊方法(如电击法,$CaCl_2$、RuCl 等化学试剂法)处理后,细胞膜的通透性发生变化,成为能容许带有外源 DNA 载体分子通过的感受态细胞(competent cell)。在一定条件下,将带有外源 DNA 的载体分子与感受态细胞混合保温,使载体 DNA 分子进入受体细胞。进入细胞的 DNA 分子通过复制、表达实现遗传信息的转移,使受体细胞出现新的遗传性状,将经过转化后的细胞在选择性培养液中培养,即可筛选出转化体(transformant),即带有异源 DNA 分子的受体细胞。

本实验用 Ca^{2+} 处理受体菌（如大肠埃希菌）并诱导其短暂的"感受态"。DNA 与 Ca^{2+} 结合可形成对 DNase 有抗性的复合物，其结合在细菌表面，一个短暂的 42℃ 热休克可促进细菌摄取 DNA-Ca^{2+} 复合物，提高转化效率。然而，即使在最佳条件下，也只能将质粒导入一小部分细菌。为鉴别这些转化体，须利用质粒编码的筛选标记。这些标记赋予细菌以新的表型，使成功转化的细菌很容易被筛选出来。pUC19 质粒带有氨苄西林抗性基因（Amp^r）。以 pUC19 质粒或其重组体转化的大肠埃希菌能够在含氨苄西林的选择培养液上生长，而未转化的受体菌则不能在这种选择培养液上生长。

（六）含重组质粒的细菌菌落的鉴定

从转化后得到的克隆中初步筛选含有重组 DNA 的克隆，最简便快速的方法是与微生物技术配合的遗传学方法。目前经常使用的载体都携带可供选择的遗传学特性，如常用的质粒一般具有抗药基因。

利用载体 DNA 的遗传学特性进行筛选是初筛的第一步。鉴定含有重组质粒细菌菌落的常用方法有 4 种：①α 互补；②小规模制备质粒 DNA 并进行限制酶酶切分析；③插入目的基因片段；④杂交筛选。

下面介绍其中的两种方法：

α 互补：某些质粒（如 pUC 系列）带有一个大肠埃希菌 β- 半乳糖苷酶基因（$lacZ$）的调控序列和前 146 个氨基酸的核苷酸序列，该序列不能产生有活性的 β- 半乳糖苷酶。这种载体转化入编码 β- 半乳糖苷酶 C 端部分序列的宿主细胞后，虽然宿主和质粒编码的片段各自都不能产生有活性的 β- 半乳糖苷酶，但是它们融为一体后，可产生有活性的 β- 半乳糖苷酶。这种作用称为 α 互补。由 α 互补而产生的 $lacZ$ 细菌易于识别，因为它们在生色底物 5- 溴 -4- 氯 -3- 吲哚 -β-D- 半乳糖苷（X-gal）存在下形成蓝色菌落。然而外源 DNA 片段插入到质粒的多克隆位点后，将使 $lacZ$ 基因失活。因此，带重组质粒的细菌形成白色菌落。由于这种颜色标志，重组克隆和非重组克隆的区分一目了然，这种筛选方法也称为"蓝 - 白筛选"。

小规模制备质粒 DNA 并进行限制酶酶切分析：在本实验中，通过凝胶电泳将转化子质粒与 pUC19 的相对分子质量大小进行比较，pUC19-ApoA I 即是在 pUC19 质粒上插入一段 0.89kb 的 ApoA I 基因片段，其相对分子质量大于 pUC19，其电泳速度比 pUC19 慢。本实验中，取电泳速度比 pUC19 慢的质粒，用限制酶 EcoR I 进行酶切，然后进行凝胶电泳，将样品 DNA 的 EcoR I 消化物与 pBR325-ApoA I 和 pUC9 的 EcoR I 消化物进行比较。pUC19 的 EcoR I 消化物在凝胶中为一条带（2.7kb）。pUC19-ApoA I 的 EcoR I 消化物在凝胶中被分为两条带（0.89kb 的 ApoA I DNA 和 2.7kb 的载体）。pBR325-ApoA I 的 EcoR I 消化物在凝胶中亦分为两条带（0.89kb 的 ApoA I DNA 和 5.4kb 的 pBR325 载体）。

第三节　核酸杂交技术

核酸杂交（nucleic acid hybridization）是指具有互补系列的两条核酸单链在一定条件下按碱基配对原则形成双链的过程。杂交的双方分别称为探针与待测核酸，杂交后形成的异源双链分子称为杂交分子。

核酸杂交的基本原理是：具有互补序列的两条单链核酸分子在一定条件下（适宜的温度及离子强度等）碱基互补配对结合，重新形成双链；在这一过程中，核酸分子经历了变性和复性的变化，以及复性过程中各分子间键的形成和断裂等。在杂交体系中已知的核酸序列称为探针（probe），探针通常用于进行核素和非核素示踪标记。

利用互补碱基的氢键特性可将标记的 DNA 或 RNA 片段作为探针,用于检测与其互补的另一条 DNA 或 RNA 片段。这个杂交技术的过程是指通过互补碱基的氢键形成 DNA 或 RNA 的杂交,这个名词目前已被更广泛地应用在 RNA 或 DNA 互补链的结合中。杂交或互补序列的有效结合受盐浓度、温度和特殊化学成分如甲酰胺(形成氢键)等化学条件的影响。高温低盐条件使氢键解离、杂交分离或降解。杂交的最适温度与参与聚合物的类型(RNA 对 DNA)有关,并且也依赖于嘧啶与嘌呤碱基的百分比,因为 GC 配对是三个氢键,较 AT 和 AU 配对的双氢键要紧密。

任何 DNA 或 RNA 序列均带有某种标记物。最常用的标记物是放射性物质,通常用 ^{32}P 标记核苷酸。其他类型的标记物包括核苷酸荧光赘生物,或共价键生物分子如地高辛或生物素,它们可以被特异性的抗体所检测。用这些标记的探针混合到一个 DNA 或 RNA 片段中并与其杂交就能用于证实互补核酸的存在。

标记探针的基本方法有 3 种,即切口平移、随机引物和末端标记。切口平移是用 DNA 聚合酶 I 处理双链 DNA,核酸酶可以解开相邻两个核苷酸的磷酸键产生 DNA 的单链切口,切口的 3′ 端暴露的羟基作为 DNA 聚合酶的引物位点,沿着 5′ 到 3′ 的方向合成延伸 DNA,同时沿着合成方向降解这条链的非标记部分。反应混合液中的放射性脱氧三磷酸核苷酸在反应时混入新合成的 DNA 中就形成了标记探针。随机引物的方法是双链 DNA 首先解链,分解成单链 DNA,随之将随机合成的短寡核苷酸引物、标记的脱氧三磷酸核苷酸及 DNA 聚合酶加入其中,结果沿着引物结合的两条链在随机位点上合成互补的 DNA。DNA 分子也可用末端标记的技术标记,即多聚核苷酸激酶将标记的磷酸加在 DNA 的 5′ 端;另一个是末端转移酶,它可将标记的单个核苷酸加到探针 DNA 的末端。

双链 DNA 探针的一个缺点是互补双链彼此互相与靶序列竞争,单链探针可避免这种缺点。单链探针也可以用克隆法生成,将靶 DNA 克隆入载体,RNA 聚合酶依 DNA 模板在合成中将标记的核苷酸加入探针链而完成探针合成,以这种方式合成的一条 RNA 探针被称为 RNA 探针(riboprobe)。因为聚合酶有方向性的不同,所以根据使用酶的不同可以合成正义链或反义链探针。

事实上 DNA 或 RNA 探针与互补序列的杂交在证实靶 DNA 或 RNA 序列是否存在方面已有大量的应用。其中一个应用就是验证克隆文库中的某个特异 DNA 序列是否存在。用与靶 DNA 序列互补的标记探针序列筛选噬菌体克隆斑或转化质粒细菌克隆的方法被称为斑点或菌落杂交。将硝酸纤维素滤膜或尼龙滤膜放置在培养物的表面,斑点和菌落可以被转移到上述两种膜上,这个滤膜已按原培养器的排列做了记号。将 DNA 解链并固定在滤膜上,将滤膜孵育在放射性标记的互补靶序列探针的缓冲液中,使探针与噬菌体或质粒表达的靶 DNA 杂交。用一个具有增加打开氢键或降解弱交互作用倾向性的洗液洗去滤膜上非特异结合的成分及过量的探针,这个倾向性叫取向,是通过升高温度、减少盐或甲酰胺的浓度来实现的。高的取向性条件使紧密杂交的链不受破坏,如此就可筛选出与探针序列互补的、准确匹配的序列。如果试图从一个不同种属间克隆一个同源基因,可能没有完全一样的序列。低取向性条件允许同源序列可以有一定程度的错配序列杂交。洗膜、干燥后放在 X 线胶片上,杂交克隆在胶片上呈现一个暗点。这些具有放射性探针杂交的区域可以与培养板原始区的部位相对应,为阳性克隆。这些定位一致的斑点或菌落克隆可以被转移、再培养和进一步研究。

另一种用标记探针证实特异性 DNA 片段的方法是将琼脂糖电泳分离的 DNA 带用 Southern 印迹处理。经限制性酶消化的 DNA 片段和一个泳道的已知大小的标记标准 DNA 同时进行琼脂糖电泳,双链 DNA 片段经强碱处理后变为单链并在电泳中按大小被分开。将硝酸纤维素滤膜或尼龙滤膜放在胶上面,在毛细作用下单链 DNA 就被转移到膜上,膜上的位置与它们原始的胶上位置相对应。这个浓缩的 DNA 就在一个平面固定在滤膜上,然后将膜与靶序列互补的探针杂交。适当洗涤去除过量探针,干燥并用放射性自显影分析,靶序列的区域在胶片上显出暗带。带的密度与待测样本中的有互补序列的 DNA 片段的数量成正比。片段的大小可以通过与标准相对分子质量的斑点相比而确定。DNA 印迹法常常被用于测定临床病原的基因以及遗传病的诊断。

RNA 印迹可用于检测种属特异的 RNA 存在并进行定量分析,通常用于 mRNA。mRNA 是从细胞或组织中分离出来的,为了能检测到 poly(A)+RNA,必须对其进行纯化浓缩。与 DNA 印迹法一样,mRNA 也需要进行琼脂糖电泳,但是由于 mRNA 的平均长度较短,所以一般不需要限制性消化。

当 mRNA 被电泳区分大小后,凝胶被转印到滤膜上,用与靶序列互补的 cDNA 探针或 RNA 探针与膜上斑点杂交、放射性自显影(适当的洗涤后)。放射性自显影杂交带的强度表明目的 mRNA 的存在及其数量多少,其相对分子质量也有助于证实其一致性。胶片上的曝光量与 mRNA 的数量成正比。可以用计算机辅助图像分析系统对其数字化定量。标记合成的寡核苷酸也可像 RNA 探针一样被用作探针。非放射性探针也已经被使用,它是将斑点与适当的化学底物或抗体共同孵育,最后在 mRNA 与探针杂交的部位显现出颜色。在凝胶上样过程中,一个泳道与另一个泳道 RNA 的量有很大差别,而且在 RNA 印迹中重点要注意的是上样信号的标准化控制和相关 mRNA 水平的正确测量。有许多基因包括 *GAPDH* 和 *Actin* 在许多细胞中不受调控而稳定表达,这些基因被称为管家基因。将管家基因作为 RNA 印迹杂交的第二个探针与 mRNA 同时上样,管家基因的 mRNA(与靶 mRNA 的相对分子质量不同)就可以使上样标准化。第二个 RNA 印迹上样标准化的通用方法是在转膜前(适用于细胞总 RNA)用 EB/UV 照相记录,高丰度的 18S 和 28S 的 RNA 带很容易在溴化乙锭荧光下显色,通过图像分析就可对带的强度作数字化定量,随之就可对不同上样泳道的 mRNA 信号进行合乎标准的定量。

基因的表达也可以在完整的组织切片上原位被分析,它可以提供许多从提取 RNA 分析中所不能得到的信息。因为许多组织中都包含多种类型的细胞,要证实某种特殊细胞的基因表达,只有通过对 mRNA 或 DNA 序列的定位才能确定。将细胞或组织用固定剂固定在显微镜用的玻璃片上,使 RNA 和 DNA 与蛋白质在细胞内发生交链。为了去除切片中的骨成分,一般都要用酸溶液或钙螯合剂乙二胺四乙酸(EDTA)进行脱钙。要使探针能与固定的 RNA 或 DNA 相接触,还必须用去污剂或溶剂将细胞膜上的脂性成分消除。所用的探针可以是 cDNA、RNA 探针,也可以是合成的寡核苷酸,而且在合成中要用放射性核苷酸掺入标记(一般是 ^{35}S 或 ^{32}P),或是用荧光赘生物,也可以用免疫检测生物分子如生物素或地高辛进行标记。探针杂交后用增加专一性的溶液去除未结合的探针,玻片经过处理后就可用于探针的检测。对于放射性标记探针,用感光材料包裹玻片,在有放射活性的区域就会有银颗粒被固定,从留下的暗点就可找到靶序列的部位。对于荧光探针,将玻片置于荧光显微镜下就可直接用肉眼观察。对于免疫检测分子,用一个可与探针结合的抗体与探针共同孵育,再用一个二抗或一个与抗体结合的酶与抗体发生化学反应,其产物使溶液显色,因此玻片上的显色区也就表明了靶序列所在部位。

原位杂交可以给组织和细胞基因表达的定位提供更详细的资料。虽然可以用短的寡核苷酸探针,但长探针通常可增加特异性,而且在一定程度上长探针对于检测低水平的信息更为敏感。不同部分的 mRNA 探针的混合物可以增加敏感度,因为 RNA/RNA 杂交比 DNA/RNA 杂交有更高的稳定性,所以在这种情况下,RNA 探针具有更好的信噪比。因为可能有非特异结合的背景,所以原位杂交的对照设置非常重要,而且对照设置也是正确阐明结果的一个衡量标准。用正义探针和反义探针进行杂交比较是确保杂交特异性的一个方法。组织切片也可以含有内对照的成分,比如切片上含有某个特异细胞,已知其表达或不表达靶序列。原位 PCR 技术,是用特异引物和标记的核苷酸组成的反应混合液加到经过适当固定并具有良好渗透性的组织或细胞切片上,然后对切片进行 PCR,这样就能在原位水平检测到非常低水平的信号。

核酸杂交技术被广泛应用于基因克隆的筛选和酶切图谱制作、基因组中特定基因序列的定量和定性检测、基因突变分析以及疾病的诊断等方面。它的应用也大大推进了分子生物学的迅猛发展,如基因芯片就是分子杂交技术进一步扩展的产物。

下面具体介绍核酸杂交的基本技术。

一、DNA 探针的制备

原理:用于检测的已知核酸片段被称为探针。为了便于示踪,探针必须加以标记,如用放射性核素(^{32}P 和 ^{35}S)或非放射性核素(地高辛、生物素、荧光素)来标记 dNTP。

常用的标记法主要有切口平移和随机引物两种。

1. 切口平移法 线状、超螺旋及带缺口的环状双链 DNA 均可作为切口平移法的模板。首先,极微量的 DNase I 在 Mg^{2+} 的存在下,在 DNA 链上随机形成单链切口。利用大肠埃希菌 DNA 聚合酶 I 的 $5' \rightarrow 3'$ 外切酶活性在切口处将旧链从 5' 端逐步切除。同时,在 DNA 聚合酶 I 的 $5' \rightarrow 3'$ 聚合酶活性的催化下,在切口的 3'-OH 上合成新的 DNA 单链。如果在反应液中含有一种或多种标记的核苷酸(如 ^{32}P dNTP),则这些标记的核苷酸将替代原来的核苷酸残基,从而形成高放射活性的 DNA 探针。

2. 随机引物法 采用随机组合的六核苷酸片段混合物作为 DNA 合成的引物。这些混合的寡核苷酸总可以在 DNA 模板上找到能够互补配对的区段,基本上适用于所有的 DNA 模板。于 100℃使 DNA 模板变性后,将模板与引物混合。由于引物很短,很容易与模板 DNA 结合,在 Klenow 酶的存在下,合成新的 DNA 链,在此过程中,将带有标记物的 dNTP 掺入新合成的 DNA 链中。标记的 DNA 探针经 Sephadex G-75 柱除去游离核苷酸后,就可用于分子杂交实验。使用放射性核素探针时,可通过对 X 线片曝光确定杂交反应的结果。使用非放射性核素探针时,则可通过酶联免疫反应或免疫荧光法确定杂交反应的结果。加入的随机引物越多,探针合成的起点越多,得到的探针越短。

二、Southern 印迹法

原理:Southern 印迹是指将电泳分离的 DNA 片段转移到固相支持物上的过程。DNA 分子被限制酶酶切,经琼脂糖凝胶电泳将所得 DNA 片段按相对分子质量大小分离,然后将含 DNA 片段的琼脂凝胶变性,并将其中的单链 DNA 片段转移到硝酸纤维素滤膜或其他固相支持物上,而各 DNA 片段的相对位置保持不变。这种滤膜即可用于下一步的杂交反应。利用 Southern 印迹法可进行克隆基因的酶切图谱分析、基因组某一基因的定性及定量分析、基因突变分析及限制性片段长度多态性(RFLP)分析,等等。

本实验用限制酶 EcoR I 消化 pUC19-ApoA I 质粒,通过琼脂糖凝胶电泳按大小分离所得片段,随后将 DNA 在原位进行碱变性,并从凝胶转移至硝酸纤维素滤膜(Southern 转移)。DNA 转移至滤膜的过程中,各个 DNA 片段的相对位置保持不变。将固定在膜上的 DNA 与 0.89kb 的 ApoA I DNA 探针(放射性核素或生物素标记)进行杂交,经放射自显影(^{32}P)或显色(生物素)可确定与探针互补的电泳条带的位置。所获得的条带可证实与 ApoA I DNA 探针互补 DNA 的存在。将条带的位置与凝胶中 DNA 标准参照物的位置(电泳后已拍照)进行比较,可以确定 DNA 片段的大小。

三、Northern 印迹法

原理:Northern 印迹是指将 RNA 变性及电泳分离后,将其转移到固相支持物上的过程,从而用于杂交反应以鉴定其中待定 mRNA 分子的大小与含量。基本原理与 Southern 印迹相同,但 Northern 印迹杂交技术有如下特点:①Northern 印迹杂交技术检测的是 RNA,可特异性对 mRNA 进行定性、定量分析,并确定其相对分子质量大小。因 RNA 极易被环境中存在的 RNA 酶破坏,因此,在提取 RNA 时一定要除尽 RNA 酶。②RNA 电泳一定要在变性凝胶中进行,在凝胶中加入乙二醛、甲醛等变性剂,防止 RNA 分子二级结构的形成,维持其在凝胶中的线性状态。③电泳结束后,凝胶不需要进行变性的中和,直接进行凝胶中 RNA 的转膜,即 Northern 印迹。

第四节　蛋白质检测方法

蛋白质检测方法主要有三种,分别是蛋白质印迹法、免疫组织化学法和酶联免疫吸附测定。

分子生物学常用的方法是蛋白质印迹法。这种方法类似于 RNA 印迹检测 mRNA 的方法。从组织或细胞中提取的目的可溶性蛋白质经十二烷基硫酸钠聚丙烯酰胺凝胶电泳(SDS-PAGE)分离。在电泳时凝胶中的十二烷基硫酸钠(SDS)与蛋白质向阳极迁移,蛋白质按相对分子质量、结构和电荷所决定的电泳动性不同而被分开。像 DNA 和 RNA 印迹一样,凝胶上的蛋白质可以被转印到硝酸纤维素滤膜上。先用一个蛋白质混合液孵育滤膜,洗去非结合抗体后,再用抗体的抗体(二抗,来源于不同种动物,比如羊抗兔)和任何一个像原位杂交一样的检测系统相结合进行检测。二抗既可以与酶连接介导化学反应出现有色沉淀产物,也可以与放射活性物或化学发光赘生物连接,它们将在 X 线片上曝光或激发荧光而被检测出结果。在提取物蛋白质泳道加上已知相对分子质量的标准蛋白质,就可以由已知标准而检测出提取物中目的蛋白质的相对分子质量。下面具体介绍免疫印迹的实验方法。

蛋白质印迹法(Western blotting)是将蛋白质转移并固定在化学合成膜的支撑物上,然后以特定的免疫反应或结合反应以及显色系统分析此印迹。这种以高强力形成印迹的方法被称为 Western blot 技术。免疫印迹法包含有三项内容,即 SDS-PAGE、蛋白质由凝胶转印至硝酸纤维素滤膜和固相免疫测定。SDS 可以牢固地结合于蛋白质,使其呈杆状的形态。大多数蛋白质都可以同样的比例结合 SDS,每克蛋白质结合 1.4g SDS,SDS 分子对氨基酸残基的比例大约为 1:2。大量的 SDS 所具有的负电荷可以遮掩蛋白质本身的电荷,因而经 SDS 处理的蛋白质几乎都带有同样的电荷质量比和相似的形状。因此,蛋白质在含有 SDS 的凝胶中时,是按照相对分子质量的大小得以分离的。

蛋白质在此种凝胶中的相对迁移率与其相对分子质量的对数呈线性关系。有许多蛋白质不只一条多肽链,SDS 处理可以破坏亚基之间的非共价连接。另一方面,巯基乙醇常用来还原连接亚基的二硫键。因此,SDS-PAGE 所产生的条带都是亚基的条带,而不是完整的蛋白质。

在 SDS-PAGE 之后,利用电泳将蛋白质从凝胶中转印到硝酸纤维素滤膜上。在转印过程中,各个蛋白条带的相对位置保持不变。在电泳转印之后,靶蛋白的特异性抗体(未标记)

被作用于滤膜,结合的抗体可以通过下列几种第二免疫试剂进行检测:^{125}I 标记的蛋白 A 或抗免疫球蛋白,辣根过氧化物酶或碱性磷酸酶标记的抗免疫球蛋白或蛋白 A,或生物素标记的抗免疫球蛋白[然后再用链霉亲和素(streptavidin)进行检测]。采用蛋白质印迹法可以检测到 1~5ng 的蛋白质。

第五节　分子生物学对骨伤科相关疾病的影响

一、中医药治疗骨关节炎分子生物学研究进展

骨关节炎(osteoarthritis,OA)多发于老年人,是一种慢性进行性、以滑膜关节出现关节周围骨质增生导致软骨丧失为特点的骨关节疾病。骨关节炎的发病与年龄、遗传、激素、运动、职业等多种因素有关。其基本病理变化有两种:①关节的原发增生改变,主要在软骨周围及滑膜;②关节软骨的退行性变,累及关节滑膜及关节周围支持结构。

OA 属于中医"痹证"范畴。中医学认为骨关节炎是痹证中的特殊类型。《素问·痹论》云:"风寒湿三气杂至,合而为痹也。"《灵枢·本脏》云:"经脉者,所以行血气而营阴阳,濡筋骨,利关节者也……血和则经脉流行,营复阴阳,筋骨劲强,关节清利矣。"骨关节炎与"虚""邪""瘀"密切相关。肝肾亏虚是病变的根本,风寒湿邪是致痹的外因,瘀血是其病变过程中的病理产物。邪、瘀日久可致虚,虚则邪、瘀难却,而邪、瘀两者也相互为患。随着分子生物学技术的不断发展,国内外学者对 OA 发病及其防治的分子机制进行了大量研究,取得了较大的进展。

(一)抑制软骨细胞凋亡

OA 的发生与软骨细胞凋亡有关。随着对骨关节炎细胞凋亡的研究,发现软骨细胞的凋亡过程是关节软骨退行性变进而发展成骨关节病的重要原因。关节软骨细胞增殖和凋亡在正常情况下处于动态平衡,使关节软骨在总体上保持其细胞数量及形态和功能的稳定;然而,过度凋亡则是病理性的、有害的。

1. 关节软骨细胞凋亡的途径

(1) Fas 途径:抗 Fas 抗体可诱导软骨细胞凋亡。这个途径不依赖 NO,抗 Fas 抗体也不诱导 NO 产生。实验证实,OA 患者及正常人软骨细胞能表达 Fas 抗原,但不表达 FasL。因 RA 滑膜细胞表达 FasL,推测 OA 有滑膜炎症反应时,这个途径可被启动。Kuhn 等在培养的人软骨细胞中检测到了 FasL 蛋白,FasL 的表达依赖于细胞的密度。但 Cantwell 等用反转录 PCR(RT-PCR)及免疫组化在 OA 滑液及滑膜组织单个核细胞中未检测到 FasL。

(2) NO 途径:NO 是一种含有一个未成对电子的小分子无机物,具有活跃而广泛的生物化学性质。Francisco 等的体外实验发现,NO 在软骨细胞凋亡中起重要作用,其他细胞调控因子如 IL-1、TNF、LPS、氧自由基等均不能诱导软骨细胞凋亡。Hashimoto 等观察到经 NO 处理的软骨细胞外基质密度降低,软骨陷窝内凋亡小体聚集。功能检测表明:经 NO 处理过的软骨细胞或软骨分离出的凋亡小体可产生焦磷酸,含碱性磷酸酶和 NTP 焦磷酸水解酶的凋亡小体活化后可促进钙化。故认为软骨细胞源性凋亡小体在衰老和 OA 中有助于病理性软骨钙化。

2. OA 关节软骨细胞凋亡相关癌基因表达

(1) p53:p53 是位于细胞核内的 53kd 磷酸化蛋白,分为野生型和突变型,正常关节软骨细胞中无表达,在变性的关节软骨细胞中可见阳性表达。它是 DNA 修复和细胞周期的重要

调节因子,可提供限制细胞生长和导致细胞凋亡的关键信号。采用 TUNEL、RT-PCR 等技术,Okazaki 等发现 p53 mRNA 水平、凋亡细胞数量在兔膝 OA 组中明显高于正常组,从而提示 p53 在关节软骨细胞凋亡中发挥了重要作用。p53 引起细胞凋亡的机制目前有两种学说:一种认为 p53 阴性调控细胞周期,引起中心细胞周期机制的活性降低;另一种认为 p53 能阻止细胞周期的进行,通过直接或间接的方式抑制 DNA 的复制处理。

(2) c-myc:人类 c-myc 基因位于第 8 染色体上,由 3 个外显子构成,为含有 439 个氨基酸的蛋白质,存在于细胞核内。在正常软骨细胞核中无 c-myc 表达,在凋亡的细胞核中有阳性表达,其特点呈散在状。Yatsugi 等采用 ISNEL、电镜、免疫组化等手段,通过对正常人关节软骨与 OA 关节软骨细胞比较发现,OA 关节软骨细胞凋亡的程度与软骨退行性变的程度呈正相关,且 c-myc 参与了软骨细胞凋亡的全过程。c-myc 进行细胞凋亡的机制可能是由于正常细胞周期不平衡,在细胞生长受到抑制的情况下,c-myc 不成比例的表达,即 c-myc 强的增生信号与生长抑制因子的阴性信号进行生长信号的"斗争",导致对此敏感的细胞凋亡。

(3) bcl-2:bcl-2 基因是在滤泡性淋巴瘤细胞中染色体易位 t(14∶18) 的断点上发现的一种原癌基因,具有抑制细胞凋亡和延长细胞寿命的功能。bcl-2 的过量表达可抑制 Fas 介导的细胞凋亡。Erlacher 等在转录和蛋白水平研究 OA 患者及健康成人关节软骨中 bcl-2 的表达,发现 OA 患者 bcl-2 mRNA 表达水平较高,邻近软骨缺损区的软骨细胞高表达 bcl-2 蛋白。因此这反映了机体对凋亡的调控是通过上调 bcl-2 表达未保护软骨细胞免受凋亡的。Yang 等也发现缺乏 Ⅱ 型胶原的转基因小鼠软骨细胞表现呈明显凋亡,同时伴有 bcl-2 水平下降。以上研究在一定程度揭示了 bcl-2 与 OA 中软骨细胞凋亡呈负相关,但在这种关系背后有无其他凋亡抑制因子参与,以及 bcl-2 家族中其他成员对关节组织细胞凋亡是否有影响将有待于进一步研究。

(二)调节软骨细胞自噬

目前研究表明 OA 主要发病特点是关节软骨退变和慢性炎症。慢性炎症主要有 IL-1、IL-6 和 TNF-α 等促进分解的炎症因子共同参与。关节软骨退变是骨关节炎发病机制的中心环节,主要病理表现是软骨细胞的衰老凋亡,细胞外基质的降解和增生不良引起软骨退化,软骨下的骨硬化导致骨赘形成。因此,维持关节软骨细胞的活性是预防 OA 的关键因素之一。Cheng NT 等研究发现,在 OA 动物模型中,维持软骨细胞的自噬水平可预防软骨退变。真核细胞通过溶酶体途径对胞质蛋白和细胞器进行降解以维持生存的过程称为细胞自噬(autophagy)。1956 年比利时科学家 Christian de Duve 在新生小鼠肾组织中观察到细胞中存在大量膜性结构致密体,并于 1963 年首次把这种现象称为自噬。自噬可清除细胞受损的细胞器和长效大分子,是维持细胞内稳态不可或缺的机制。已有研究发现 OA 的发生与软骨细胞自噬水平下降相关。

自噬是细胞内细胞器和分子更新的过程,当应激时,如能量缺乏、活性氧(ROS)、低氧环境,保护细胞,避免细胞凋亡,是维持细胞稳态和生存的重要方式。自噬是由 ATG 基因(autophagy associated gene, ATG)介导的自噬性结构形成过程,细胞自噬发生起始时,胞内形成一种称为自噬泡(autophagic vacuole)的囊泡样结构,与需降解的胞质成分集结在一起。然后自噬泡隔离膜延伸、包裹、封闭胞浆成分,最终形成一个双层膜的结构,即自噬体(autophagosome),自噬体与溶酶体结合形成自噬溶酶体(autopholysosome),将包裹的胞质成分在溶酶体内酶的作用下逐步降解,用于细胞重新利用。

1. 自噬相关基因　ATG 基因首次发现于酵母菌中,与之相对应的真核细胞基因也随之确定。目前共发现 ATG 基因三十余种,其中 ATG1、ATG6、ATG8 分别对应哺乳动物的 ULK-1、Beclin1 和微管相关蛋白 1 轻链 3(microtubule-associated protein 1 light chain 3,

MAP1LC3),是自噬的关键基因。①*ULK-1*是自噬泡形成所必需的,ULK-1蛋白是细胞自噬启动的关键蛋白,直接参与调节自噬前体的形成。*ULK-1*基因敲除小鼠的细胞自噬活动会受到明显抑制,这是因为ULK-1激酶的失活会抑制LC3Ⅱ形成,抑制自噬发生。②*Beclin1*:主要通过与PI3K形成复合物后参与调节其他ATG蛋白在自噬前体结构中的定位,进而调节自噬的活性。通过上调其表达后可以刺激哺乳动物细胞中自噬的发生。③*LC3*:LC3(light chain 3)是MAP1LC3的简称,是目前公认的自噬标记物。哺乳动物中的LC3与酵母中的自噬相关蛋白Apg8/Aut7/Atg8具有同源性。LC3与Atg7和Atg3在内的泛素样体系修饰和加工后,与磷脂酰乙醇胺(PE)共价结合,形成LC3Ⅱ并定位于自噬体膜上。最终形成一个完整的自噬体。哺乳动物中的LC3可分为三种:LC3A、LC3B和LC3C。其中,LC3B作为LC3的一种,同样可以用作自噬的分子标志。

自噬是自噬相关基因参与介导的蛋白质加工修饰过程,其中*ATG1*、*ATG6*、*ATG8*(哺乳动物中的同源物分别称作*ULK1*、*Beclin1*、*LC3*)是自噬途径的3个主要管理者,分别充当诱导者、调节者、执行者的角色。

2. 自噬相关信号通路 自噬相关分子机制与信号调控通路十分复杂,经过多年研究,确实发现了不少自噬调控相关信号通路,经典的比如PI3k-Akt-mTOR通路,能量代谢的AMPK,缺氧的HIF-1a,炎症的NF-kB,还有MAPK、Erk等都有报道。但因为自噬调控机制复杂,至今还不是完全清晰,比如AMPK、mTOR、ULK之间的交叉对话,整个信号通路如同一张网,相互联系,相互影响。

哺乳动物雷帕霉素靶蛋白(mammalian target of rapamycin,mTOR)是诸多信号调控通路与分子机制作用的交汇点,对自噬调节发挥关键作用,是自噬的负调控因子。启动自噬的中心关键分子mTOR可接受上游多个信号通路变化,调节细胞自噬水平。mTOR的激活可抑制自噬,使磷酸化的ATG13不能与ATG1(ULK1)结合形成自噬小体,促进核糖体和内质网黏附,从而抑制内质网脱落形成自噬体膜。研究发现mTOR的上调与OA软骨细胞凋亡、ATG5、Beclin-1和LC3Ⅱ下调相关。而特异性基因敲除mTOR的小鼠,与正常小鼠相比软骨的自噬水平升高,同时软骨细胞凋亡数量减少。

(三) 促进关节软骨的修复

近几年的研究提示,骨关节炎患者的病程早期即出现软骨和软骨下骨的保护和修复现象。主要发现包括两个方面:①骨关节炎软骨细胞、软骨下骨组织及滑膜中的PDGF、IGF-1和TGF-β的水平升高。这些因子与基质有较强的亲和力并可抑制炎症细胞因子,因而可减缓软骨下骨组织损伤的发生。②骨关节炎的软骨下骨组织代谢增强,BMP-2等生长因子产生增多,提示BMP-2能够促进软骨细胞的修复。

国内众多学者的研究显示,中医药能够预防和治疗骨关节炎,与中药能够改善软骨细胞功能、促进软骨修复有关。一方面中药能够刺激软骨破坏区产生大量幼稚软骨细胞,减少或阻断因软骨片丢失刺激滑膜分泌的途径;另一方面,中药可明显减少关节积液,降低关节内压力,更有利于软骨修复。

(四) 抑制滑膜炎性变

骨关节炎的基本病变主要发生在关节软骨、软骨下骨及关节滑膜,其病变特点是致炎蛋白和酶类分子增加,以及炎性抑制性因子的减少。一方面,软骨细胞受不同因素的作用活化后产生Ⅰ型、Ⅱa型、Ⅲ型、Ⅵ型、Ⅹ型胶原明显增加,以及这些胶原成分的降解增强。软骨细胞和滑膜细胞产生的MMPs、IL-1和TNF-α等致炎细胞因子、炎症介质及自由基等的水平显著升高。这些炎性成分又可作用于软骨细胞、滑膜细胞及其周围组织,进一步促进致炎因子的产生,终致出现软骨破坏。另一方面,骨关节炎患者软骨基质中TIMPs明显减少,软骨细胞及滑膜的 IL-4、IL-10 及 IL-13 等抑制性细胞因子产生水平降低,使这些细胞因子抑制致炎性因子 IL-1 的作用减弱。因此,骨关节炎患者的关节病变进展与致炎性因子水平增高和炎性抑制因子水平减低两方面的因素有关。

中医药可抑制滑膜炎性改变,减少滑膜炎性物质从滑膜释放入滑液,从而阻断炎性滑液对软骨和滑膜的侵害,同时药物通过滑膜渗透直接作用于软骨细胞,增强软骨细胞的代偿能力,调整软骨细胞的代谢而促进其向正常方向改变,对软骨降解起到一定的延缓作用。

(五)改善关节局部微循环,降低骨内压

骨和骨髓血流动力学及其引起的代谢异常在骨关节炎的发生、发展中起到十分重要的作用。Brooks 等对 24 只大鼠进行结扎和切除一侧的下肢静脉,实验结果证明骨关节炎静脉淤滞导致骨的血液循环中的生化改变,包括 pH、PO_2、PCO_2 均有所下降,同时术侧膝关节血管淤滞,显微放射照相和组织学研究发现关节软骨钙化增厚和术后骨形成加快。表明静脉淤滞引起骨形成加速和软骨紊乱,与骨关节炎的软骨下骨硬化、骨赘形成和软骨破坏关系非常密切。Kofoed 切除兔膝关节韧带,使之不稳定,造成膝骨关节炎模型,术后 11 个月时发现软骨下骨内压和氧分压增加,骨内静脉造影显示静脉淤滞。组织学表明软骨下骨形成增加,软骨丧失。尽管血流动力学变化本质上是继发的,但是静脉淤滞造成一系列代谢和酶学的改变,加之机械磨损,从而在骨关节炎的发病过程中扮演一个重要角色。

中药如当归、川芎、丹参等活血化瘀药物在改善机体血瘀状态方面疗效肯定,机制明确,应用于膝骨关节炎的治疗可以促进关节内外的血液循环,改善静脉淤滞状态,降低骨内压,增加对软骨的营养。

二、中医药治疗颈椎病的分子机制研究

颈椎病是指颈椎椎间关节(椎间盘、钩椎关节、关节突关节)退行性变,累及神经(神经根、脊髓、交感神经)、血管(脊前动脉、椎动脉)而产生相应临床表现(症状与体征)的疾病。手法和中药是中医学治疗骨伤科疾病的重要方法,而颈椎病又是常见病、多发病,运用手法和中药治疗颈椎病操作简便而效果明显,深受广大群众和医家的欢迎。随着分子生物学研究的不断深入,中医药治疗颈椎病的分子机制成为近年来的研究热点。其中手法治疗的分子机制如下。

(一)调整体内镇痛物质的释放

手法可调节中枢与外周介质 5-羟色胺(5-HT)、儿茶酚胺(CA),而体液内 CA 是参与调节镇痛的主要物质之一。P 物质(SP)是一种刺激肽,被认为是传递痛觉信息的重要物质,对痛觉调节有重要作用。手法、牵引能明显降低颈神经根内 SP 含量,从而达到临床镇痛作用。手法镇痛的疗效可通过激活内源性镇痛系统(EAS),促进内啡肽的释放而达到。Wall 认为,激活后角板层 V 的本体觉,是调节痛觉向更高系统传入的"阀门"。Cassady 观察了两类不同手法对颈椎活动度的影响后,推测其机制可能是由于手法对肌梭中本体感受器的刺激,反射性地使肌肉放松而增加了颈椎的活动度。手法作用后清醒家兔中灰质区灌流液中 β-内啡肽的释放变化实验提示:轻手法组中 β-内啡肽水平增高,而重手法组中 β-内啡肽水平下降;纳洛酮可拮抗轻手法组中 β-内啡肽的升高;表明轻手法镇痛可能伴有一定的应激现象。国外学者观察了人体血浆中 β-内啡肽在手法作用前后的变化,Vernor 的一项对 27 名健康男性受试者的研究表明,手法施术 5 分钟后,血浆 β-内啡肽水平增加了 8%,具有统计学意义。但也有研究表明,对颈椎和上胸椎的整脊手法不能使血浆 β-内啡肽水平有所改变。

(二)清除颈椎局部组织中的自由基

颈椎病的退行性变区及其邻近组织可因长期受压而出现微循环障碍,使组织处于慢性

缺血、缺氧状态,而缺血、缺氧是引发体内自由基代谢紊乱的重要原因。研究表明,与健康对照组相比,颈椎病患者血液及尿液中的自由基内源性清除剂超氧化物歧化酶(SOD)下降,反映自由基代谢紊乱的脂质过氧化物(LPO)含量上升。经手法、牵引治疗,上述指标显示相反变化,LPO/SOD 比值趋于正常,这些酶与生物代谢物在血、尿中的升降变化与疗效之间有着明显的平行关系。

(三)抑制炎症介质的释放

随着多种炎症介质在退行性变的椎间盘中被发现,炎症被认为是颈椎病发病的重要病理学机制。近年来,有报道证实,在颈椎病模型上退行性颈椎间盘组织中前列腺素 $E_2(PGE_2)$、组胺等水平明显高于对照组。手法可促进致痛、致炎物质的分解、转换和排泄,从而增强机体的免疫能力。也有报道证实,推拿手法治疗后患者白细胞计数增加,白细胞的噬菌能力增强,血液补体效价大部分增加,嗜酸性粒细胞明显下降。

(四)神经 - 体液调节

有研究对颈椎病患者外周血血管紧张素Ⅱ进行了检测,结果表明颈椎病患者外周血血管紧张素Ⅱ含量低于正常人;经手法治疗后,血管紧张素Ⅱ含量显著升高,提示推拿疗法可以通过复杂的神经 - 体液调节来调整机体内肾素 - 血管紧张素 - 醛固酮系统的功能状态。治疗前血浆中去甲肾上腺素(NA)含量下降非常显著,经手法牵引后,其血中儿茶酚胺含量下降,尿中儿茶酚胺及其代谢产物含量增加。体内儿茶酚胺减少,势必减弱肾上腺素能神经的效应,减弱缩血管作用,改善血液循环,加速患处致痛、致炎物质的代谢与运输。

●(王伟军　颜春鲁　杨燕萍)

复习思考题

1. 请从 PCR 的基本原理和特点论述其应用价值。
2. 举例说明三种以上筛选重组质粒阳性克隆的方法和原理。
3. 如何设计 RT-PCR？引物设计原则是什么？
4. 如果要研究一个新基因的功能,你能想到哪些方法？
5. 举例说明如何从分子生物学角度研究中医药对骨退行性病变的治疗作用和机制。

PPT课件

第八章

影像学与电生理技术在实验骨伤科学中的应用

✎ 学习目标

　　通过本章学习,熟悉X线技术、小动物成像技术的基本原理与分类;熟悉显微CT的基本原理,掌握显微CT骨形态计量参数的意义;掌握放射性核素骨显像的基本原理,熟悉放射性核素骨显像方法;了解体外电生理测量技术。

　　现代骨伤科的研究除了采用经典的实验学研究方法外,还大量运用了影像学、电生理学等多种新技术和新方法,并取得了较多成果。大量实验研究表明,应用现代医药学技术和方法研究中医骨伤科疾病与中药方剂是阐明中医治疗基本原理和进一步提高临床疗效的有力手段和必然趋势。

　　随着计算机技术的飞速发展,与计算机技术密切相关的影像技术的发展日新月异,医学影像学成为医学领域发展最快的学科之一。从20世纪80年代以来,随着数字成像技术、计算机技术、网络技术的进步,图像存储与传输系统(PACS)发展起来,它可以把医学影像以数字化的方式保存,当需要的时候能够快速调取浏览和使用,同时具有影像诊断和图像管理功能。医学影像设备不断更新,图像的时间分辨率和空间分辨率也明显提高,使得影像学诊断准确率显著提升,有力地促进了临床医学及科研的发展。同时,影像检查技术不断完善,实现从二维成像到三维成像,并且向功能成像发展。

　　近年来,各种影像技术在动物实验研究中发挥着越来越重要的作用,涌现出各种小动物成像的专业设备,为科学研究提供了强有力的工具。动物活体成像技术是指应用影像学方法,对活体状态下的生物过程进行组织、细胞和分子水平的定性和定量研究。动物活体成像技术主要分为光学成像(optical imaging)、核素成像(radio nuclide imaging)、磁共振成像(magnetic resonance imaging,MRI)、计算机断层成像(computed tomography,CT)和超声成像(ultrasonography)五大类。活体成像技术可在不损伤动物的前提下对其进行长期的纵向研究,可以提供绝对定量和相对定量两种数据。若成像技术的检测信号不随其在样本中的位置而改变,则提供的为绝对定量数据,如CT、MRI和核素成像中的正电子发射断层成像(positron emission tomography,PET)技术。若图像数据信号为样本位置依赖性的,如光学成像中的生物发光、荧光、多光子显微镜技术便属于相对定量范畴,但可以通过严格设计实验来定量。其中,光学成像和核素成像特别适合研究分子、代谢和生理学事件,称为功能成像;超声成像和CT则适合于解剖学成像,称为结构成像;MRI介于功能成像和结构成像之间。

　　电生理技术(electrophysiological technique)是以多种形式的能量(电、声等)刺激生物体,测量、记录和分析生物体发生的电现象(生物电)和生物体的电特性的技术,是电生理学研究的主要技术。

1922 年,美国科学家厄兰格(J. Erlanger)和盖塞(H.S. Gasser)首先用阴极射线示波器记录神经动作电位,并证明神经纤维越粗,传导冲动的速度越快。这一方法学的进步奠定了现代电生理学的技术基础。早期的电生理技术只能记录大量细胞的同步电活动,之后逐渐向微观和整体两个方面发展。在微观方面,1949 年,G. Ling 和 R.W. Gerard 开始用微电极插入细胞内记录其电活动,使电生理技术达到细胞水平。1976 年,E. Neher 和 B. Sakmann 应用改进的膜片钳技术,可以记录细胞膜上单个离子通道的电流量,为从分子水平阐明神经元活动打下基础,因而获得 1991 年的诺贝尔奖。在整体方面,20 世纪 60 年代起,由于计算机的应用,人们能从人或动物的体表记录到非常微弱的体内深部小群细胞的电活动,这类测量对机体无损伤,因此对临床诊断有重要意义。

第一节　X 线技术

一、X 线成像的原理

X 线之所以能使人体在荧屏或胶片上形成影像,一方面是基于 X 线的特性,即其穿透性、荧光效应和摄影效应;另一方面是基于人体组织有密度和厚度的差别。由于各种组织的密度、原子序数以及厚度的不同,因而对 X 线的衰减系数不同,使得穿过人体射出的 X 线强度不同而产生 X 射线对比度(Kx),含有人体信息的 Kx 由屏 - 片系统(影像增强器、成像板或平板探测器)接收,再经过处理形成可见的光学影像。人体各组织器官的密度、有效原子序数和厚度不同,对 X 线的衰减程度各异,一般按照骨骼、肌肉、脂肪和空气的顺序由大变小。

二、X 线技术的发展

1895 年,德国物理学家伦琴首先发现 X 线。自此,引起了科学界的浓厚兴趣。从发现 X 线到现在的 100 多年时间里,X 线不仅被日益广泛地应用在医学诊断和治疗上,成为医疗保健工作中不可缺少的重要手段,而且在物质结构分析、工业探伤、科研等方面都发挥了巨大作用。

随着微电子和计算机数字图像技术的发展,能够对 X 线进行量化、储存、处理、显示和传输的数字成像技术进入了 X 线影像领域。数字图像具有较高分辨率,图像锐利度好,细节显示清楚,曝光宽容度大,并可根据临床需要进行各种图像后处理(包括双能量减影摄片等),还可实现放射科无胶片化,不仅提高了准确性,节约了物质成本和时间成本,而且便于会诊与教学。数字 X 线成像包括计算机 X 线摄影(CR)、数字 X 线摄影(DR)、数字减影血管造影(digital subtraction angiography,DSA)和数字 X 线透视等。同时,X 线技术的发展在很大程度上也促进了小动物成像技术的发展。

三、数字 X 线技术的分类

CR 是 X 线平片数字化比较成熟的技术,目前已在国内外广泛应用。CR 系统是使用可记录并由激光读出 X 线成像信息的成像板(imaging plate,IP)作为载体,以 X 线曝光及信息读出处理,形成数字或平片影像。CR 系统实现常规 X 线摄影信息数字化,使常规 X 线摄影的模拟信息直接转换为数字信息;能提高图像的分辨、显示能力,突破常规 X 线摄影技术的固有局限性;可采用计算机技术,实施各种图像后处理功能,增加显示信息的层次;获得的数字化信息可传输给图像存储与传输系统。

DR 是在 X 线电视系统的基础上,利用计算机数字化处理,使模拟视频信号经过采样、模／数转换后直接进入计算机中进行存储、分析和保存。X 线数字图像的空间分辨率高、动态范围大,其影像可以观察对比度低于 1%、直径大于 2mm 的物体,在患者身上测量到的表面 X 线剂量只有常规摄影的 1/10,探测器量子效率(detector quantum efficiency,DQE)可达 60% 以上。X 线信息数字化后可用计算机进行处理,通过改善影像的细节,降低图像噪声,调整灰阶和对比度,影像放大、数字减影等,显示出未经处理的影像中所看不到的特征信息。借助于人工智能等技术对影像做定量分析和特征提取,可进行计算机辅助诊断。

数字消化道造影:消化道造影大部分是 DR 机型,具备上述 DR 的功能,而且具有连续点片和电影播放以及数字减影等功能。

第二节 小动物成像

一、小动物成像的背景与原理

小动物成像源于 1999 年,美国哈佛大学 Weissleder 等提出了分子成像(molecular imaging)的概念。它是指应用影像学方法,对活体状态下的生物过程进行组织、细胞和分子水平的定性和定量研究的技术。

传统成像大多依赖于肉眼可见的身体、生理和代谢过程在疾病状态下的变化,而不是了解疾病的特异性分子事件。分子成像则是利用特异性分子探针追踪靶目标并成像。这种从非特异性成像到特异性成像的变化,为疾病生物学以及疾病早期检测、定性、评估和治疗带来了重大影响,分子成像技术使活体动物体内成像成为可能。它的出现归功于分子生物学和细胞生物学的发展、转基因动物模型的使用、新型成像药物的运用、高特异性的探针、小动物成像设备的发展等诸多因素。

目前,分子成像技术可用于研究观测特异性细胞、基因和分子的表达或相互作用过程,同时检测多种分子事件,追踪靶细胞,使药物和基因治疗最优化,从分子和细胞水平对药物疗效进行成像,从分子病理水平评估疾病发展过程,对同一个动物或患者进行时间、环境、发展和治疗影响跟踪。

二、小动物成像技术的发展

基因组学、分子与细胞生物学的新发现,说明人类疾病可用小动物作模型进行研究,但通常要杀死大量的动物来做体外组织和分子水平分析,于是小动物成像应运而生。借助小动物成像可对生物过程进行在体无创研究,这样可对同一动物进行如病情发展或治疗过程的纵向跟踪比较,有利于对人类疾病的早期检测、早期诊断和早期治疗。

随着基因组学、分子与细胞生物学的发展,小动物成像的研究方兴未艾,微型 CT、微型 PET、微型 MRI 的前景诱人。图像引导的介入治疗仍是研究热点,着重于研究术中组织变形后的图像配准与实时治疗监护。所有的成像技术都朝着提高灵敏度、空间分辨力与时间分辨力的方向发展。细胞成像、分子成像已引起人们的注意;磁共振成像朝着快速获取数据的方向努力,以便做成实时高分辨力 MRI;磁共振弹性图和扩散张量成像的应用研究也十分活跃;CT 研究有了新局面,如锥束螺旋 CT、倒置 CT 等即将走出实验室,而且 4D CT 已见初样;多种模式结合在一起的成像装置更引起人们极大的兴趣。

三、小动物成像技术分类

(一)光学成像

小动物体内光学成像包括荧光(fluorescence)与生物发光(bioluminescence)两种技术。荧光发光成像技术是将荧光物质或荧光物质标记的小分子物质如基因、细胞、小分子药物、抗体、纳米材料等导入活体体内,通过小动物活体成像系统的激发光源激发荧光基团到达高能量状态,而后产生波长较激发光长的发射光,然后通过高灵敏度电荷耦合器件(CCD)镜头探测到活体内的发射光。由于活体自身接收激发光后会产生一定的自发荧光,因此荧光成像具有一定的背景噪音。生物发光则是利用荧光素酶报告基因在活体内表达产生的荧光蛋白与体外注射的荧光素底物发生化学反应而产生荧光,而后同样可经高灵敏度 CCD 镜头探测。目前常用的荧光素酶有海肾荧光素酶和萤火虫荧光素酶,二者的作用底物和发光波长不同,后者所发的光更易透过组织,前者在体内的代谢比后者快,因此通常使用萤火虫荧光素酶作为报告基因。荧光成像则需要外界激发光源的激发。而生物发光是动物体内的自发荧光,不需要激发光源。

传统的动物实验方法需要在不同的时间点宰杀实验动物以获得数据,得到多个时间点的实验结果。相比之下,光学体内成像通过对同一组实验对象在不同时间点进行记录,跟踪同一观察目标(标记细胞及基因)的移动及变化,所得的数据更加真实可信。此外,这一技术对肿瘤微小转移灶的检测灵敏度极高,不涉及放射性物质和方法,非常安全。因其操作极其简单、所得结果直观、灵敏度高等特点,在刚刚发展起来的几年时间内,已广泛应用于生命科学、医学研究及药物开发等方面。

1. 荧光成像 荧光成像是通过激发光激发荧光基团到达高能量状态,而后产生发射光。其标记的对象较为广泛,可以是动物、细胞、微生物、基因,也可以是抗体、药物、纳米材料等。常用的有绿色荧光蛋白(green fluorescent protein,GFP)、红色荧光蛋白(red fluorescent protein,RFP)及其他荧光报告基团,标记方法与体外荧光成像相似。荧光成像具有费用低廉、操作简单等优点。同生物发光在动物体内的穿透性相似,红光的穿透性在体内比蓝绿光的穿透性效率高,因此,近红外荧光为成像观察的最佳选择。虽然荧光信号远远强于生物发光,但非特异性荧光产生的背景噪声使其信噪比远远低于生物发光。尽管许多公司采用不同的技术分离背景光,但是受到荧光特性的限制,难以完全消除背景噪声,这些背景噪声造成了荧光成像的灵敏度较低的结果。

2. 生物发光成像 生物发光成像是指在小的哺乳动物体内利用报告基因 - 荧光素酶基因表达所产生的荧光素酶蛋白与其小分子底物荧光素在氧、镁离子存在的条件下消耗 ATP 发生氧化反应,将部分化学能转变为可见光能释放,然后在体外利用敏感的 CCD 设备形成图像。荧光素酶基因可以被插入多种基因的启动子,成为某种基因的报告基因,通过监测报告基因从而实现对目标基因的监测。生物发光实质是一种化学荧光,萤火虫荧光素酶在氧化其特有底物荧光素的过程中可以释放波长广泛的可见光光子,其平均波长为 560nm (460~630nm),这其中包括重要的波长超过 600nm 的红光成分。在哺乳动物体内血红蛋白是吸收可见光的主要成分,能吸收大部分蓝绿光波段的可见光,水和脂质主要吸收红外线,但均对波长为 590~800nm 的红光至近红外线吸收能力较差,因此波长超过 600nm 的红光虽然有部分散射消耗,但大部分可以穿透哺乳动物组织被高灵敏的 CCD 检测到。

生物发光成像的优点是非侵入性,可实时连续动态监测体内的各种生物学过程,从而可以减少实验动物数量,以及降低个体间差异的影响;背景噪声低,具有较高的敏感性;不需要外源性激发光,避免对体内正常细胞造成损伤,有利于长期观察;此外还有无放射性等其他优点。然而生物发光也有自身的不足之处,如波长依赖性的组织穿透能力,光在哺乳动物组织内传播时会被散射和吸收,光子遇到细胞膜和细胞质时会发生折射,而且不同类型的细胞和组织吸收光子的特性也不尽相同,其中血红蛋白是吸收光子的主要物质;由于是在体外检测体内发出的信号,因而受到体内发光源位置及深度影响;另外,还需要外源性提供各种荧光素酶的底物,且底物在体内的分布与药代动力学也会影响信号的产生;由于荧光素酶催化的生化反应需要氧、镁离子及 ATP 等物质的参与,受到体内环境状态的影响。

(二) 核素成像

核素成像技术用于发现易于被核素标记的既定靶目标底物的存在,或用于追踪小量标记基因药物和进行许多药物抵抗或病毒载体的传送。核素成像技术包括正电子发射断层成像(positron emission tomography,PET)和单光子发射计算机断层成像(single-photon emission computed tomography,SPECT)。PET 与 SPECT 的相同之处是都利用放射性核素的示踪原理进行显像,皆属于功能显像。

PET、SPECT 是核医学的两种显像技术。临床 PET、SPECT 显像效果欠佳,分辨率较低(临床 PET 分辨率为 4.8mm),无法满足小动物显像研究的要求。核素成像专为小动物实验而设计了微 PET 和微 SPECT,探测区域小,空间分辨率很高,可达 1.0mm;有些动物 PET 使用活动的扫描架,不仅适合小动物,也适合中等大小的动物。

微 PET 在目前的分子影像学研究中占据着极其重要的地位,最先开始的分子影像学研究就是用 PET 完成的。微 PET 技术是将正电子同位素标记的化合物注入生物体内作为探针,当这些化合物参与生物体内的代谢过程时,PET 按照同位素放射性分布的绝对量进行连续性扫描,根据动力学原理和图像数据,对活体组织中的生理生化代谢过程作出定量分析,如血流量、能量代谢、蛋白质合成、脂肪酸代谢、神经递质合成速度、受体密度及其与配体结合的选择性和动力学等。

除一般分子成像技术都具有的无创伤、同一批动物持续观察的优点外,小动物 PET/SPECT 与其他分子成像方法相比,还具有以下显著优势:①具有标记的广泛性,有关生命活动的小分子、小分子药物、基因、配体、抗体等都可以被标记;②绝对定量;③对于浅部组织和深部组织都具有很高的灵敏度,能够测定感兴趣组织中 p-摩尔甚至 f-摩尔数量级的配体浓度,对于大鼠的检测很方便;④可获得断层及三维信息,实现较精确的定位;⑤小动物 PET/SPECT 可以动态地获得秒数量级的动力学资料,能够对生理和药理过程进行快速显像;⑥可推广到人体。

(三) 小动物 CT

CT 是利用组织的密度不同造成对 X 线透过率的不同而对人体成像的临床检测技术。近年来,由于具有更高分辨率与灵敏度 CT 的出现,这项传统的技术也进入分子成像领域。

其中,小动物 CT(显微 CT)作为一种最新的 CT 成像技术,具有微米量级的空间分辨率(大于 9μm),并可以提供三维图像。大多数系统使用圆锥形的 X 线辐射源和固体探测器。探测器可以围绕动物旋转,允许一次扫描动物整体成像;CT 的视野探测器是决定 CT 分辨率水平的关键部件,小动物 CT 能达到不同的分辨率,即 15~90μm,其应用范围很广;专门用于体内研究的仪器最佳分辨率是 50~100μm,虽然分辨率低但可降低辐射剂量,加快研究进展,使长期纵向研究得以顺利进行。在分辨率为 100μm 时,对整个小鼠进行一次扫描大约需 15 分钟,更高分辨率需要更长的扫描时间。小动物 CT 系统在小动物骨和肺部组织检查等方面具有独特的优势。对于骨的研究,分辨率限制在 15μm,如果在骨小梁水平上分析,负荷也被考虑在内。小动物 CT 也常应用在呼吸系统疾病(如哮喘、慢性阻塞性肺疾病)的检测,为避免呼吸和其他人为因素造成的动物固定器移动,现在多用附加组件来控制呼吸,使人为因素影响最小化;特异对比因子的使用可以进一步促进软组织的研究,如心血管病发生、肿瘤生长等;高分辨率小动物 CT 系统在研究软组织肿瘤和转基因动物的特征性结构上也取得了较好的效果。

为了使 CT 具有分子成像能力,特异 CT 探针已被设计出来,探针在 CT 扫描时同时使用。遗憾的是,对比剂的使用导致射线的危害,因为敏感度和空间分辨率也依赖于 CT 暴露的时间和对比剂使用的数量。

(四)小动物 MRI

MRI 利用体内的原子核(如氢质子)在磁场中受到射频脉冲的激励发生磁共振现象,在脉冲停止后受激励的质子产生电信号,经 MRI 成像仪采集及计算机处理得到图像。相较于 CT,MRI 具有无电离辐射性(放射线)损害、高度的软组织分辨能力以及不使用对比剂即可显示血管结构等独特优点。相对于核素成像和光学成像,小动物 MRI 的优势是具有微米级的高分辨率,同时可获得解剖及生理信息;在某些应用中,MRI 能同时获得生理、分子和解剖学的信息,而这些正是核医学、光学成像的弱点。

对于小动物研究,小动物 MRI 是一个功能强大、多用途的成像系统,但是 MRI 的敏感性较低(微克分子水平),与核医学成像技术的纳克分子水平相比低几个数量级,所以它并不是最理想的成像系统。随着多模式平台的发展,如 MRI/PET,可以从一个仪器中得到更全面的信息。目前,小动物 MRI 发展的焦点集中在新的增强对比因子,以增加敏感度和特异性。增强对比因子分为非特异性、靶向性和智能性的。非特异探针(如螯合钆)显示非特异的分散模式,用于测量组织灌注率和血管的渗透率;靶向探针(如钆标记的抗生物素蛋白和膜联蛋白顺磁性氧化铁颗粒)被设计成特异配体(如多肽和抗体),如近年研制的超小超顺磁性氧化铁(USPIO)颗粒可用于标记癌细胞、造血细胞、干细胞、吞噬细胞和胰岛细胞等,在体外或体内标记后进行体内跟踪,了解正常细胞或癌细胞的生物学行为或转移、代谢的规律;膜联蛋白 V(annexin V)顺磁性氧化铁颗粒被用来检测凋亡细胞,因为凋亡细胞磷脂酰丝氨酸暴露在细胞表面,导致与其有高特异性结合的膜联蛋白 V 的摄取增加。智能探针和靶向探针一样,有一特异靶点,但不同的是在与特异配体作用以后,探针信号才改变,才可以被检测出。

目前,MRI 分子影像图像仅仅局限于临床前期的动物研究中,MRI 分子影像到真正的临床分子影像图像还有很远的距离,需要设计新的分子探针来适应临床诊断和治疗的需要。

(五)小动物超声成像

超声分子影像学是近几年超声医学在分子影像学方面的研究热点。它是利用超声微泡造影剂介导来发现疾病早期在细胞和分子水平的变化,有利于人们更早、更准确地诊断疾病的学科。通过此种方式也可以在患病早期进行基因治疗、药物治疗等,以期从根本上治愈疾病。

超声基于声波在软组织传播而成像,由于其无辐射、操作简单、图像直观、价格便宜等优势,在临床上广泛应用。在小动物研究中,由于所达到组织深度的限制和成像的质量容易受到骨或软组织中空气的影响而产生假象,所以超声没有其他小动物成像技术应用广泛,应用主要集中在生理结构易受外界影响的膀胱和血管。此外,小动物超声成像在转基因动物的产前发育研究中有很大优势。

由于每种成像技术都有其独特的优势和局限性,结合几种技术的多模式成像平台应运而生,如核素成像/计算机 X 线断层扫描技术(PET/SPECT-CT)、荧光断层成像技术-CT(FMT-CT)、MRI 等,这些多模式成像平台促进了图像的重构和数据的可视。例如,PET/SPECT-CT、PET/SPECT-MRI 将 PET 显像与高分辨率、非侵入性解剖学显像(如 CT、MRI 等)

结合起来,这样在研究中既可获得生物功能信息,又可得到解剖结构信息。随着分子生物学及相关技术的发展,各种成像技术应用更广泛,成像系统要求能绝对定量、分辨率高、标准化、数字化、综合性,在系统中对分子活动敏感并与其他分子检测方式互相补偿及整合。与此同时,作为动物显像的技术平台,动物成像技术将在生命科学、医药研究中发挥着越来越重要的作用。

第三节　显　微　CT

一、显微 CT 测量原理

显微 CT(micro computed tomography,micro-CT)又称为微型 CT、小动物 CT、微焦点 CT,采用了与普通临床 CT 不同的微焦点 X 线球管,空间分辨率高,具有良好的"显微"作用。目前显微 CT 在骨科学临床及科研中已经广泛应用。显微 CT 与传统的二维组织切片技术相比,在数据处理方面有着不可替代的优势。随着现代影像学的发展,显微 CT 与其他光学、免疫组化分析等检测手段相结合,使得骨科学的研究越来越深入。

显微 CT 利用的原理是当 X 线透过样本时,样本的各个部位对 X 线的吸收率不同,X 线源发射 X 线穿透样本,最终在 X 线检测器上成像。通过对样本进行 180° 以上的不同角度成像,计算机软件将每个角度的图像进行重构,还原成在电脑中可分析的三维图像。通过软件可观察样本内部各个截面的信息,对样本感兴趣部分进行二维和三维分析,还可制作直观的三维动画等。显微 CT 能够提供两类基本信息——几何信息和结构信息。前者包括样品的尺寸、体积和各点的空间坐标,后者包括样品的衰减值、密度和多孔性等材料学信息。除此之外,基于某些显微 CT 发展而来的有限元分析功能软件,还能够提供受检材料的弹性模量、泊松比等生物力学参数,分析样品的应力应变情况,进行非破坏性的力学测试,这对普遍具有黏弹性性质的生物样品尤为适用。

目前,显微 CT 存在两种基本构造,分别是样品静止与样品运动。前者的结构和临床螺旋 CT 一致,球管绕样品旋转。其扫描速度快,射线剂量小,空间分辨率较低,多用于活体动物;扫描研究对象通常为小鼠、大鼠或狗等活体小动物,将其麻醉或固定后扫描;可以实现生理代谢功能的纵向研究,与医学临床 CT 类似,活体小动物显微 CT 也能进行呼吸门控和增强扫描(采用造影剂)。后者的 X 线球管和探测器固定,样品在球管和探测器之间自旋,并可做上下和前后移动。其扫描速度较慢,射线剂量大,空间分辨率高,多用于标本扫描;研究对象通常为体外标本(例如骨、牙齿)或各种材质的样品,分析内部结构和力学特性[图 8-1(见文末彩图)];也可以使用凝固型造影剂灌注活体动物,对心血管系统、泌尿系统或消化系统进行精细成像。

二、图像分析和形态计量分析

松质骨的主要结构特点在于骨结构的多孔性,并且不同部位松质骨的骨小梁结构因解剖部位及骨的种属不同而存在很大差异。以往描述松质骨的结构参数多是用单层组织学切片以及专门的扫描软件进行分析。对这些组织学切片进行分析得出的数据大多仅仅是松质骨二维模型数据。由于使用了切片技术,观察者无法获得直观的三维结构模型,并且组织学切片方法会破坏标本的完整性,从而使一个标本不能同时用于结构参数分析以外的其他检测,如力学研究、免疫组化研究等。

显微 CT 基于三维模型方法计算,完美地解决了以上问题,已经广泛应用于松质骨研究。松质骨形态分析主要的参数包括:骨表面积(bone surface,BS),该指标通过移动立方体算法对骨组织进行三角测量;组织体积(tissue volume,TV),该指标主要根据研究者或研究重点观察区域而定,通常情况下,实验不同组别或同一研究对象干预前后进行比较时,TV 对应的感兴趣区域应该保持一致;骨体积(bone volume,BV),当比较对象感兴趣区域 TV 相同时,BV 和骨体积分数(BV/TV)都能反映骨量多少;骨表面积骨体积比值(BS/BV)和骨表面积组织体积比值(BS/TV),可以间接反映骨量多少;骨体积分数(BV/TV)是评价皮质骨和松质骨骨量的常用指标,对于髓腔内松质骨而言,该比值能够反映不同样本骨小梁骨量的多少,该比值增高说明骨合成代谢大于分解代谢,骨量增加,从而能够间接反映骨代谢状况。

骨小梁数目(trabecular number,Tb.N)、骨小梁厚度(trabecular thickness,Tb.Th)、骨小梁分离度(trabecular separation,Tb.Sp)是评价骨小梁空间形态结构的主要指标,采用球面拟合法进行计算,在计算 Tb.Th 时球体拟合的对象是骨小梁,而 Tb.Sp 拟合对象则是骨小梁之间的间隙。在骨分解代谢大于骨合成代谢的情况下,如发生骨质疏松时 Tb.N 和 Tb.Th 数值减少,Tb.Sp 数值增加。如果研究对象是多孔材料,Tb.Th 和 Tb.Sp 数值可理解为孔壁厚度和孔隙率。骨小梁模式因子(trabecular bone pattern factor,Tb.Pf),形容骨小梁表明凹凸程度,其与结构模式指数(structure model index,SMI)是描述骨小梁中板状结构和杆状结构比例的参数。如果结构中骨小梁主要为板层结构,SMI 接近于 0,若为杆状骨小梁,SMI 则接近于 3,发生骨质疏松时,骨小梁从板状向杆状转变,SMI 值增大。各向异性程度(degree of anisotropy,DA),用于评价骨小梁的方向性和对称性,指椭圆体截距长度平均值(mean intercept length,MIL)中长径和短径的比值,该比值越大说明各向异性程度越大,即椭圆越扁,比值为 1 时,椭圆为球体,各向异性最小。在骨质疏松早期,承重骨小梁 DA 值通常增加,随着骨质疏松加剧,DA 值会变小。骨小梁连接密度(connectivity density,Conn.D),表示每立方毫米体积中骨小梁网状结构之间的连接数量。

皮质骨的形态计量分析常用参数包括:皮质骨总面积(total cortical bone area,Tt.Ar),为皮质骨横断面的总面积,单位为 mm^2;皮质骨面积(cortical bone area,Ct.Ar),为皮质骨横断面的平均截面积,计算公式为 Ct.Ar= 皮质骨体积 /(层数 × 层厚),单位为 mm^2;皮质骨厚度(cortical bone thickness,Ct.Th),为分析区域皮质骨的平均厚度,单位为 μm;连接密度(connectivity density,Conn.D),单位为 $1/mm^3$;总孔隙率[total porosity(percent),Po(tot)],代表皮质骨组织中孔隙的百分比,骨质疏松时皮质骨发生多孔性改变,孔隙率会随着骨质疏松症的进展而增加,而计算孔隙率需有足够高的扫描分辨率;孔隙总体积[total volume of pore space,Po.V(tot)],为分析区域骨组织孔隙总体积,单位为 mm^3,其应用条件和意义同孔隙率。

双能 X 射线吸收法(dual energy X-ray absorptiometry,DEXA)通过测量股骨颈和腰椎平均面积骨密度(bone mineral density,BMD),以间接反映骨质量和强度,其单位为 g/mm^2。显微通过扫描获得的断层图像信息,借助分析软件选择感兴趣区域(region of interest,ROI)并做阈值分割,排除皮质骨(或松质骨)、软组织及髓腔内液体的影响,单独计算骨小梁(或皮质骨)BMD,称之为组织骨密度(tissue mineral density,TMD)或骨矿物质密度,单位为 g/mm^3。因其不包括非骨组织的体素,因此 TMD 要大于 DEXA 计算的 BMD。TMD 是通过体模和已知的标准 CT 值计算出骨矿物质的含量,由于体模主要成分是羟基磷灰石,因此 TMD 以单位体积羟基磷灰石表示。

此外,显微 CT 可应用于骨折骨痂的分析、骨科植入材料的研究与分析、使用影像增强剂灌注血管的研究与分析等(图 8-2)。

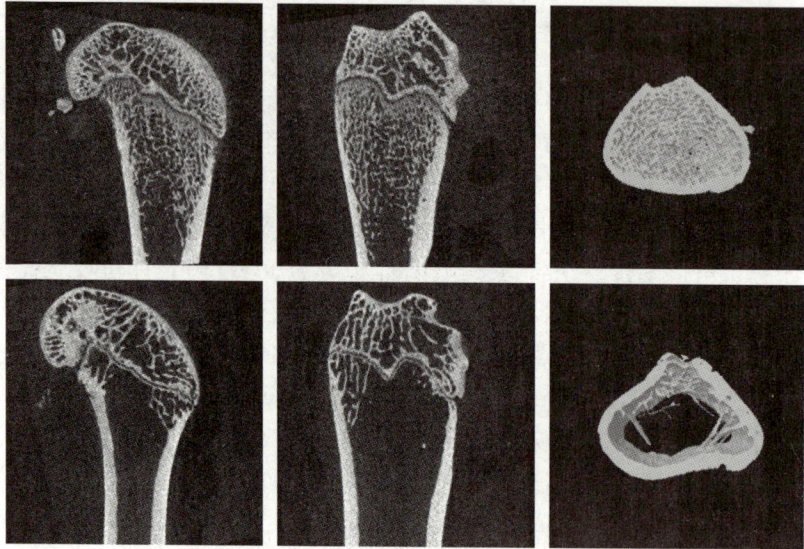

图 8-2　正常大鼠与去势大鼠股骨远端显微 CT 影像（上图为正常大鼠，下图为去势大鼠）

第四节　放射性核素骨显像

自 20 世纪 70 年代中期以后，以 $^{99m}Tc/^{18}F$- 氟化钠标记的各种磷酸盐化合物作为示踪剂的放射性核素骨显像技术，日益广泛地应用于代谢性骨病的临床与基础研究。由于核素骨显像不仅可以显示骨骼形态，更能反映骨骼和病变的血流及代谢状况，早于 X 线发现病变，并可进行全身扫描，因此具有早期诊断和探查范围广的优势，多年以来一直是核医学显像临床应用的主要项目。对于基础研究而言，因为骨显像的成像原理是基于局部血流量和骨盐代谢水平，是功能和形态相结合的一种显像方法，其敏感性高，便于动态观察及定量分析，并且一次检查可以获得全身的骨影像资料，所以其对于代谢性骨病的研究甚为有利。

一、放射性核素骨显像的原理

放射性核素骨显像是利用亲骨性放射性核素或放射性标记的化合物引入人体内后聚集于骨骼，利用核医学显像仪器在体外探测放射性核素所发出的 γ 射线，通过计算机处理，从而形成骨骼的影像。骨组织中无机物比重较大，矿物质约占骨组织干重的 2/3，其中主要成分为羟基磷灰石晶体及磷酸钙。骨显像最常用的显像剂是 ^{99m}Tc 标记的亚甲基二磷酸盐（^{99m}Tc-MDP）和亚甲基羟基二磷酸盐（^{99m}Tc-HMDP），它们具有骨摄取高且迅速、血液和软组织清除快的优点，主要沉积在骨质，其他器官极少滞留。经静脉注入机体后 2~3 小时，约 50%~60% 的放射线 ^{99m}Tc 聚集在骨皮质，^{99m}Tc 发出的低能 γ 射线由 SPECT 探测并成像，从而显示骨骼的形态，并反映骨的血供和代谢情况，其余经肾脏排出体外。尤其在有成骨损伤的新骨形成处可聚集较多的羟基磷灰石结晶，因此当局部骨骼有疾病或损伤，如肿瘤、炎症、骨折等引起的成骨改变，行放射性核素显像时会摄取较多的显像剂而异常显影，呈现放射性浓聚增强的"热"区；反之，当局部组织血供降低或病理呈溶骨改变时，骨显像剂浓聚随之减少,在显像图上则表现为放射性稀疏缺损的"冷"区,据此可对骨骼病变作出相应诊断。

骨的代谢活性、骨局部血流量、交感神经的兴奋状态是影响骨显像剂在骨中聚集的最主要因素。在骨生长代谢活跃处、骨化中心、成骨病变和骨修复处,离子交换剂的化学吸附作用和有机结合都很活跃,因此这些部位的放射性分布明显增多。在血流供应丰富的部位,骨显像剂到达该部位的数量及速度都会大大高于血流供应较差的部位,而且离子交换活动及胶原结合作用在血流丰富的部位都相应增强,即放射性分布增加。但是骨中放射性的增加并不与骨的血供呈线性关系,有资料显示,在骨的血流增加 3~4 倍时,骨中放射性仅增加 30%~40%,这一点对指导我们掌握骨显像剂的量有一定价值。当骨中血流供应一旦中断,则该血流供应的骨质区就不会有显像剂聚集,表现为放射性分布缺损。有必要指出的是,骨的血供和骨的生长代谢活动是密切相关的。骨生长代谢活跃的部位常常血供也丰富,丰富的血供是骨进行生长代谢所不可缺少的。此外,交感神经的状态对骨显像剂的聚集也有一定影响。交感神经活动性增强可使毛细血管关闭,交感神经切断术或各种原因引起的骨内交感神经损伤可使局部血供增强。人体激素水平、骨液压、骨内局部酸碱平衡、毛细血管通透性等因素均对骨摄取显像剂有影响,它们中任一因素的作用增强均会使骨摄取显像剂增加;反之,则会使骨中放射性降低。

二、检查方法

骨显像时应根据患者的临床情况选择以下一种或多种方法联合使用。

(一) 全身骨显像

常用显像剂为 ^{99m}Tc-MDP,成人剂量为 740~925MBq(20~25mCi)。患者无须特殊准备。静脉注射显像剂 2~4 小时后排空膀胱,仰卧于 SPECT 或 γ 相机的扫描床上进行骨显像操作。

(二) 局部骨、关节平面与断层显像

骨与关节局部平面与断层显像采用的显像剂及其剂量与全身骨显像相同,但关节显像也可静脉注射 ^{99m}TcO$_4^-$,成年人剂量为 111~185MBq(3~5mCi)。平面显像时,根据患者情况或全身骨显像图像所见选择前位、后位、侧位或其他特殊体位,采用矩阵为 128×128 或 256×256,采集足够计数以利图像清晰显示。骨断层显像时一般采用低能通用准直器或低能高分辨率准直器,矩阵 64×64 或 128×128,360° 采集,5.6°~6°/ 帧,每帧采集 25 秒。采集后重建横断面、矢状面和冠状面图像,Hanning 滤波(截止频率 0.8),层厚 1 像素(pixel)。

(三) 局部骨、关节 SPECT/CT 显像

需采用 SPECT/CT 成像设备。注射显像剂及其他准备同局部骨断层显像。先进行 X 线定位扫描选择局部骨断层显像范围,再进行 CT 扫描和 SPECT 采集,经过计算机图像重建处理,分别获得 CT、SPECT 和 SPECT/CT 融合图像。

(四) 三相骨显像(three-phase bone scan)

三相骨显像又称骨动态显像。静脉注射显像剂后于不同时间进行连续动态采集,分别获得局部及周围组织的血流血池及延迟静态骨显像的数据和图像,故称三相骨显像。本方法可同时了解骨骼和邻近软组织的血流情况和骨盐代谢情况,具体方法如下:

1. 血流相　探头应置于病变局部上方,探测视野应包括对侧相应部位。以便于对比分析图像。显像剂与前述骨静态显像剂相同。采集矩阵 64×64 或 128×128,"弹丸"式静脉注射显像剂后,立即以每帧 1~3 秒的速度动态采集 60 秒。血流相主要反映较大血管的通畅

和局部动脉灌注情况。

2. 血池相　血流相采集结束后 1~5 分钟内静态采集一帧图像。矩阵 128×128 或 256×256,采集 60 秒,血池相主要反映骨骼与软组织血液分布情况。

3. 延迟相　2~4 小时后,按前述局部骨平面或断层显像相同方法进行,延迟相则主要反映局部骨骼的骨盐代谢活性。

(五) ^{18}F- 氟化钠 PET 骨显像

^{18}F- 氟化钠注射剂量 2.11MBq/kg(0.06mCi/kg),15~30 分钟后即可进行显像。PET/CT 采集和图像处理过程与 ^{18}F- 氟化钠 PET/CT 显像类似,可获得全身骨骼三维图像和各部位断层图像。利用配置符合线路的 SPECT/CT 亦可进行骨显像。

三、显像的种类

(一) 静态显像和动态显像

1. 静态显像(static imaging)　是指显像剂在人体内脏器组织和病变区的放射性浓度处于相对稳定状态时的显像。多用于观察脏器和病变的位置、形态、大小及放射性分布;也可用于测定脏器的整体和局部功能。

2. 动态显像(dynamic imaging)　是指显像仪器以一定的速度连续采集显像剂随血流流经脏器或随血流灌注而被脏器不断摄取和排泄的过程,或在脏器内反复充盈和排出的过程。它反映了脏器内的放射性分布在数量上或位置上随时间而变化的连续影像。利用计算机的各种分析手段可计算出动态过程中的各种定量参数,可用于观察脏器每个微小局部的功能变化。动态显像与静态显像联合进行,称为多相显像(multiphase imaging)。如在骨显像中先进行局部骨的动态血流灌注显像和血池显像,2~4 小时后采集摄取骨的静态影像,称为三相骨显像。

(二) 局部显像和全身显像

1. 局部显像(regional imaging)　指人体的某一部位或某一脏器的显像,是最常用的显像方式。

2. 全身显像(whole body imaging)　指显像装置(探头)沿人体表面从头至脚匀速移动,依次采集各部位的放射性浓度,将它们显示为一帧影像。最常用于全身骨显像、全身骨髓显像等,观察方便,易于比较。

(三) 平面显像和断层显像

1. 平面显像(planar imaging)　将显像仪器的探头置于体表的一定部位接受某脏器组织发出的射线而得到该脏器的影像即为平面显像。平面显像是前后组织的叠加影像,对组织较深的病灶或较小的病灶不易发现,对于这种不足常采用多体位显像或断层显像来克服。

2. 断层显像(tomography 或 section imaging)　由配备特殊软件的计算机控制的核医学显像装置在体表自动地连续或间断采集某脏器组织的多体位平面信息,经处理后形成各种断层影像。断层显像常见三维图像为横断层显像(transaxial imaging)、冠状断层显像(coronal imaging)和矢状断层显像(sagittal imaging)。断层显像在一定程度上避免了组织间的放射性重叠,能比较正确地反映脏器内的放射性分布情况,有助于正确发现组织较深处或较小的病灶,有利于进行较精确的定量计算。

(四) 阳性显像和阴性显像

1. 阳性显像(positive imaging)　指病变部位的放射性分布高于周围正常组织的显像,因此又称为"热区"显像(hot spot imaging),常见如急性心肌梗死灶显像、放射免疫显像、亲肿瘤显像等。

2. 阴性显像(negative imaging)　指脏器组织内的病灶由于种种原因失去或降低了摄取和聚集显像剂的能力而导致在图像上病灶区表现为放射性减低的异常图像,故又称为"冷区"显像(cold spot imaging)。常见的心肌灌注显像和肝显像等属于此类型。

另外在实际工作中,有些脏器的显像又可分为早期显像(early imaging)和延迟显像(delay imaging),对于二者的时间划分尚无明确的界定,不同脏器受检时其早期显像与延迟显像的时间是不完全相同的。在心肌灌注显像中又有静息显像(static imaging)与运动显像(motion imaging)之分,在此不予赘述。

骨显像定量分析是在 SPECT 骨静态显像的基础上,用计算机及专用软件对所获取的骨影像资料进行数据处理,以便更加准确地判断骨摄取示踪剂状况,观察骨代谢活性水平(图 8-3)。常用的骨显像定量分析方法是选择敏感的骨骺部位,以划分感兴趣方式测定骨骺单位面积内的放射活性,与对照组织比较,求出放射性活性比值,分为高活性、中活性、低活性三部分,计算各部分占总骨活性的百分数。在代谢性骨病情况下,全身骨放射活性增高,表现为高活性区所占的部分增加。

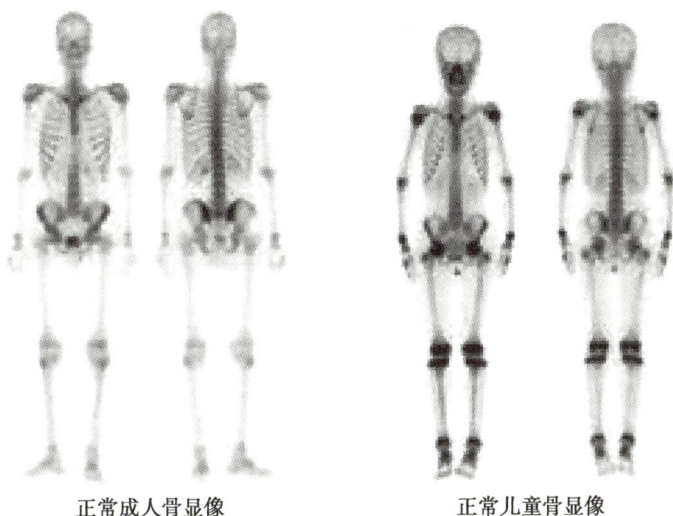

正常成人骨显像　　　　　正常儿童骨显像

图 8-3　单光子发射计算机断层成像的正常骨静态显像

四、放射性核素分析在骨伤科基础科学研究中的运用

长半衰期和短半衰期的放射性核素都可用于骨伤科疾病的基础科学和临床研究。如用氚(^{3}H)和碳的放射性核素标记的化合物最常用于骨伤科研究,以监测软骨和骨的细胞外基质成分,包括体内或组织移植体内(体外)的胶原、蛋白多糖和氨基聚糖的合成和分解。半衰期为 6 个月的钙用于评估羟基磷灰石无机物的形成和分解。^{35}硫(^{35}S)是一种半衰期相对短的放射性核素,可用于体内或体外一种硫酸蛋白聚糖的定量。

氚(^{3}H)标记的脯氨酸经液体闪烁计数,已常规用于测量胶原的变化,包括骨内(Ⅰ型)和软骨内(Ⅱ型)主要胶原类型转换(合成和分解)的病理变化。在骨质疏松症、骨关节炎和类风湿关节炎这类退行性骨伤科疾病中,其胶原的病理变化是特征性的;在蛋白质的胶原家族中比较高的羟脯氨酸/脯氨酸比率促进了构成这些疾病的生化和基因机制的体内放射性示踪剂研究。此法已经广泛用于鼠骨、鸡胚软骨等 ^{3}H 脯氨酸成分定量测定。

关节软骨的细胞外基质成分也可以用放射性标记的前提分子测定。除了定量胶原外，软骨的细胞外成分还包括非糖基化蛋白、蛋白聚糖和透明质酸及某种见于结缔组织内的氨基己糖或酸性氨基葡萄糖多聚体（AGAGs）。因为单个的 AGAGs 分子，包括透明质酸，构成蛋白聚糖内的糖类侧链亚单位，因此 AGAGs 的形成是蛋白聚糖的生物合成中关键的一步。AGAGs 为蛋白聚糖代谢和游离透明质酸成分的研究提供了几个潜在的放射性标记位点。AGAGs 的合成可以通过液体闪烁计数测量 ^{14}C 葡萄糖标记和 ^{3}H 氨基葡萄糖标记物 AGAGs 部分中 ^{3}H、^{14}C 的比率获得。用 ^{3}H、^{35}S 蛋氨酸标记的蛋白聚糖的蛋白质核心和大小特征可以通过凝胶电泳完成；放射性核素标记的氨基葡萄糖也可以用于标记硫酸软骨素。甚至可以用有足够能量差距的 ^{3}H、^{14}C 或 ^{35}S 独特的放射性核素标记的氨基葡萄糖和蛋氨酸的双标记技术，测定糖蛋白核心蛋白的碳水化合物之间的大小分布。

矿化和吸收过程都常规地通过测量骨、骨的外植体和细胞培养物中 ^{45}Ca 的摄取或释放进行评价。例如，实验动物处死后，骨标本去脂、脱水，并在烘炉中焚化。骨灰用原子吸收分光光度测定法测量全部钙，再结合放射性示踪剂技术，可以定量分析钙的合成和吸收。此外，体内吸收过程治疗的效果可以用 ^{45}Ca 注射的幼鼠未标记的颅骨孵育测量。

测量动物骨血流最常用的实验方法是用放射性核素标记的微球。微球是横断面直径稍大于毛细血管直径的树脂颗粒。放射性活性微球注入左心并被第一个经过的组织捕获。以已知的速率从动脉抽取血液，骨组织样本中和抽取血液中的微球数目可以用放射性活性确定。骨组织内微球数量与组织的血流量有关。血流量可以用如下公式计算：

$$血流量 = 组织内微球 \times 抽血速度 \times 血液中的微球$$

第五节　电生理技术

电生理技术（electrophysiological technique）是以多种形式的能量（电、声等）刺激生物体，测量、记录和分析生物体发生的电现象（生物电）和生物体的电特性的技术。电生理技术是电生理学研究的主要技术。由于应用了计算机，人们能从人或动物的体表记录到非常微弱的体内深部小群细胞的电活动。这类测量对人体毫无损伤，对临床诊断有重要意义。

一、生物电测量技术的原理

生物电测量技术用电极将微弱的生物电引出，经生物电放大器将其放大，再经示波器等显示其波形并记录下来，以便观察、分析和保存。

二、电生理测量技术

（一）肌电图

肌电图（electromyogram，EMG）是记录肌肉静息、随意收缩及周围神经受刺激时各种电生理特性的一门技术。狭义的肌电图通常指常规 EMG 或同心圆针 EMG，记录肌肉安静状态下和不同程度收缩状态下的电活动。广义的肌电图包括常规肌电图和神经传导检测、H 反射、F 波、瞬目反射、重复电刺激、单纤维肌电图等。

通过肌电图检查可以确定周围神经、神经根、神经 - 肌肉接头及肌肉本身的功能状态。通过测定运动单位电位的时限、波幅，安静情况下有无自发的电活动以及肌肉大力收缩的波形及波幅，可区别神经源性损害和肌源性损害，诊断脊髓前角急、慢性损害（如脊髓灰质炎、运动神经元疾病），神经根及周围神经病变（例如肌电图检查可以协助确定神经损伤的部位、程度、范围和预后）。另外,对神经嵌压性病变、神经炎、遗传代谢障碍神经病、各种肌肉病也有诊断价值。此外,肌电图还用于在各种疾病的治疗过程中追踪疾病的恢复过程及疗效。利用计算机技术,可进行肌电图的自动分析,如解析肌电图、单纤维肌电图及巨肌电图等,以提高诊断的阳性率。肌电图检查多用针电极及应用电刺激技术,检查过程中有一定的痛苦及损伤,因此不可滥用此项检查。另外,检查时要求肌肉能完全放松或做不同程度的用力,因而要求受检者充分合作。对于某些检查,检查前要停药,如新斯的明类药物应于检查前16 小时停用。实际使用的描记方法有两种:一种是表面导出法,即把电极贴附在皮肤上导出电位的方法;另一种是针电极法,即把针电极刺入肌肉导出局部电位的方法。用后一种方法能分别记录肌肉每次的运动单位电位,而根据从每秒数次到二三十次的肌肉运动单位电位情况可发现频率的异常。应用肌电图还可以诊断运动功能失常的原因。

常规肌电图通常分四个步骤来观察:①插入电活动:将记录针插入肌肉时所能引起的电位变化。②放松时:观察肌肉在完全放松时是否有异常自发电活动。③轻收缩时:观察运动单位电位形状、时程、波幅和发放频率。④大力收缩时:观察运动单位电位募集类型。检查时将针电极插入肌肉,通过放大系统将肌肉在静息和收缩状态的生物电流放大,再由阴极射线示波器显示出来。肌肉在正常静息状态下,细胞膜内为负电位,膜外为正电位;肌肉收缩时,细胞膜通透性增加,大量正离子转移到细胞内,使细胞膜内、外与静息时呈相反的电位状态。于是收缩与未收缩肌纤维间产生电位差,并沿肌纤维扩散,这种扩散的负电位称为运动单位电位。一个运动神经元及其突触支配的肌纤维为一个运动单位。突触支配的肌纤维数目差异极大,少者 3~5 条,多者可达 1 600 条。在针电极插入肌肉的瞬间,由于针的机械性刺激,导致肌纤维去极化,而产生短暂电活动,称为插入电位。其后,肌肉在松弛状态下不产生电位变化,示波器上呈平线状,称为电静息。当肌肉轻度收缩时,肌电图上出现单个运动单位的动作电位,这是脊髓前角 α 细胞所支配的肌纤维收缩时的综合电位活动,其时限为 2~15ms,振幅 100~2 000μV。运动单位电位波可为单相或多相,4 相以下为正常,5 相波超过 10% 时为异常。在肌肉用力收缩时,参加活动的运动单位增多,此时运动单位的动作电位互相重叠而难以分辨,称为干扰相。用两根针电极插入同一肌肉,两者距离大于一个运动单位的横断面直径时,则每个电极记录的动作电位仅 10%~20% 同时出现,这种同时出现的电位称为同步电位。但在一些小肌肉(手的骨间肌、拇短伸肌等),电位易于扩散到整个肌肉,同步电位就会超过 20%。

病理状态下,肌电图会发生相应改变,常见的有以下几种:①纤颤电位:失去神经支配的肌肉在受到刺激电极插入后,处于肌静息时出现的短时限、低电压电位,称为纤颤电位;②束颤电位:肌肉在放松时出现的自发运动电位,其时间宽、电压高,单个、成对或成群发放;③正锐波:很多失神经支配的肌纤维同步放电时,可产生波形呈正相的正锐波,呈 V 形,多见于失神经变性的晚期;④多相电位:正常肌肉的多相电位不超过总数的 5%,但部分失神经支配的肌肉收缩时出现大量的多相运动单位电位。在腰椎间盘突出症患者,神经根受压变性,在肌静息时,可出现纤颤电位、束颤电位及正锐波;在肌肉收缩时,可出现多相电位。但是也有一部分腰椎间盘突出症患者,虽然有典型的临床症状,却并没有纤颤电位、束颤电位或正锐波。

神经传导检测是用于评价周围运动神经和感觉神经传导功能的一项诊断技术,通常包括运动神经传导和感觉神经传导的测定。临床应用于周围神经病的诊断,结合 EMG 可以鉴别前角细胞、神经根、周围神经及肌源性损害等。运动神经传导和感觉神经传导的主要异常所见是潜伏期延长、传导速度减慢和波幅降低。潜伏期延长、传导速度减慢主要反映髓鞘损害;波幅降低为轴索损害,严重的髓鞘脱失也可继发轴索损害。

（二）诱发电位

诱发电位（evoked potential，EP）是指对神经系统某一特定部位（包括从感受器到大脑皮层）给以相应的刺激，使大脑对刺激（正性或负性）的信息进行加工，在该系统和脑的相应部位产生的可以检出的、与刺激有相对固定时间间隔（锁时关系）和特定位相的生物电反应。在脊柱脊髓、神经损伤的实验研究中，诱发电位是可靠、客观的评价标准。

诱发电位的意义在于它的锁时特征，通过特定刺激，利用叠加平均技术，可以把它从错乱纷杂的生理电位中显露出来，其变化能反映神经系统的兴奋性和传导功能状态，其主要的检测指标为潜伏期和波幅，潜伏期则反映动作电位的传导距离、传导速度、传导通路中突触延搁时间，波幅可以反映同步性放电神经元数量的多少。诱发电位可分为感觉诱发电位和运动诱发电位。感觉诱发电位包括躯体感觉诱发电位、视觉诱发电位、听觉诱发电位等。

躯体感觉诱发电位（somatosensory evoked potential，SEP）主要反映脊髓后索薄束与楔束深感觉传导功能，但由于脊髓前、后索相邻，又为一体的软脊膜包绕，故 SEP 也间接反映前索及侧索情况，过去无运动诱发电位时就以 SEP 间接反映整个脊髓的神经功能情况。

视觉诱发电位（visual evoked potential，VEP）是枕叶皮质接受视觉刺激后从头皮上记录到的一个电反应。当整个视觉传导通路功能正常时，则可以记录到一个正常的视觉电反应，而视觉传导通路上任何部位发生病变，视觉诱发电位都可出现异常，因此，其具体定位价值有限。视觉诱发电位检测时最好要做到以下几点：患者能够完全配合；查前测视力、视野及眼底。视力特别差时，由于无法接收到刺激信号，故视觉诱发电位的价值有限。

脑干听觉诱发电位（brainstem auditory evoked potentials，BAEP）是一项检测脑干是否受损较为敏感的客观指标，是指人体接受声刺激后从头皮记录到的一系列电活动，能客观敏感地反映听觉传导通路的功能状态，反映耳蜗至脑干相关结构的功能状况，凡是累及听通道的任何病变或损伤都会影响 BAEP。往往脑干轻微受损而临床无症状和体征时，BAEP 已有改变，对于发现脑干亚临床病灶具有很重要的诊断价值。

运动诱发电位（motor evoked potential，MEP）是用电或磁刺激脑运动区或其传导通路，在刺激点下方的传出径路及效应器（肌肉）所记录到的电反应。单次头皮刺激时，运动区皮质出现神经元的反复放电，并在锥体束中形成一组下行的冲动，这种脉冲样的下行放电在脊髓的运动神经元产生兴奋性的突触后电位。这组兴奋性的突触后电位在时间和空间的累积，使得脊髓运动神经元达到兴奋阈值，若干支配同一靶肌的运动神经元的兴奋，则导致靶肌收缩，可见靶肌表面记录到的一次动作电位，即 MEP。

各电位的观察指标有波形、波幅、潜伏期和传导速度等。传导速度较稳定，是最常用的观察指标。其计算方法是将两刺激点所诱发出电位的潜伏期差除以两点间的距离，即传导速度 = 距离 / 时间。正常成人肘以下正中神经运动传导速度（MCV）为 55~65m/s，感觉传导速度（SCV）为 50~60m/s。上肢神经传导速度快于下肢，近端快于远端。SEP 主要观察潜伏期，以第一个负相波峰计算潜伏期。正常成人正中神经和尺神经的 SEP 潜伏期在 19~20ms，故将第一个负相波峰命名为 N19 或 N20。

（桑晓文　杨济洲）

复习思考题

1. 试述影像学与电生理技术的基本原理以及它们在实验骨伤科学中的价值与意义。

2. 影像学技术在小动物成像中的具体分类有哪些？这些不同成像技术方法的特点是什么？

3. 小动物体内光学成像中生物发光技术与荧光成像技术各有什么特点？

4. 显微 CT 与传统的各种检测骨密度的方法相比有哪些优势？

5. 什么是放射性核素骨显像中的静态显像、动态显像、多相显像？

6. 不同的小动物成像技术在实验骨伤科学中的具体应用范围是怎样的？这些方法除了可应用于小动物成像外,还可应用于实验的哪些领域？

7. 常规肌电图检查步骤分哪些？病理状态下,常规肌电图有哪些表现？

8. 试述诱发电位的意义及其主要检测指标。

◇◇◇ 第九章 ◇◇◇

骨伤科流行病学与循证医学

✏ 学习目标

通过学习骨伤科流行病学与循证医学的概念及设计原则,掌握骨伤科疾病的流行病学与循证医学的研究方法,为基础研究向临床指南的转化奠定基础。

♥ 思政元素

临危受命,救死扶伤

作为一名医者,守护人民群众的安全和健康是我们义不容辞的责任,治病救人、救死扶伤是我们义无反顾坚守的使命。

伍连德教授(1879—1960),剑桥大学医学博士,中国卫生防疫、检疫事业创始人,中国现代医学、微生物学、流行病学、医学教育和医学史等领域先驱。1910 年 12 月,一场百年不遇的鼠疫在东北暴发,在疫情快速蔓延、没有特效药、日俄帝国主义环视掣肘等不利局势下,伍连德临危受命,不惧个人安危,告别妻儿,深入疫区,站到了与鼠疫斗争的最前线。他以精湛的医技,强大的组织能力,在不到 4 个月的时间内,就扑灭了这场震惊中外的鼠疫大流行,拯救了万千生命。这些最早发端于中国的公共卫生思想和经验十分先进,至今仍有指导意义。

在同新型冠状病毒肺炎疫情的较量中,广大医护人员临危受命,义无反顾逆向前行,用实际行动向前辈提交了一份满意的答卷,用实际行动践行医者救死扶伤的誓言。愿我们不忘来路,警钟长鸣,在敬佩和感慨之余,思考如何更好地理解和传承前辈的思想精髓和精神信念,始终为人民健康保驾护航,为医学事业发展奋斗终生。

骨伤科流行病学是将现代流行病学与数理统计学理论引入骨伤科学研究和实践的一门方法学,它应用群体研究的方法以及量的概念,将科学的设计、定量化的测量和严格客观的评价体系贯穿于骨伤科疾病研究的始末,确保研究结果的真实性,对临床实践具有重要的循证价值。

循证医学是始于 20 世纪的新兴临床医学基础科学。基于循证医学理念,医生在临床实践中,针对患者具体的临床问题,谨慎、客观地采用最佳证据对患者的诊疗做出科学的决策,最终取得预期的治疗效果。

因此,骨伤科流行病学重在产生最佳证据,而循证医学重在应用最佳证据,两者一脉相承,密不可分,对于推动骨伤科学发展以及更好地服务于人民的健康事业,具有重要意义。

第一节 骨伤科流行病学与循证医学研究方法

根据研究目的和设计原理的不同,骨伤科流行病学与循证医学研究方法可分为三大类:观察性研究、实验性研究及循证医学研究,如图 9-1 所示:

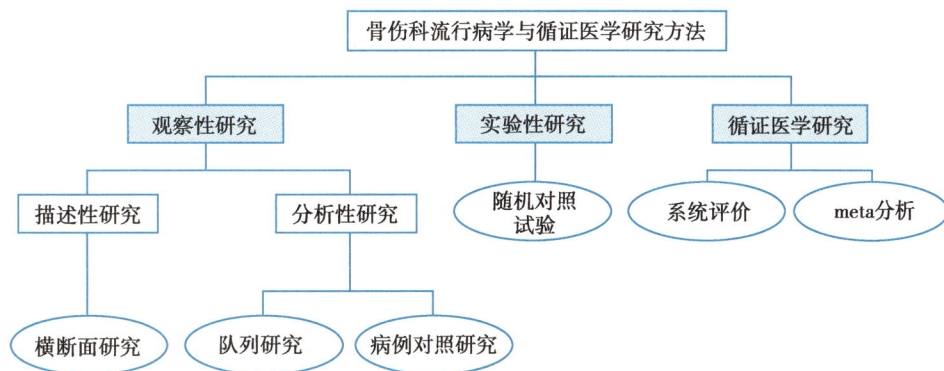

图 9-1 骨伤科流行病学与循证医学方法分类

一、观察性研究

流行病学是在人群中进行的研究,由于伦理和资源的限制,研究者不能完全掌握和控制研究对象的暴露因素或其他条件,因此大多数情况下只能进行观察性研究。横断面研究、队列研究以及病例对照研究是骨伤科临床中常用的观察性研究方法。

(一)横断面研究

横断面研究(cross-sectional study)又称横断面调查或现况调查,主要包括普查和抽样调查两种方式。由于所获得的描述性资料是在某一时间点或在一个较短的时间内收集的,它能客观地反映这一时间点的疾病分布及与疾病相关因素。

(二)队列研究

队列研究(cohort study)是将某一特定人群按暴露因素的有无或暴露程度分为不同的亚组,追踪观察一定期限,比较不同亚组之间某病发病率或死亡率有无差异,从而判断暴露因素与结局有无关联以及关联大小的一种研究方法。

(三)病例对照研究

病例对照研究(case-control study)是从研究人群中选择一定数量的某病患者作为病例组,在同一人群中选择一定数量的非某病患者作为对照组,统计病例组与对照组两组人群既往某些暴露因素出现的频率并进行比较,以分析这些因素与疾病的联系。

二、实验性研究

实验性研究又称干预实验(interventional trial),是指根据研究目的,将试验对象提前随机分为试验组与对照组,对试验组人为地施加或减少某种因素,观察该因素的作用结果,并与对照组相比较,然后评价该干预措施对疾病或健康的影响。

临床试验是需要重点关注的一种临床科研方法,因为疾病治疗研究与评价是临床实践和临床研究工作的重要内容。目前,由于一些骨伤科疾病的治疗方法和手段日趋多样化,开展高质量的临床试验有利于选择安全、有效的干预措施以及发现优质证据用于指导临床决策,已成为目前骨伤科临床工作的重要任务。

三、循证医学研究

循证医学(evidence-based medicine,EBM)是指临床医生面对具体的患者,在收集病史以及必要的试验与有关检查资料的基础上,应用自己的理论知识与临床技能,分析与明确患者的主要临床问题(病因、诊断、治疗、预后、康复等方面),并进一步检索与综合评价当前最新的相关研究成果,获得最佳证据,结合患者的实际临床问题与临床医疗的具体环境做出科学适当的诊治决策,在患者的配合下付诸实施,最后分析与评价效果。

(一) 系统评价

系统评价(systematic review,SR)是一种全新的文献综合方法,针对某一具体医学及相关问题(如临床、卫生决策、基础医学、医学教育等),系统、全面地收集现有已发表或未发表的临床研究,采用临床流行病学的原则和方法,筛选出符合质量标准的文献,进行定性或定量分析,获得科学可靠的综合结论。

(二) meta 分析

meta 分析(meta analysis)是系统评价中将多个相似研究结果进行定量综合分析的一种方法,其分析步骤包括提出问题、检索相关文献、评价并选择文献、描述基本信息、定量综合分析资料、评价偏倚风险、结果报告等。在进行 meta 分析过程中,如果没有明确、科学的方法去收集、选择和评价临床研究资料,而仅单纯采用统计方法将多个临床研究进行定量综合分析则难以保证结论的真实性和可靠性。

第二节　骨伤科疾病分布特征研究

横断面研究属于描述性研究,但其研究对象的选择,影响因素的调查及其结果分析较其他描述性研究(病例报告等)更为严密和规范。通过对三间分布的描述,可发现某些疾病的流行强度及分布特点。因此,在骨伤科疾病的患病率调查和人群、地区的分布特征研究中,常用到横断面研究。

一、设计原理

横断面研究主要是通过普查和抽样调查的方式进行,研究目标人群的患病率和暴露情况。设计原理如图 9-2 所示:

(一) 横断面研究类型

1. 普查　是指在特定时间对特定范围内的全体成员(总体)进行的全面调查。普查的目的主要是:①早期发现、早期诊断和早期治疗某些疾病,如诸多地区开展的宫颈癌普查。②了解疾病和健康的分布状况,如中国居民的骨质疏松流行病学情况的调查。③建立人体各类指标的正常参考值范围,如全国儿童身高、体

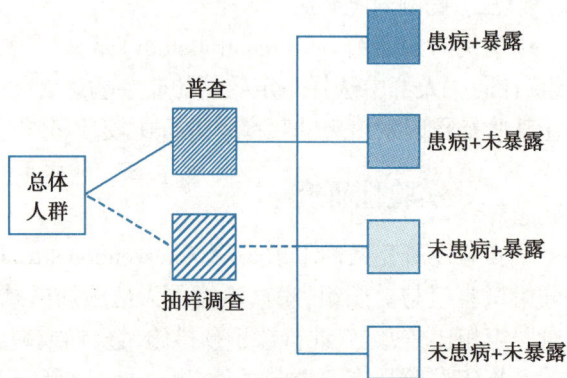

图 9-2　横断面研究设计原理

重等发育与营养状况的普查。这种研究方式全面,但对于人力、物力资源需求大,质量控制难度较高。

2. 抽样调查 是指在特定时间、特定范围内的某人群总体中,按照特定抽样方法从总体人群中抽取具有代表性的个体组成样本进行调查分析,以此推断该人群总体某疾病的患病率及某些特征的一种调查。

(1)单纯随机抽样:又称简单随机抽样,是指从总体中抽取出若干个体,用以构成样本的一种抽样方法。抽样过程中不附加任何限定条件,在抽样之前未进行分层或其他方式处理,保证个体被抽到的机会均等。通常使用随机数字表或计算机随机数字法来保证随机化,但若出现同时入选个体散在分布于一个地域广袤的地区内,此种方法调查难度会大大增加。因此单纯随机抽样很少单独使用,往往是其他抽样方法的基础。

(2)整群抽样:整群抽样是从总体中直接抽取若干群组(如村、居委会、班级等)作为观察单位组成样本。这种抽样方法简单便捷。

(3)分层抽样:为了保证调查对象的同质性,可根据某种特征将总体划分为不同层次,从每一层内进行单纯随机抽样,组成一个样本。此种方法能够保证结局指标估计值的精确度,同时可以分析分层因素对结果的影响,样本需求量少,节约成本。

(4)系统抽样:又称机械抽样,是指按照一定顺序,机械地每隔若干单位抽取一个单位的方法。例如:总体有 N=10 000 个单位,调查需要的样本量为 n=1 000 个单位,抽样间隔 K=10 000/1 000=10,采用单纯随机抽样法从 1 至 10 号中随机抽取一个点,例如 4,每隔 10 号抽取一个单位,抽取样本的编号依次为:4,14,24,34……此种方法简便易行,样本分布均匀,代表性较好,抽样误差小。但是若总体存在周期性变化规律,抽样可能存在较大偏差。

(5)多阶段抽样:在大型的流行病学调查中,常同时将上述几种抽样方法结合运用,例如,从总体中先抽取范围较大的一级抽样单元(如省和市),再从一级单元中抽取范围较小的二级单元(如县和乡)……以此类推,最终抽取到范围更小的单元(如社区、村、医院、学校)作为调查对象。每个级别的抽样方法均可使用单纯随机抽样或者其他抽样方法。

普查与抽样调查往往是相对的,在实际工作中两者通常同时使用,如整群抽样时,在被抽中的基层单位内实际上是进行了普查,但对总体来说却是进行了抽查。在大型的横断面调查中,各种抽样方法常常结合运用。

以 2018 年中国疾病预防控制中心与中华医学会骨质疏松和骨矿盐疾病分会开展的中国骨质疏松症流行病学调查为例,首先使用单纯随机抽样的方法抽取了北京、山西、吉林等11 个省份及直辖市,再从每个地区分别随机抽取 4 个县(区),最后分别抽取若干更小级别的社区、行政村,总计抽取 2 万余人。该例中,基层单位实际上进行了普查,而从全国总体来看采用的方法是抽样调查,单纯随机抽样、整群抽样等多种抽样方法在此次调查中联合使用。

(二)横断面研究的应用

1. 描述疾病的三间分布 通过计算和比较所获得的患病率等指标,描述目标人群疾病的年龄、性别、种族、地区分布状况,从而制定防控策略。例如,通过我国 2018 年进行的首次中国居民骨质疏松流行病学调查,可以了解我国骨质疏松的总患病率,以及骨质疏松在各地区、城乡、年龄、性别中的分布情况。

2. 提出病因线索 描述某些因素或特征与疾病的联系以便形成病因假设,为分析流行病学提供线索。例如,在对痛风性关节炎的横断面研究中发现痛风性关节炎患者人群中饮酒的比例明显高于非痛风人群,从而提出"酗酒可能与痛风性关节炎有关"的病因假设。

3. 适用于疾病二级预防 通过普查或筛查的手段,可以实现"早发现、早诊断、早治疗"的目的。例如,在骨质疏松的横断面调查中,筛检出骨量减少的患病人群,可以及早进行抗骨质疏松的药物干预及运动锻炼康复治疗,从而有效预防骨质疏松症并减轻患者的物质与精神负担。

4. 用于疾病监测 长期进行疾病监测,可以对所监测疾病的分布规律和长期变化趋势有深刻的认识和了解。例如,通过对肩痛患者的长期监测,可以发现肩关节周围炎是肩痛疾病谱的主要类型,肩袖损伤其次,且肩关节周围炎具有自愈性,而肩袖损伤容易反复出现,大部分不能自愈。

二、方案要素设计

良好的实验设计方案是保证横断面研究成功实施的前提条件,尤其是对于大型流行病学调查而言,涉及的调查人员与调查对象较多,更需要周密严谨的方案设计。

(一)确定研究目的

确定研究目的是横断面研究的第一步。根据研究所要解决的问题确定研究目的,如是要描述骨质疏松的三间分布或是要寻找危险因素的线索与发现高危人群,还是要对骨质疏松进行三早预防(早发现、早诊断、早治疗)。然后根据研究目的的确定是采用普查还是抽样调查。

(二)确定研究对象

基于研究目的,对调查对象的特点和范围进行界定,同时还要结合实际情况,考虑在目标人群中开展普查或抽样调查的可行性。设计时可以将研究对象规定为某个社区或乡镇内的全体或部分居民,如老年骨质疏松患者,一般应选择该社区(乡镇)内≥65岁且骨密度测定 T 值≤-2.5 个标准差者。

(三)确定研究变量

横断面研究的研究变量(以骨质疏松为例)可以分为人口学资料(姓名、性别、年龄、职业、文化程度、民族、住址等),疾病指标(发病、现患、伤残、生活质量、疾病负担等),以及相关因素(身高、体重、体重指数、骨密度、既往史、药物服用史、生活习惯等)。对研究的任何一个因素或变量都应有明确的定义。如骨密度的测定,何为"骨量减少",何为"骨质疏松",都应严格按照相关指南进行准确定义。另外,何为"吸烟"、何为"饮酒"等此类问题都应有明确的规定。

(四)估计样本含量

样本的大小与抽样方法有关。单纯随机抽样的样本量大小与预期患病率和调查的精准度有关。①预期患病率(P)需求越小;样本量越大。②精确度要求越高,即容许误差(d)越小,样本含量则越大。③与显著性水平(α)有关,α 越小,样本量越大,α 通常取 0.05 或 0.01。

(五)资料收集

相关资料一般可以从临床与实验室检查、调查问卷及常规资料中获得。

1. 掌握相关背景资料 现况调查要收集的标识变量如年龄(出生日期)、性别、文化程度、家庭经济状况、职业等。

2. 疾病的测量 应采用尽量简单易行的技术和高灵敏度、高特异性的方法进行疾病测量。疾病的诊断需确定严格统一的标准。例如,对于肩袖损伤的诊断,仅仅体征阳性与 X 平片肩峰形态学异常影像表现,而缺乏 MRI 影像依据时,不能确诊为肩袖损伤。

3. 变量的测量 研究因素必须有明确的定义,可以通过调查表、实验室检查、查体和其他手段进行测量。

4. 对调查员的要求 最基本的要求是具备实事求是的科学精神,同时具备一定的专业素养,能够判断识别异常的资料,并及时核实或更正。调查前需进行严格培训,考核合格后方能录用。

三、资料的整理与分析

调查结束后,首先应对原始资料进行检查与核对,以保证资料的完整性与准确性,同时合理地填补缺漏、纠正错误、删除重复。

随着计算机的普及,横断面研究的数据均需应用计算机进行处理,在建立数据库、录入原始文件时,为避免人工录入造成的数据误差,一般尽可能使用专业人员双轨录入的方法,并应用一些具备录入核对功能的软件(如 Epidata 软件)。

(一)常用的分析指标

1. 患病率 亦称现患率或流行率,是指在特定时间内,一定人群中某病新旧病例数所占的比例。横断面研究常使用患病率以描述疾病的流行强度。

$$患病率 = \frac{特定时间内某人群中某病新旧病例数}{同期观察人口数} \times K \qquad 式(9-1)$$

使用患病率分析时要考虑混杂因素,例如,为避免得出错误结果,不同地区人群的骨质疏松患病率不能直接进行比较,可采用率的标准化方法(标化率)。除患病率外,横断面研究中还常用到感染率、某些因素的流行率(如吸烟率、饮酒率等)、抗体阳性率等,这些率的计算与患病率类似,此外,还可以应用比、构成比等指标,如性别比、年龄构成等,但需要注意区别构成比与率。

2. 其他指标 调查获得的年龄、身高、体重、体重指数(BMI)等值可以计算均值及标准差。

(二)分析方法

1. 描述分布 根据人口学特征、时间特征和地区特征等进行分组,描述调查对象人数,计算某疾病的患病率,比较组间差异。

2. 相关分析 描述一个变量随另一个变量的变化而产生的线性相关关系,双变量资料或等级资料,如体重与骨密度之间的相关关系,可采用单因素或多因素统计分析模型来完成。

例 9-1 为探索不同年龄段男性与女性骨质疏松患病率的差异及分布情况,针对某地区 40 岁以上人群进行横断面研究,共抽取 1 500 名调查对象,调查对象中男性 750 名,女性 750 名,其中骨质疏松患者 366 名,非骨质疏松患者 1 134 名,男性患者 48 名,女性患者 318 名。试对上述调查结果进行分析。

根据上述横断面研究资料可做如下分析:

(1) 人群患病率:366/1 500 × 100%=24.4%

(2) 男性患病率:48/750 × 100%=6.4%

(3) 女性患病率:318/750 × 100%=42.4%

表 9-1 某地不同性别、年龄居民骨质疏松患病率

年龄/岁	男性			女性			χ^2	P
	人数/人	患者/人	患病率/%	人数/人	患者/人	患病率/%		
40~49	250	6	2.2	250	108	4.3	38.43	<0.001
50~64	250	15	6.0	250	81	32.1	56.16	<0.001
≥65	250	27	10.7	250	129	51.6	96.94	<0.001
合计	750	48	6.4	750	318	42.4	263.47	<0.001

由表 9-1 可知,同一年龄段的男性和女性患病率的差异明显,差异有统计学意义,各年龄阶段男性患病率均明显低于女性。

进行单因素比较分析时,如性别对骨质疏松患病率的影响,将不同性别患病率的资料整理成表 9-2:

表 9-2 不同性别骨质疏松症患病率的差异

性别	骨质疏松症		合计
	患有	未患	
男性	48(a)	702(b)	750
女性	318(c)	432(d)	750
合计	366	1 134	1 500(n)

$$\chi^2=\frac{(ad-bc)^2\times n}{(a+b)(c+d)(a+c)(b+d)}=\frac{(48\times432-702\times318)^2\times1\,500}{750\times750\times366\times1\,134}\approx263.47$$

查表可知,$P<0.001$,表明男性和女性的骨质疏松症患病率差异有统计学意义,男性的患病率显著低于女性。

横断面研究为了查明疾病的分布,可以根据"三间分布"的特征,结合有关因素进行解释。若是为了提供病因线索,则可描述某些因素与疾病的联系,要注意,横断面研究只能用于为进一步的分析性研究提供病因线索,不能做因果联系分析。

第三节　骨伤科发病影响因素研究

流行病学研究的主要内容之一就是研究与探讨疾病发生的原因,即病因(causes of disease)。因为了解疾病发生的原因,就有可能对疾病做出正确的诊断,也就能采取特异性的干预对策与措施,从而有效地预防与控制疾病。流行病学研究中的病因及病因推断,是从群体的角度探究疾病的病因或危险因素及其对疾病发生发展的影响,对疾病的病因提出了更多独到的见解,形成了特有的因果思维方式和对研究结果的理解,对骨伤科疾病病因研究具有十分重要的指导意义。

一、队列研究

队列研究和病例对照研究均属于分析流行病学研究方法,是探讨和检验病因假说的重要工具。队列研究(cohort study)是通过随访观察并比较暴露和不暴露于某个因素的人群在特定时间内结局疾病发生率的差异来判断暴露因素与疾病有无因果关联及其关联的程度,以达到检验病因假设的目的。

(一)设计原理(图 9-3)

队列研究是根据某个时期,某一特定人群是否暴露于某个或某些待研究的因素,将研究对象分为暴露组和非暴露组,或按暴露水平将研究对象分组,如低暴露组、中暴露组和高暴露组,随访观察各组人群在暴露因素下各种结果的发生率并进行比较,从而分析判定暴露因素与结果的因果关系。一个队列研究通常只进行单个暴露因素对某一疾病的检验(如饮酒与骨质疏松症),也可以进行单个暴露因素对多结果的检验(如:饮酒与骨质疏松症、骨性关节炎、股骨头坏死等疾病的关系)。

1. 队列研究类型(图 9-4)

(1) 前瞻性队列研究:是队列研究的基本模式,以现在为时间起点,从研究开始当下对研究对象的暴露情况分组,然后随访观察,追踪至未来的某个时间,根据某病的发病或死亡,加以分析其发生发展与暴露因素的因果关系。例如,绝经后妇女由于雌激素减少,是骨质疏松的高危人群(绝经后骨质疏松),并发骨质疏松性骨折风险较高。有研究报道,2 型糖尿病群体非创伤性骨折发生率高于无 2 型糖尿病人群。因此,可以采用前瞻性的队列研究,通过门诊随访方式,以现在为时间起点,未来某一时间作为观察的终点,追踪观察绝经并患有 2 型糖尿病女性和未绝经但患有 2 型糖尿病女性的骨质疏松性骨折的发病率差异。

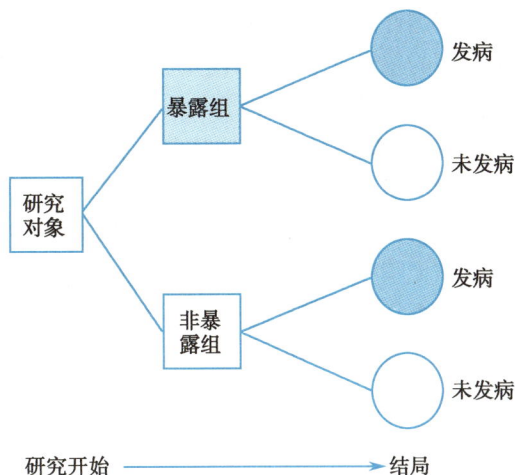

图 9-3　队列研究设计原理

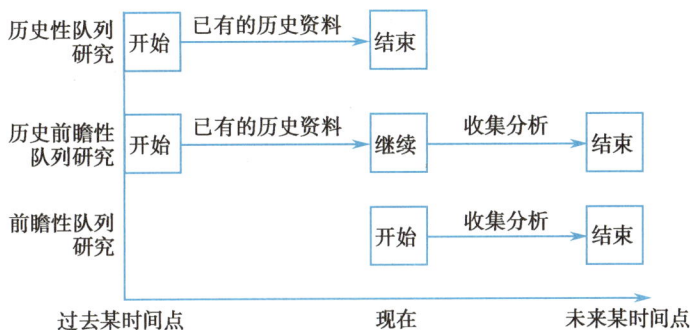

图 9-4　队列研究分类

(2) 历史性队列研究:又称回顾性队列研究(retrospective cohort study),在过去有关暴露与结果的观察记录准确完整的前提下,以过去为时间起点,收集过去基线和暴露资料,并以过去人群对暴露因素的研究再进行分组,追踪至现在当下时间的发病和死亡,加以分析其发生发展与暴露因素的因果关系。例如,研究长期伏案工作职业与颈腰综合征的关系,暴露组为过去具有长期伏案工作职业史的人,非暴露组为不具有该职业史的人,通过调阅他们的门诊病历资料,整理分析两组人群从过去到现在这段时间的颈腰综合征的发病率差异,从而探索该类职业与颈腰综合征之间的关系。

(3) 历史前瞻性队列研究:又称双向性队列研究(ambispective cohort study),当历史性队列研究结束后,结果仍没有完全显现,可继续以历史性队列研究为基础,随访追踪研究对象至未来的某个时间,进行前瞻性队列研究。此类型研究融合了前瞻性队列研究和回顾性队列研究的优点,并在一定程度上弥补了相互的不足。用于评价对人体健康同时具有短期与长期作用的暴露因素的效应,一般应用于研究开始时某种暴露因素引起的短期效应已经发生,而与暴露有关的长期影响尚未出现。例如,通过历史性队列研究分析饮酒与痛风性关节炎的关系,但由于随访时长及该病自然病程的影响,在现在的时间点大部分研究对象只观察到高尿酸血症状态的发病差异,尚未出现关节炎症状,因此还需在已有资料的基础上,继续进行前瞻性队列研究,在将来收集暴露组与非暴露组痛风性关节炎发病率数据,比较分析两组结果的差异,这一过程便是历史前瞻性队列研究。

2. 队列研究的应用

(1) 检验病因假设:描述分析检验流行病学提出的病因和假设,是队列研究的主要用途和目的,在病因推断上合乎先因后果的逻辑推理顺序,其证据效力优于病例对照研究,能确证暴露与疾病的因果关系,也是明确暴露与疾病因果关系最有力的方法。例如,研究有膝关节炎和无膝关节炎人群肥胖的发生率差异,评价膝骨关节炎与肥胖的联系强度,判断肥胖人群是否更容易患膝骨关节炎。

(2) 评价防治效果:通过人群的自然实验(natural experiment),这里的暴露因素亦即预防措施不是人为给予的,而是研究对象的自发行为,那么对这些预防措施的评价就是队列研究的目的。例如,随访观察积极控制体重的人群膝关节炎的发生是否较少,或主动进行低强度有氧运动的人群关节功能是否有所改善,可以评价这些因素预防疾病的效果。

(3) 研究疾病自然史:队列研究可以观察人群暴露于某因素后,疾病逐渐发生发展,直至结局的全过程,包括暴露因素变化,机体结构或功能的改变、疾病临床前的变化与表现,以及临床发病和之后的转归与表现等,因此队列研究不仅可以了解个体疾病的自然史,更可了解疾病在整个人群中发生发展与流行过程,为制定预防策略和措施提供依据。例如,对于肩关节周围炎的队列研究发现长期暴露于潮湿、寒冷环境者更易患肩关节周围炎,且肩关节周围炎的自然病程分为急性期、粘连期和缓解期,大概 2 年时间,具有自愈性。

(4) 新药上市监测:新药通过三期临床试验上市后,还需对其使用效果与不良反应等进行长期监测与评估,队列研究可以更大样本与更长时间地观察该新药的各种不良反应事件。例如,对症见颈、肩及上肢疼痛、发僵或窜麻、窜痛等血瘀气滞、脉络闭阻的神经根型颈椎病患者,使用颈痛颗粒治疗,观察服药后是否有胃肠道不适、皮疹瘙痒等不良反应出现。

(二) 方案要素设计

队列研究耗时耗力,且通常只能研究一个或一组因素,因此,暴露因素最好是在描述性研究提供的病因线索与病例对照研究初步检验病因假设的基础上确定。在确定开展某因素和结果(如饮酒和股骨头坏死)因果关联的队列研究后,实施方案的制定和要素设计是研究成败的关键一环。

1. 确定暴露因素　根据研究目的确定暴露因素后,必须明确暴露因素的定义。如研究饮酒与股骨头坏死的关系时,必须明确什么是饮酒。同时综合考虑人力、财力和对研究结果精确度要求等因素,考虑进行定性还是定量研究。如对暴露因素定量,则需明确其单位,如研究饮酒的日均摄入量。不能定量时,则对暴露因素定性,将暴露水平分级。可以根据暴露经历的最大强度、一段时期的平均强度或累积暴露剂量(如暴露强度与暴露持续时间的乘积)来确定暴露水平,例如,按饮酒史年长,5 年、10 年、15 年来分组。同时还要考虑开始暴露的年龄和暴露的方式,如间歇暴露或连续暴露、直接暴露或间接暴露、一次暴露或长期暴露等。

除了要确定暴露因素外,还应确定需要同时收集的其他相关因素,包括研究对象的人口学特征、地域因素和各种可疑的混杂因素,以便对研究结果进行深入分析,排除混杂偏倚对结果的影响。例如,以饮酒作为暴露因素,以股骨头坏死作为研究结局时,需调查确定的混杂因素有:此地区的男女性比例,体重的分布,地理环境及从事工作工种者分别所占比例。

2. 确定研究结局　研究结局也称结局变量(outcome variable),是指随访观察中预期出现的与暴露因素有关的结果,也就是研究者所希望追踪观察的事件(如发病或死亡等)或某些指标的变化。

不同的研究目的,其研究结局不同。如研究疾病病因时,结局往往是所研究疾病的发生或所致的死亡。进行预后研究时,结局常常为被研究疾病的痊愈或由疾病引起的死亡、致残等。应结合研究目的、时间、财力和人力等因素,全面、具体、客观地确定研究结局,并尽可能准确地判断结局发生的时间。长时间的观察往往以结局事件(如发病或死亡等)为主要结局,短期效应则以实验室或仪器检查指标(如血糖、血脂水平)的改变作为主要结局。例如,研究饮酒与股骨头坏死的关系,短期内很难发现明显的 X 线片异常征象,而监测骨转换标志物的变化,评估骨转换水平,能够在一定程度上反映股骨头坏死的发展过程,终末期指标为股骨头坏死的发病率。

应明确统一的结局变量判定标准,并在研究的全过程中严格遵守该标准。如果以某种疾病发生为结局,一般采用国际或国内通用的疾病诊断标准,如《疾病和有关健康问题的国际统计分类》,以便对不同地区的研究结果进行比较。另外,考虑到一种疾病往往有多种表现,例如,膝骨关节炎轻型和重型、不典型和典型、急性和慢性等,可以考虑按照自定标准判断,并准确记录其他可疑症状或特征以供分析时参考。

除确定主要研究结局外,还可以同时收集可能与暴露有关的多种结局,分析一因多果的关系,提高研究的效率。例如在关于饮酒与骨质疏松的队列研究中,可同时观察饮酒与骨质疏松、其他多种疾病(除骨质疏松外的骨骼系统疾病、内分泌系统疾病、胃肠道疾病等)及死亡的关系。

3. 确定研究人群和研究现场

(1) 研究对象的选择:研究人群包括暴露组和非暴露组,根据研究目的和研究条件的不同,研究人群有不同的选择方式。在队列研究中,暴露组和非暴露组人群都必须是在研究开始时没有出现研究结局(如疾病),但有可能出现该结局的人群。正确选择对照人群可以保证队列研究结果的真实性。设立对照的目的就是为了比较,以便更好地分析暴露的作用。因此,选择对照人群的基本要求是尽可能保证与暴露组具有可比性,即对照人群除未暴露或低水平暴露因素外,其他各种可能影响研究结果的因素或人群特征(年龄、性别、民族、职业、文化程度等)都应尽可能地与暴露组相同。例如,在研究颈椎病时,选择职业人群(职业暴露因素与疾病或健康相关职业人)作为暴露组,应在与该暴露或职业无关的另一人群中选择对照,以提高可比性。

(2) 研究现场:依据不同研究目的,队列研究既可以在医院进行,又可以在人群现场进行。由于队列研究的随访时间长,并且要求在研究期内观察到足以检验研究假设的一定数量的结局事件,因此,在考虑研究现场的代表性的基础上,队列研究应选择那些人口相对稳定,便于随访,预期研究结局发生率较高,有较好的组织管理体系,研究能够获得当地政府重视、群众理解和支持的现场。最好是当地的文化教育水平较高,医疗卫生条件较好,交通较便利。选择符合这些条件的现场,将使随访调查更加顺利,所获资料更加可靠。

4. 估计样本含量　估计样本量之前,必须确定以下参数。

(1) 随访期内对照组(或一般人群)的估计结局发生率(P_0):可通过预调查或查阅文献获得。

(2) 暴露组的估计结局发生率(P_1):可通过查阅文献获得。

(3) 统计学要求的显著性水平(α 值):即为检验假设Ⅰ类错误(去真错误或假阳性错误)α 值。α 值越小,所需样本量越大。

(4) 把握度($1-\beta$):又称检验效能(power),能够反映发现疾病与病因之间确切关系的概率。

在计算样本量时,需要预先估计失访率,适当扩大样本量,防止在研究的最后阶段因失访所致的样本量不足而影响结果的分析。如假设失访率为10%,则可按计算出来的样本量再加 10% 作为实际样本量。

5. 资料的收集与随访

(1) 收集基线资料:队列人群确定后,应全面收集每个研究对象在研究开始时的基本信息,即基线资料(baseline information),这些资料是区分暴露组和非暴露组、判定研究结局的重要依据。基线资料包括:①人口学资料(年龄、性别、职业、文化程度、婚姻状况等)以及可能的混杂因素信息,以便分析暴露与研究结局关系时排除它们的影响,也可判断研究对象的代表性;②暴露因素信息,详细调查现在或既往累积的暴露情况,包括有无暴露,暴露的类型、频率、剂量,最早暴露的时间,最高暴露剂量,累积暴露剂量等,可作为判定暴露组与非暴露组的依据;③结局指标信息,以便进行病因研究时排除已患有所研究疾病的人员。

资料收集的方法包括:①调查询问:直接对研究对象或其他能够提供信息的人进行调查,调查的内容包括一般人口学特征(如性别、年龄、职业、居住地、经济收入等)、因素的暴露情况(如吸烟、饮酒等)及身体健康状况等。②查阅已有记录:如医院、工厂、单位及个人健康记录或档案、常规的出生死亡登记、各种人口与疾病统计、户口登记等。③体格检查和实验室检查:对于身高、体重、血压、血脂、血糖等研究相关实验室指标和特殊项目等需做相应的检查。④进行现场流行病学研究时,若所研究疾病的暴露因素为环境中的某些物理、化学、生物、卫生、气象等因素或与其有关的因素,需查阅气象等部门的有关记录,环境调查和检测等,还要进行环境因素的定期监测。例如,研究饮酒与股骨头坏死的关系,确定队列人群为饮酒与不饮酒的骨科门诊非股骨头坏死患者,收集研究对象基线资料包括:①人口学资料(姓名、性别、职业、身高、体重等);②暴露因素信息,如有无饮酒史,饮酒量,开始饮酒的时间;③结局指标信息,如监测骨转换标志物评估骨代谢状态,行髋关节 X 线片检查判断是否发生股骨头坏死等。资料收集可通过问卷调查、门诊病历查阅、实验室检查、影像学检查及体格检查等途径获取。

(2) 随访观察:结局事件的发生往往需要一定的时间,在这个过程中,就必须对研究对象进行随访(follow up),应结合研究目的和具体病种确定随访间隔时间和观察终止时间。就是通过定期的访问或检查获取研究对象预期结局事件发生的情况或观察结局指标的变化,所有研究对象包括暴露组和非暴露组,应在相同时期内以相同的方式进行随访观察,不可有先有后、中途放弃或漏访。同时收集有关暴露和混杂因素变化的资料。随访的内容、方法、时间以及由谁来随访等均直接关系到研究的质量,需要事先周密计划,严格实施。

随访内容依研究目的和设计要求不同而各异。一般而言,应与收集基线资料的内容和方法一致,但是应重点观察以下内容:①暴露人群暴露情况及程度有无改变,如吸烟者吸烟量有无变化,是否戒烟等;对某些定量指标如血压、血糖等进行体格检查和实验室检查。②收集结局相关资料,如发病日期、入院时间、诊断方法、死亡原因、死亡时间和地点等。③人口变动的情况,如进入、退出、失访人数等。

(3) 观察终点:随访观察终点(end-point)指研究对象出现了预期的研究结局,发生疾病或死亡,但必须是研究所限定的疾病或死亡。观察过程中发生其他疾病或死亡不能视为结局事件。终点指标与测量标准都应在研究设计阶段明确规定,在观察中途不能改变,应按事先制定好的诊断标准统一进行评价,否则将造成结果的偏倚。如果研究对象出现了预期的研究结局,即达到了观察终点,就不再对该研究对象继续随访,否则应继续坚持随访到观察终止时间,即整个研究工作已经按计划完成,可以做出结论的时间。例如:研究饮酒与股骨头坏死的关系,可通过定期门诊随访的形式收集相关资料(暴露人群的饮酒量变化情况;骨转换标志物的改变情况;髋部 X 线平片检查结果;发病日期及诊断标准;新进入队列、退出队列以及失访对象的记录),同时排除混杂因素,如研究对象发生股骨颈骨折,将会加大股骨头坏死的概率,导致最终结果出现偏差,此类患者将退出队列。随访过程中,发生了股骨头坏死的对象,即可停止随访,其余对象坚持随访到预期观察终止时间。

(三) 资料整理与分析

与其他研究方法相同,队列研究在资料分析前应对原始资料进行审查,了解资料的正确性与完整性。对有明显错误的资料应进行重新调查、修正或剔除;对不完整的资料要设法补齐。在此基础上,通过计算机软件将原始资料录入计算机,建立数据库进行分析。

队列研究资料的整理与分析思路:先对资料做描述性分析,即确定研究对象的暴露状态与暴露人数或人时数,确定结局事件发生人数及失访情况等,描述研究对象的人口学特征,分析两组的可比性及资料的可靠性;然后再进行推断性分析,即计算并比较两组或多组结局发生率的差异,分析暴露的效应,即暴露与结局是否有关联及其关联强度。

1. 率的计算 计算结局事件的发生率是队列研究资料分析的关键,根据观察队列的特点,可选择计算不同的指标。

(1) 累积发病率(cumulative incidence):研究人群的数量比较多,人口比较稳定(即固定队列),资料比较整齐,无论发病强度大小和观察时间长短,均可计算研究疾病的累积发病率,即以整个观察期内的发病人数除以观察开始时的人口数,如式 9-2 所示。同样的方法可用于计算累积死亡率。可见,观察时间越长,则病例发生越多,所以本指标表示发病率的累积情况。因此,报告累积发病率时必须说明累积时间的长短,否则,其流行病学意义不明确。

$$累积发病率(CI)=\frac{观察期内发病人数}{观察开始时的人数}\times K \qquad 式(9-2)$$

例 9-2 膝关节骨性关节炎与生活环境关系研究的队列研究中,暴露组(潮湿环境下生活)与对照组各 60 人均在 2019 年 9 月 1 日进入队列,每 3 个月随访一次,观察患者发病情况,截至 2020 年 8 月 31 日,暴露组共发病 8 人,对照组共发病 2 人。

$$年累积发病率(暴露组)=\frac{8}{60}\times100\%=13.33\%$$

(2) 发病密度(incidence density,ID):观察时间比较长的队列研究,很难做到研究人口的稳定。当观察的人口不稳定,观察对象进入研究的时间先后不一以及各种原因造成研究对象在不同时间失访等均可造成每个研究对象被观察的时间不一样,这样的队列即为动态队列。此时以总人数为单位计算发病率是不合理的,因为提早退出的研究者若能坚持到随访期结束,则仍有发病的可能。需以观察人时(person time)即观察人数与观察时间的乘积为分母计算发病率,如式 9-3 所示。以人时为单位计算出来的发病率带有瞬时频率性质,即表示在一定时间内发生某病新病例的速率,称为发病密度。

$$发病密度(ID)=\frac{观察期内的发病人数}{观察总人时数} \qquad 式(9-3)$$

例 9-3 膝关节骨性关节炎与生活环境关系研究的队列研究中,暴露组(潮湿环境下生活)与对照组各 60 人均在 2019 年 9 月 1 日进入队列,每 3 个月随访一次,观察患者发病情况,截至 2020 年 8 月 31 日,暴露组共发病 8 人,对照组共发病 2 人。研究的基本资料整理成表 9-3。

表 9-3 膝关节骨性关节炎与生活环境的队列研究资料归纳整理表(发病密度)

组别	病例数	人年数	发病密度(1/人年)
暴露组	8	6.83	1.17
对照组	2	1.75	1.14
合计	10	8.58	1.17

$$发病密度（暴露组）=\frac{8}{6.83}\times100\%=1.17$$

2. 联系强度的估计　当统计学检验提示暴露与疾病具有显著的统计学意义时，说明暴露与疾病发病（或死亡）有关联，应进一步计算联系强度，即评价暴露的效应。

相对危险度：又称率比（rate ratio），是反映暴露与发病（或死亡）关联强度的最常用指标。计算公式为：

$$RR=\frac{I_1}{I_0}\qquad\qquad\text{式(9-4)}$$

式中 I_1 和 I_0 分别代表暴露组和非暴露组的发病（或死亡）率。RR 表示暴露组发病（或死亡）的危险是非暴露组的多少倍。$RR=1$ 表示两组的发病（或死亡）率没有差别；$RR>1$ 表示暴露组的发病（或死亡）率高于非暴露组，暴露可增加发病（或死亡）的危险性，暴露因素是疾病的危险因素；$RR<1$ 表示暴露组的发病（或死亡）率低于非暴露组，暴露可减少发病（或死亡）的危险性，暴露因素是疾病的保护因素。

例 9-4　某医院 2019 年 9 月至 2020 年 9 月期间分析了 120 例膝关节骨性关节炎在潮湿环境和非潮湿环境下发病率的差异，分析暴露与结局是否有关联及其关联强度。

根据居住环境和工作环境是否潮湿分为暴露组和非暴露组，每组各 60 人，两组的年龄、性别构成基本相同，可比性良好。通过随访及定时每隔 3 个月进行 1 次 X 线检查，共 4 次，以评估是否达到膝关节骨性关节炎的影像学诊断标准，同时进行视觉模拟评估量表 VAS 评分、Kellgren&Lawrence 分级等功能评估，结束时结合临床进行总体评估。

研究结果显示，经一系列影像学检查和总体评估证实，在潮湿环境下居住或工作 1 年的暴露组，有 8 例患上膝关节骨性关节炎，发病率为 13.33%，在非潮湿环境下居住或工作 1 年的非暴露组，有 1 例患上膝关节骨性关节炎，发病率为 1.67%，资料整理如下表 9-4 所示：

表 9-4　膝关节骨性关节炎在潮湿环境和非潮湿环境下的发病率

居住环境	膝关节骨性关节炎		发病率 /%
	发病 / 人	未发病 / 人	
潮湿环境	8	52	13.33
非潮湿环境	1	59	1.67
合计	9	111	8.11

比较两组结局发生率的差异：

$$\chi^2=\frac{(8\times59-52\times1)^2\times120}{60\times60\times9\times111}\approx5.89$$

自由度为 1，查表可知，$P<0.05$，暴露组与非暴露组发病率的差异有统计学意义，可以认为，膝关节骨性关节炎在潮湿环境发病率更高。

计算暴露因素与疾病的关联强度 RR：

$$RR=\frac{8/60}{1/60}=8$$

结果表示在潮湿环境下居住或工作发生膝关节骨性关节炎的风险是非潮湿环境的 8 倍，潮湿环境是发生膝关节骨性关节炎的危险因素。

二、病例对照研究

病例对照研究是按照有无所研究的疾病或某种卫生事件,将研究对象分为病例组和对照组,分别追溯其既往(发病或出现某种卫生事件前)所研究因素的暴露情况,并进行比较,以推测疾病与因素之间有无关联及关联强度大小的一种观察性研究。病例对照研究的基本设计思路是收集病例和对照过去的暴露情况,在时间顺序上属回顾性质,因此又称其为回顾性研究(retrospective study),但并不是所有的回顾性调查研究都是病例对照研究。病例对照研究是一种回顾性的、由果及因的研究方法,是在疾病发生之后去追溯假定的病因因素的方法。

(一)设计原理

病例对照研究的基本原理是按照设计要求,根据研究对象是否患有所要研究的某种疾病或出现研究者所感兴趣的卫生事件,将研究对象分为病例组和对照组,通过询问、实验室检查或复查病史等方法,收集两组人群过去某些因素的暴露情况和/或暴露程度,测量并比较病例组与对照组中各因素的暴露比例之间的差别是否有统计学意义(图 9-5)。如果病例组的暴露比例与对照组的暴露比例差别有统计学意义,则认为这种暴露与所研究疾病存在统计学关联,进而在估计各种偏倚对研究结果影响的基础上,分析暴露与疾病的关联强度。

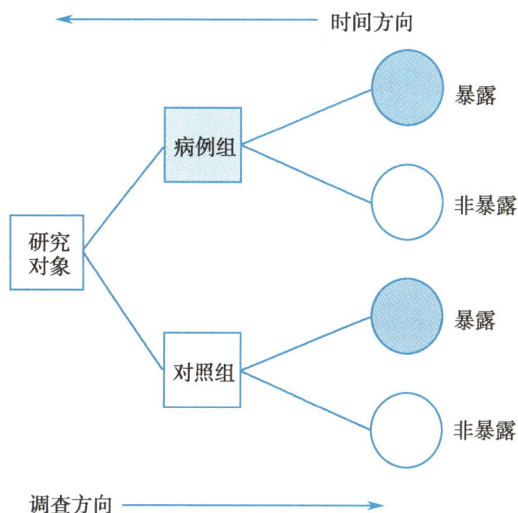

图 9-5 病例对照研究原理示意

病例对照研究中的所谓"病例"可以是某疾病的患者,或某种病原体的感染者,或具有某特征事件(如健康、有效、痊愈、死亡、药物副作用等)的人,对照可以是未患该病的其他患者,或不具有所感兴趣的事件的个体或健康人。病例对照研究中的暴露因素,既可以是增加疾病等事件发生概率的各种危险因素,也可以是降低疾病等事件发生概率的保护因素。

1. 病例对照研究的类型 病例对照研究可以按照研究目的、研究特点、研究设计等分类,在此重点介绍按照研究设计的分类方法。按照研究设计,可将病例对照研究分为非匹配病例对照研究和匹配病例对照研究两大类型。

(1)非匹配病例对照研究:非匹配病例对照研究对于病例和对照之间的关系不作限制和规定。在设计所规定的病例和对照人群中,分别抽取一定数量的研究对象,一般对照人数应等于或多于病例人数。例如,欲探讨某社区肱骨外上髁炎发生的危险因素,可选择该社区全部肱骨外上髁炎患者作为病例组,未患肱骨外上髁炎的居民作为对照组进行研究。

(2)匹配病例对照研究:匹配(matching)又称作配比,是指所选择的对照在某些因素或特征上与病例保持一致。这些因素或特征被称为匹配因素或匹配变量,例如年龄、性别、居住地等。匹配的目的是去除这些因素或特征对研究结果的干扰,从而更准确地说明所研究因素与疾病的关系,提高研究的效率。根据匹配的方式不同,可将匹配分为成组匹配和个体匹配两种形式。

1)成组匹配病例对照研究:成组匹配(category matching)又称频数匹配(frequency matching),是指对照组具有某种或某些因素或特征者所占的比例与病例组一致或相近,即病例组与对照组之间某些因素和特征的分布一致或接近。如病例组男女各半,60 岁以上者占

1/3,则对照组的性别与年龄分布应与病例组之间一致,差别无统计学意义。

2) 个体匹配病例对照研究:个体匹配(individual matching)是指以个体为单位使病例和对照在某种或某些因素或特征方面相同或接近。1个病例可以匹配1个对照,这种情况叫配对(pair matching)。

例如:一个60岁的男性病例,按照性别相同且年龄相差不超过3岁的配对原则,只能配一个年龄在57~63岁的男性对照。如果对照易得而病例罕见时,也可以1个病例匹配多个对照,如$1:2$、$1:3$……$1:R$。由Pitman效率递增公式$2R/(R+1)$可知,随着R值的增加效率也在增加,但增加的幅度越来越小。由于超过$1:4$匹配时研究效率增加缓慢且增加工作量,故不建议采用。

2. 病例对照的应用

(1) 广泛探索影响因素:从众多与疾病或卫生事件发生相关可疑因素中,筛选相关因素,特别是对病因不明的疾病进行可疑因素的广泛探索是病例对照研究的优势。如对强直性脊柱炎进行病例对照研究,研究其疾病发生发展的可疑因素。

(2) 深入检验某个或某几个病因假说:在描述性研究或探索性病例对照研究初步形成病因假说的基础上,可进一步通过病例对照研究检验假设。如在发现吸烟与骨质疏松有关的基础上,深入调查吸烟量、吸烟年限、吸烟方式、戒烟历史等有关吸烟的详细情况,以验证吸烟与骨质疏松有关的病因假设。

(3) 研究健康状态等事件发生的影响因素:将研究扩大到与疾病和健康状态相关的医学事件或公共卫生事件的研究,如进行意外伤害、老年人生活质量、脆性骨折、肥胖与超重等相关因素的研究,为制定相应卫生决策提供依据。

(4) 疾病预后因素的研究:同一疾病可能有不同的结局,将发生某种临床结局者作为病例组,未发生该结局者作为对照组,进行病例对照研究,可以分析和理解产生不同结局的有关因素,从而采取有效措施,改善疾病的预后。如对进行了支具矫形治疗的脊柱侧弯青少年患者进行研究,将手术风险的降低作为结局指标,以此研究影响支具矫形治疗疗效的影响因素。

(5) 临床疗效影响因素的研究:同样的治疗方法对同一疾病治疗可有不同的疗效反应,将发生和未发生某种临床疗效者分别作为病例组和对照组进行病例对照研究,以分析不同疗效的影响因素,更好地指导临床实践。

(二)方案设计要素

1. 确定研究问题　在描述性研究和文献复习的基础上明确研究目的,根据既往疾病分布的记载或现况调查得到的结果,结合相关文献的复习,提出研究假设。一次研究可探讨一种结局与多个因素间的关系。

2. 确定研究类型　研究类型的选择可以考虑以下方面:

(1) 根据研究目的进一步确定适宜的研究类型,例如,研究目的是广泛探索疾病的危险因子,可以采用不匹配或频数匹配的病例对照研究方法。

(2) 根据病例的数量选择研究类型,如果所研究的是罕见病,或所能得到的符合规定的病例数很少,则可采用$1:R$个体匹配的设计方法。

(3) 根据对照与病例在某些重要因素或特征方面的可比性要求,比如病例的年龄、性别构成特殊,随机抽取的对照组很难与病例组均衡可比,以选择个体匹配为宜。

3. 确定研究因素　调查的每一个变量必须规定明确的定义(概念定义或操作定义),尽可能采用国际或国内统一的标准,以便与他人比较和交流。在研究中应尽可能采用定量指标和客观指标。例如"绝经后骨质疏松女性患者"的概念定义可定为"骨密度T值≤−2.5的绝经女性患者",但此定义过于模糊,故"绝经后骨质疏松女性患者"可规定为"通常基于一次双能 X 射线吸收法(DEXA)的测量结果,T 值≤-2.5 的女性患者",进一步完善定义,还应当加入基于脆性骨折的诊断标准。同时要考虑调查因素中的混杂因素及其混杂因素的控制。

在病例对照研究中结局可以是患病、治愈、复发、不良反应和并发症出现等。要明确结局的定义、测量方法及判定标准。若需自定标准时,要注意考虑诊断标准的假阳性率及假阴性率。

4. 确定研究对象　病例对照研究的研究对象必须同时具有暴露于研究因素的可能和发生研究疾病的可能。一些病例及非病例(对照)可能不符合研究条件,在选择病例组和对照组时都应予以排除,如在研究绝经与骨性关节炎关系时,所有男性都应当排除,因为这些个体根本就不具此可能。

(1) 研究对象来源:通常有两个。一是来源于医院住院和门诊患者,即以医院为基础的病例对照研究。这时研究对象往往诊断明确,配合较好,资料易获取且完整准确;缺点是代表性不好,病例和对照都不能代表所有患者和非患者,易产生选择偏倚。为避免选择偏倚,可选择多家医院的患者作为研究对象。二是来源于社区现况调查、社区疾病监测的病例,即以社区为基础的病例对照研究。这时样本代表性好,但实施难度大,资料不容易获取。

(2) 病例的选择:明确病例的选择标准,必须有明确的诊断标准。除符合诊断标准外,有时还需对其他特征进行规定,如年龄、性别、患病部位及病理类型等,目的是控制非研究因素对结果的影响。常有三种类型的病例供选择,即新发病例、现患病例和死亡病例。新发病例结局刚刚出现,对研究因素的回忆较准确、可靠,缺点在于收集病例需要的时间长,费用高,尤其是对罕见疾病。收集现患病例需要时间较短,缺点是在调查时很难将影响发病、存活及疾病迁延的因素分开,患者对暴露史的回忆易发生偏差。选择死亡病例进行研究,费用低,出结果快,但不能直接提供信息,只能依靠医学记录或他人提供资料,有时准确性较差。所以通常认为,如果条件许可应尽可能选择新发病例。

(3) 对照的选择:在病例对照研究中对照的选择往往更加困难。对照应具有以下特点:①未出现研究结局,且不处于结局出现的潜伏期;②应独立于所研究的因素,即不患有与研究因素有关的疾病,且所患疾病或所处状态不影响对研究因素的暴露;③除研究因素外,其他各特征在对照组和病例组分布应尽可能一致。在选择对照时,可比性要比代表性重要得多。

对照应在产生病例的源人群中选取,若潜在对照所在的研究人群是已知时,最好选择全体或随机样本作为对照,若这个人群是未知的,通常选择时间和空间上与病例接近的非病例作为对照。常见的对照来源有:①医院中的其他患者,但不能患与研究因素有关的疾病,且患病前不影响对研究因素的暴露;②病例的家人、邻居、同事和朋友等,他们可能有大体相同生活环境、社会经济地位和教育背景等,但研究职业性暴露因素与某疾病关系时,不能用同事作对照;③可选用多重对照,即既有患者对照,又有健康对照。这不仅扩大了对照的来源,而且减少了偏倚,增强了代表性。

5. 样本量估计　病例 - 对照研究中影响样本大小的主要因素有:①研究因素在源人群(或对照组)中的估计暴露率(P_0)。②研究因素与疾病关联强度的估计值,即相对危险度(RR)或暴露的比值比(OR)。③置信度($1-\alpha$)要求越高,样本量就越大。④检验的把握度($1-\beta$),β 为第Ⅱ类错误的概率,把握度($1-\beta$)要求越大,则所需样本量越大。

6. 资料收集　资料的收集在病例对照研究中十分重要,若调查的方式方法不当,收集的资料就不可靠,将产生偏倚。资料的来源可从医院病案记录、疾病登记报告等摘录,然而大量的资料主要是通过对病例或对照的调查询问而获得。询问调查是一项十分复杂而细致的工作,被调查者需要通过感受、回忆、思维、联想和反应等过程回答问题,所以在调查时要求调查者传达至被调查者的每一个信息必须明确,所调查的内容、调查的方式、方法对每一个被调查者应该相同,需要拟定一张完善的调查表。并应在小部分研究对象中进行调查后确认可行,再实施正式的调查。

(三) 资料的整理分析

病例和对照收集的信息要和采集方法一致。在制定调查表时,要把可疑的危险因素都反映在调查表中。

要对原始资料核查、校正、归档和录入,确保资料完整、真实,以便统计分析。资料分析包括描述性分析、均衡性检验、暴露效应估计和统计推断。

1. 描述性分析 分别描述病例组和对照组研究对象的一般特征,如年龄、性别、文化程度、职业等变量,分析研究对象的代表性。

2. 均衡性检验 检验两组间某些基本特征是否具有可比性,常采用 χ^2 检验与 t 检验。对两组间差异确定有统计学意义的因素,在后续分析时应考虑其对研究结果可能的影响并加以控制。

3. 统计推断

(1) 频数匹配及成组病例对照研究资料的关联分析及效应估计:首先进行 χ^2 检验,分析暴露于疾病之间是否有关联,然后进行关联强度分析,病例对照研究中表示暴露与疾病间联系强度的指标为比值比(odds ratio,简写 OR),又称为比数比、优势比。统计推断是对总体 OR 值是否等于 1 进行假设检验,常采用 χ^2 检验。频数匹配及成组设计病例对照研究资料可整理成表,形式如表 9-5:

表 9-5 频数匹配及成组设计病例对照研究

暴露或特征	病例	对照	合计
有	a	b	$a+b$
无	c	d	$c+d$
合计	$a+c$	$b+d$	$a+b+c+d=N$

χ^2 检验基本公式:

$$\chi^2 = \frac{(ad-bc)^2 N}{(a+b)(c+d)(a+c)(b+d)} \qquad \text{式(9-5)}$$

若证明暴露与疾病之间存在关联,在进行关联强度分析,即计算比值比所谓比值(odds)是指事件发生的可能性与不发生的可能性之比。

病例组的暴露比值为

$$病例组的暴露比值 = (a/a+c)/(c/a+c) = a/c$$

对照组的暴露比值为

$$对照组的暴露比值 = (b/b+d)/(d/b+d) = b/d$$

$$OR = \frac{病例组的暴露比值}{对照组的暴露比值} = \frac{a/c}{b/d} = \frac{ad}{bc} \qquad \text{式(9-6)}$$

病例对照研究(某些衍生类型除外)不能计算发病率,只能计算 OR。当疾病率小于 5% 时,OR 是 RR 的极好近似值。OR 的含义与 RR 相同,指暴露者的疾病危险性为非暴露者的多少倍。$OR>1$ 表示暴露使疾病的危险性增加,暴露与疾病间为正关联;$OR<1$ 表示暴露使疾病的危险度减少,为负关联,即暴露是疾病的保护性因素。

例 9-5　在肥胖与足底筋膜炎的病例对照研究中,规定 BMI≥25 为暴露,BMI<25 为非暴露,所获得的资料如表 9-6 所示,对该资料做统计分析。

表 9-6　肥胖与足底筋膜炎的病例对照研究资料整理表

BMI	足底筋膜炎	对照	合计
≥25	190	230	420
<25	170	990	1 160
合计	360	1 220	1 580

首先判断肥胖与足底筋膜炎之间是否存在统计学关联:

$$\chi^2 = \frac{n(ad-bc)^2}{(a+b)(c+d)(a+c)(b+d)} \approx 163.93$$

自由度为 1,$P<0.01$,可认为肥胖与足底筋膜炎之间有关联,然后进行 OR 值的估计:

$$OR = \frac{ad}{bc} = 190 \times \frac{990}{230 \times 170} \approx 4.81$$

说明肥胖患者发生足底筋膜炎的风险是非肥胖人群的 4.81 倍。

(2) 1∶1 配对设计资料的统计分析:1∶1 配对病例对照研究资料可整理成表(9-7)。

表 9-7　1∶1 配对病例对照研究资料整理表

对照	病例		合计
	有暴露史	无暴露史	
有暴露史	a	b	a+b
无暴露史	c	d	c+d
合计	a+c	b+d	a+b+c+d

配对设计 OR 值的计算公式为:

$$OR = \frac{c}{b} \qquad\qquad 式(9\text{-}7)$$

例 9-6　高脂血症病史与股骨头坏死关系的 1∶1 配对病例对照研究,资料如表 9-8 所示:

表 9-8　高脂血症病史与股骨头坏死关系的研究资料整理表

对照	病例(股骨头坏死)		合计
	有高脂血症病史	无高脂血症病史	
有高脂血症病史	4	6	10
无高脂血症病史	24	34	58
合计	28	40	68

首先判断高血脂症病史与股骨头坏死之间是否存在统计学关联:

$$\chi^2 = \frac{(|b-c|-1)^2}{(b+c)} \approx 9.63$$

自由度为 1,$P<0.01$,可认为高血脂症病史与股骨头坏死之间有关联,然后计算 OR:

$$OR = \frac{c}{b} = \frac{24}{6} = 4$$

病例对照研究中对 OR 值的估计易受到混杂因素的影响。对混杂因素的控制,可以在研究的设计阶段针对已明确的混杂因素,采用限制、匹配和随机化(只能用于实验研究)的方法,使混杂因素的分布在病例组和对照组相同;对于难以均衡或潜在的混杂因素,也可以在资料分析阶段,通过分层分析或多因素分析模型(Logistic 回归模型)消除混杂因素的影响。

当暴露水平可分为 k 个等级时,可以分别估计每个剂量(零剂量或最低剂量为非暴露)的 OR 值。若 OR 值随剂量水平升高而增加(或减少),可进一步分析是否存在剂量-反应关系,即检验 OR 值与剂量水平是否为线性相关,以增加因果关系推断的依据。这时零假设为不存在剂量-反应关系,对立假设为存在剂量-反应关系。

第四节　骨伤科疾病治疗方法研究

疾病治疗研究与评价是临床实践和临床研究工作的重要内容。目前,由于一些疾病的治疗方法和手段日趋多样化,如何从中选择安全、有效的干预措施以及发现优质证据用于指导临床决策,已成为当前临床工作的一项重要任务。

临床研究结果要转化为高质量的循证证据,最为有效的方法就是选择论证强度高、可行性好的设计方案,开展高质量的临床研究。临床研究的设计方案通常分为两大类:观察性研究(observational studies)和实验性研究(experimental studies)。本节将分别介绍常见实验性研究设计方案的概念、特点、设计模式、实施方案、资料的整理与分析,供大家在临床研究实践中选用。

一、设计原理

随机对照试验(randomized controlled trial,RCT)是指研究者根据研究目的,按照预先确定的研究方案将符合条件的研究对象随机分配到试验组和对照组,进而分别接受相应的处理措施,并在一致的条件下或环境中,同步地进行研究、观测和比较组间效应,从而确认试验效果的一种实验性研究。

(一) 主要原则

1. 对照原则　临床试验的研究对象因个体间的病理生理特征、心理状态、文化水平及所处的自然和社会环境等方面的差异,导致出现一系列混杂因素,干扰因果推断,因此需设置对照组。

2. 随机化原则　随机对照试验中,根据随机化原则将研究对象随机分配到试验组和对照组,意味着每个研究对象被分配进入各组的机会均等,使各种已知和未知的混杂因素在各组间均衡可比,从而减少系统误差(偏倚),确保研究结果更为真实可信。临床试验中常用随机分组方法有:简单随机、分层随机、区组随机等。

3. 盲法原则　为去除临床试验参与者(包括研究观察者和资料整理分析者)的主观心理因素和行为对研究结果产生的某些干扰作用,建议采取盲法。根据盲法的实施情况,可将临床试验分为开放试验、单盲试验、双盲试验和三盲试验,其中双盲试验最为常见。

4. 重复原则　重复是指样本含量的大小或重复试验次数的多少,可排除单个观察单位的观察或试验结果的偶然性。重复原则是消除非处理因素影响的又一重要手段。

(二) 设计模式

在试验开始实施前,应明确试验目的,确定试验对象的具体要求和来源,建立合理的纳入和排除标准,入选符合试验标准且知情同意的研究对象,入选方式既可从病患群体(目标人群)中随机抽样,也可连续纳入住院或门诊患者,再将入选研究对象随机分成试验组和对照组。明确规定研究因素,确定观察指标、随访观察的终止时间、间隔时间和资料收集方法,以及后期资料整理与分析的方法和标准等。在上述准备就绪后,方可进行试验。随机对照试验设计模式如图9-6所示。

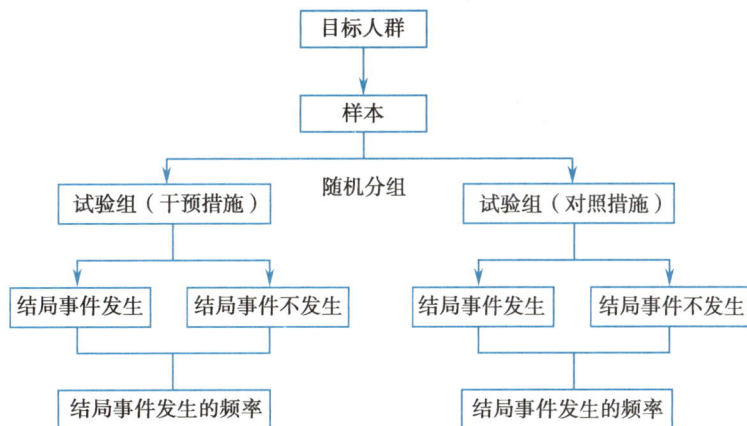

图9-6　随机对照试验设计模式示意图

(三) 随机对照试验的应用

随机对照试验属于实验性研究,无论是在预防医学研究中,还是在临床研究中均可以解决很多问题,其在临床研究中的应用主要有以下几个方面:

1. 药物上市前的疗效研究　新药在上市前必须要经过Ⅰ、Ⅱ期临床试验,确认安全有效并通过新药审批后方能上市。例如:某医药公司拟初步评价鲑鱼降钙素对骨质疏松患者治疗作用和安全性,则需要在上市前,根据具体的研究目的,采用多种形式(包括随机盲法对照临床试验),进行Ⅰ、Ⅱ期临床试验。

2. 对当前临床治疗方案进行评价　在过去,某种治疗措施或药物能否应用于临床实践,主要取决于专家或顾问的意见,而临床医生选择治疗措施也主要基于个人既往治疗患者的成功经验或对疾病的病理生理学机制的理解。鉴于疾病发病机制的复杂性和对疾病认知的局限性,单纯根据疾病的病理生理机制、实验室研究结果推断某种干预措施在人体的疗效,有时可能产生误导。随机对照试验能够科学评价某种治疗措施的真正疗效或副作用及其影响因素。例如,临床中常应用艾瑞昔布缓解骨关节炎患者的疼痛症状,但胃肠道不适是该药的主要不良反应,如何搭配其他药物缓解胃肠反应,用药的剂量、时间以及次数等即是研究的方向。

3. 药物上市后再评价及卫生技术评估　随机对照试验同样适用于真实世界研究,对上市药物或新的卫生技术在真实临床环境下的实际效果或长期安全性及其相关因素等展开全面、系统、科学地评估。例如,罗非昔布,商品名万洛,是美国制药公司研制的环氧化酶-2(COX-2)选择性非甾体抗炎药,1999年获美国FDA批准,用于治疗骨关节炎、急性疼痛和痛经。但是在上市5年后,2004年9月,罗非昔布因安全性问题而撤市。药品获批上市并不意味着研究的结束,在上市后复杂的使用过程中存在着不为人知的潜在风险与可能的开发潜质。

二、方案要素设计

(一) 确定研究目的

医学的干预措施是多样的,不仅仅是药物治疗,还包括其他治疗措施(如外科手术)、诊断、服务管理模式、卫生政策,以及医疗卫生系统等。研究目的主要有两种,一是对干预措施本身的有效性和安全性进行评估;二是与其他同类措施进行比较,评估他们的相对价值。不同患者不同干预措施的组合构成了不同的研究目的,以化学治疗药物为例,随机对照试验的研究目的不外乎以下几种:①评估效果不明或可疑的药物;②研究一种药物的剂量效应关系;③比较不同给药方式的效果差别;④评估老药新用的效果;⑤比较不同药物的效果;⑥研究药物间的交互作用;⑦确定药物在特定患者或环境下的效果;⑧重复验证重要的研究。

随机对照试验主要用于评估医学干预措施的作用,即回答一个干预措施是否有效、是否益处大于害处的问题。例如,辛伐他汀是否可以改善更年期糖尿病患者更年期症状与脂质水平,提高骨密度,改善骨代谢,就可以采用随机对照试验来设计研究。这类研究问题一般含有4个主要内容:疾病和患者(patient)、研究的干预(intervention)、比较的干预(comparison)、临床结局(outcome)。英文将这4个内容简称为PICO,随机对照试验立题的实质就是对这4个方面进行详细准确的考量、定义和解释。

(二)研究对象的选择

基于不同的研究目的,选择与之相适应的研究人群,在收集目标人群的基线资料的基础上,按照事先制定的合理的纳入和排除标准来选择,以避免某些外来因素的影响。应遵循以下原则:

1. 选用公认合理的纳入和排除标准 在明确的疾病诊断标准基础上,根据研究目的和具体条件,统一制定公认合理的纳入和排除标准。若纳入标准宽松,受试者代表性强,容易推广到临床实践,但入选受试者同质性较差且所需样本量大。若纳入标准严格,则受试者同质性好,但结果推广受限。因此,制定的标准要合理恰当。

2. 选择干预对其无害的人群 若拟研究的干预可能有潜在风险,这部分研究对象则不宜入选。如对胃有刺激性药物的临床试验中,有胃出血史者不宜选作研究对象;而可能出现较大副作用的对象也不宜入选,如老弱者或危重患者等。

3. 选择对干预措施有反应且可获益的人群 要结合受试者具体病情,让那些既能从中获益、风险又小的对象入选。例如研究治疗骨关节炎药物的疗效时,最好选择近期频繁发作者,仅有影像学检查而无临床症状者则不做考虑;又如评价鲑鱼降钙素对骨质疏松的预防效果,应选择该病的易感人群(如绝经后妇女或老人)为研究对象。

4. 选择有代表性的人群 在上述原则规定的范围内,应注意所选人群的代表性,如性别、年龄、种族、职业等特征是否与总体一致,以保证研究结果的外部真实性。为保证代表性,在可能条件下,应从总体人群中随机抽取研究对象。

5. 选择预期能完成试验的人群 研究对象应有良好的依从性,在试验过程中有可能被剔除而不能完成试验者不宜入选。例如用帕瑞昔布钠治疗髋关节置换术后疼痛的研究中,常将合并有癌症、肝、肾功能损伤或心血管疾病的患者排除,主要是因为这部分人有可能在研究尚未结束前即发生死亡或因副作用过大而被迫停止试验。

(三)样本量估计

为控制Ⅰ、Ⅱ型错误率,在试验设计阶段,就应估计研究所需的样本量。一般情况下,样本量越大,Ⅰ、Ⅱ型错误率就越低;但样本量过大,不仅导致人力、物力、财力和时间的浪费,而且会给试验的质量控制带来诸多困难。

样本量大小的主要影响因素有以下几点:

1. 干预措施的预期效应大小 干预措施的效应越大,试验组和对照组的目标事件(疾病)发生率的差异越大,所需样本量越小,反之越大。

2. Ⅰ型错误出现的概率 即出现假阳性错误的概率,即统计学要求的显著性水平 α,确

定的 α 越小,所需样本量就越大。通常将 α 定为 0.05。

3. 检验效能或把握度（$1-\beta$） β 为出现假阴性错误的概率（Ⅱ型错误概率），（$1-\beta$）为把握度。把握度越高,则所需样本量越大。通常将 β 定为 0.10。

4. 单侧检验或双侧检验 单侧检验比双侧检验所需样本量小。倘若凭借专业知识有充分把握排除两种可能中的一种（如试验组的效果优于对照组），就用单侧检验,否则就用双侧检验。

5. 资料类型 计数资料以治愈率、生存率、病死率等为分析指标时,基础发生率（P）越低,所需的样本量越大。而计量资料需要考虑总体的标准差,标准差越大,所需样本量越大。

为快速征募病例并完成研究,一般会联合多家单位,一个单位为一个中心,各中心分别征募和治疗本中心的病例,在统一研究设计方案下可在不同地点同步进行。

（四）确定研究结局

结局特指干预可能影响或改变的事件、指标或变量,如痊愈和死亡,它们是随机对照试验用来估计效果必须收集的资料。一项干预措施的实施可能影响的结局是多种的,有些是与疾病和健康有直接相关的结局,如生存时间和生活质量；有些是干预产生的间接结果,如患者的满意程度、资料的消耗以及资源分配的公平性。

在研究干预措施效果时,人们往往会错误地认为一种干预措施只影响一种临床结局,因此在设计临床试验时只考虑了该项结局。然而,实际情况很少如此,一种疾病有很多可能的结局,一种干预措施可能会影响一种、多种或所有相关的结局。如果只考虑某一种结局,忽略其他方面的作用,可能会导致偏颇甚至错误的结论,从而造成不恰当的决策。

例如,某医院拟研究关节镜下清理术联合透明质酸钠腔内注射治疗膝关节骨关节炎的临床疗效。观察指标为:治疗前后的视觉模拟评分（VAS）、日常生活活动量表（ADL）及 Lysholm 膝关节评分、白介素 -1（IL-1）、一氧化氮（NO）、红细胞沉降率（ESR）、血清基质金属蛋白酶（MMP-1）和软骨寡聚基质蛋白（COMP）的水平。再如,要进行骨质疏松的相关研究时,实验观察指标一般包括骨密度,骨代谢指标如骨钙素（BGP）、甲状旁腺激素（PTH）、降钙素（CT）及骨特异性碱性磷酸酶（BALP）,疼痛程度等。多个结局指标的监测有利于减少偏颇的发生概率,但是指标选择要基于专业判断,盲目增加指标可能只会增加工作量而收益很小。

（五）资料收集

资料收集包括基线资料和随访资料收集两个部分。基线资料指研究对象在研究开始时详细的基本情况,一般包括研究对象的疾病与健康状况,年龄、性别、文化、职业、婚姻等个人情况、家庭情况,个人生活习惯及疾病史等。随访资料收集指研究开始后采集试验组和对照组的相关资料。随访方法主要有面对面访问、电话访问、仪器检测、问卷调查、环境与疾病监测、病情记录等。随访方法在整个随访过程中应保持不变。

研究开始时要确定随访间隔和观察终止时间,其长短由试验本身的性质所决定。例如,研究人工髋关节置换术对髋关节功能恢复的影响,其观察终止时间短；研究补充钙剂对骨质疏松的影响,其随访时间较长。此外,预期结果即观察终点指标,需事先确定好。

整个资料的收集过程要注意质量控制,使结果具有真实可比性。要求所有研究对象都要坚持到观察终止时间（病情严重等特殊紧急情况除外）,尽量减少失访。在收集资料开始前应对资料收集者进行专业统一培训,保证资料收集的质量。

三、资料的整理与分析

（一）资料整理

收集的资料不一定都是完整、真实和规范的,需要进一步核实资料,核对无误后将资料

录入、归类,便于下一步分析。资料整理时需特别注意三种情况:

1. 不合格的研究对象　即不符合纳入标准,未参与试验或无任何数据者,一般要剔除。但需注意的是,研究者往往对试验组的对象观察和判断更加仔细,剔除不合格人数多于对照组,造成结果出现误差。因此,有学者建议将"合格者"和"不合格者"两个亚组的基线资料分别进行分析,如果两者结果不一致,则在下结论时应慎重。

2. 不依从的研究对象　即研究对象不遵守试验所规定的要求。不依从的原因:①研究对象对试验不感兴趣;②试验或对照措施有副作用;③研究对象病情加重,不能继续试验;④其他特殊原因,无法继续进行试验研究。

对于这类资料,在整理资料时,可以根据研究对象的依从性进行分组并分析,有四种分组情况:①未完成 A 治疗或改为 B 治疗者;②完成 A 治疗;③完成 B 治疗者;④未完成 B 治疗或改为 A 治疗者。对此,一般有三种处理方法:

(1) 意向性分析:比较①组 +②组与③组 +④组。它反映了原来的试验意向,这种分析往往会低估其效果,但如果意向性治疗分析(intention-to-treat analysis,ITT)表明 A 干预措施有效,则基本可以确认 A 措施有效。

(2) 遵循研究方案分析:只比较②组和③组,而不分析①组和④组。它只对试验依从者进行分析,能反映试验药物的生物效应,但剔除了不依从者,可能高估干预效果。

(3) 实际接受干预措施分析:比较①组 +③组和②组 +④组。对实际接受了干预措施者进行分析,鉴于研究对象未遵守试验规程,偏离或违背方案,两组缺乏可比性,结果可能失真。

3. 失访的研究对象　是指研究对象因迁移、与本试验无关的死亡等其他原因造成无法随访的现象。对于失访人群,要弄清楚失访的原因和各组的失访率,若两组失访率接近且原因和未失访者特征大致一样,其对结果的影响一般较小;若失访率不同,则会产生偏倚。

(二) 资料分析

资料收集后首先要对资料进行仔细核对,然后按照统计分析计划进行统计分析,并给出统计分析报告。统计分析包括统计描述、统计推断和临床与公共卫生意义的判断。统计描述常用的指标包括:有效率、治愈率、病死率、不良事件发生率、生存率等。

1. 有效率

$$有效率 = \frac{治疗有效例数}{治疗的总例数} \times 100\% \qquad 式(9\text{-}8)$$

2. 治愈率

$$治愈率 = \frac{治愈例数}{治疗总人数} \times 100\% \qquad 式(9\text{-}9)$$

3. 病死率

$$病死率 = \frac{一定期间内因某病死亡人数}{同期患某病的人数} \times 100\% \qquad 式(9\text{-}10)$$

4. 不良事件发生率

$$不良事件发生率 = \frac{发生不良事件病例数}{可供评价不良事件的总病例数} \times 100\% \qquad 式(9\text{-}11)$$

5. 生存率

$$n\ 年生存率 = \frac{随访满\ n\ 年尚存活的病例数}{开始随访的病例数} \times 100\% \qquad 式(9\text{-}12)$$

在完全随机设计,计数变量的统计分析中,最经典的一种类型就是比较两组或多组率的差异,数据资料如下。

例9-7　某课题组研究用A胶囊与B胶囊治疗原发性骨质疏松症的临床疗效和安全性,其中A组用A胶囊治疗,B组用B胶囊治疗。A组研究对象356例,其中有效230例,无效126例。B组研究对象115例,其中有效58例,无效57例。数据整理成表9-9所示,试分析A胶囊与B胶囊治疗原发性骨质疏松的疗效差异。

表9-9　A胶囊与B胶囊治疗原发性骨质疏松的疗效

组别	有效	无效	合计
A组	230(217.7)	126(138.3)	356
B组	58(70.3)	57(44.7)	115
合计	288	183	471

首先,可选择有效率作为评价临床疗效的指标。

A胶囊的治疗有效率:230/356 × 100=64.61%

B胶囊的治疗有效率:58/115 × 100=50.43%

然后,比较A胶囊与B胶囊治疗原发性骨质疏松的有效率是否存在差异。结合每一格的样本观察频数A_{ij}(具体为表中的230、126、58和57)与理论频数T_{ij}(217.7、138.3、70.3、44.7)之间的差异,用下面的式9-13、式9-14进行χ^2检验。

$$T_{ij}=\frac{m_i n_i}{n}　(i=1,2;j=1,2)　\text{式(9-13)}$$

$$\chi^2=\sum\frac{(A-T)^2}{T}　\text{式(9-14)}$$

得到结果χ^2=11.58,自由度为1,查表可知,$P<0.05$。A组与B组有效率的差异有统计学意义,A胶囊治疗原发性骨质疏松的效果较B胶囊好。

就疗效评价临床试验而言,其最终目的是比较两组或多组疗效之间的差异。若存在差异,则应检验其有无统计学意义,同时应评价其临床意义。临床意义的评价应包括利弊分析(效果、副作用和成本),以及治疗复杂性和方便程度等方面。无论是治疗性还是病因学的RCT研究,结果分析内容主要为两(多)组计数指标的比较、两(多)组计量指标的比较、相关性分析以及多因素分析等方面。

第五节　骨伤科学的证据评价研究

循证医学实践不只提供了一个全面的理论体系,还利用最新的科学方法与统计手段,以计算机网络等信息技术为依托,为研究与实践的整合提供了一个现实的、具体可行的实践框架,其设计包括以下5个基本步骤,层层递进,其设计原理如图9-7所示:

循证医学主要以系统评价和meta分析的形式开展。

系统评价属于二次研究,主要是在复习、分析、整理和综合原始文献的基础上进行。包括定性系统评价(non-quantitative systematic review)与定量系统评价(quantitative systematic review),其中分析评价合并效应量的过程,即meta分析(meta analysis)。系统评价与meta分析的研究结果在循证医学中属于最高级别证据。

系统评价的步骤如下:

（一）提出问题，制定研究计划

制作系统评价的主要目的是为医疗和卫生决策提供依据，因此，系统评价的选题应遵循"三有一无"的原则。

1. 有意义 所选题目应解决或回答医疗和卫生领域关注的重要问题，能改变我们对某些问题的认识、改变或更新当前临床实践指南或者规范临床实践行为。

2. 有争议 系统评价特别适合回答某些有争议或有疑虑的医疗和卫生问题，如针对同一临床问题的研究较多，但结论不一致，靠单个临床研究结果难以确定，或在临床应用过程中存在较大争议等问题的探讨。

如 I. R. Reid 等人对文献进行大量筛选后发现，现有文献未对于单独补充维生素 D 或钙剂能否有效预防骨折进行系统分析，而开展一项单独补充维生素 D 能否有效改变骨密度的荟萃分析。其研究背景是在于当前领域认为维生素 D 联合钙剂使用可以有效地增加骨量，然而单独补充维生素 D 能否起到同样的疗效，以及针对人群、针对骨密度变化部位及维生素 D 剂量等问题尚存争议。

3. 有研究 系统评价多数是对现有研究的再次分析、评价和总结，若没有针对某个问题的原始研究，则无法开展评估。因此，所选题目应有一定数量、较高质量的原始研究。

4. 无重复 这是一个相对的概念，是指要避免不必要的重复。若针对某一有争议的问题目前尚无相关系统评价，这样的选题当然最好。但某些热点、有争议的问题虽已有发表的系统评价，因纳入研究数量有限，质量较差，当前证据尚不能明确回答，随着新研究的发表进行更新也非常必要。

例如维生素 D 对骨密度改变的作用机制尚不明确，评价联合使用维生素 D 和钙剂对于皮质骨和松质骨的关系仍然没有定论。早期的系统评价因纳入研究有限，将作为同类药进行评估。是否所有服药后骨密度改善都与维生素 D 的药物作用有关系呢？所以后期的系统评价不仅分析同类药的影响，还分析了不同剂量的维生素 D 与不同部位的骨密度的关系是否有差别，这为临床合理选择药物提供了更有价值的依据。因此，为避免重复，首先应进行全面、系统的检索，了解针对同一临床问题的系统评价/meta 分析是否已经存在或正在进行。

系统评价解决的问题很专一，涉及的研究对象、设计方案以及治疗措施需相似或相同。这些要素对指导检索、筛选和评价各临床研究，收集、分析数据及解释结果的应用价值均十分重要，必须准确、清楚定义。

一旦确立了系统评价的题目，应着手制定计划书（protocol），内容应包括本次研究的目的、检索文献的方法及策略、文献纳入和剔除的标准、数据收集的方法及统计分析步骤等。

（二）检索文献

系统、全面地收集所有相关的文献资料是系统评价与叙述性文献综述的重要区别之一。为了避免发表偏倚（publication bias）和语言偏倚（language bias），应围绕要解决的问题，按照计划书中制订的检索策略（包括检索工具及每一检索工具的检索方法），采用多种渠道和系

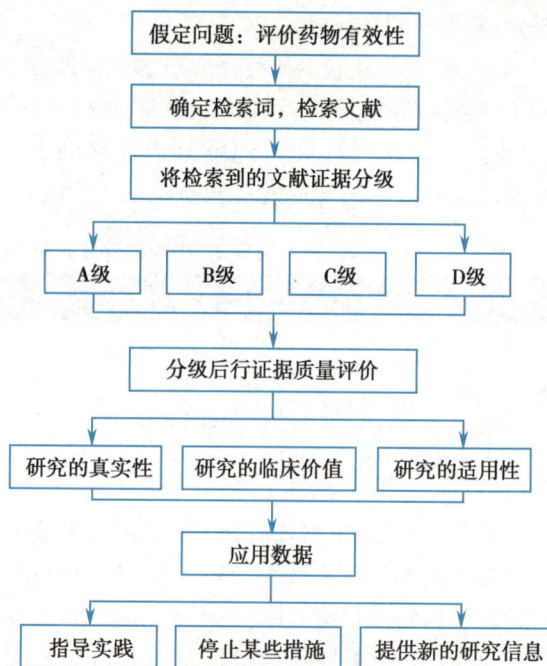

图 9-7 循证原理

158

统的检索方法。除发表的论著之外,还应收集其他尚未发表的内部资料以及多语种的相关资料。

除利用文献检索的期刊工具及电子光盘检索工具(例如:Medline,Embase,Registers of clinical trials)外,制作系统评价时,还强调通过与同事、专家和药厂联系以获得未发表的文献资料,如学术报告、会议论文集或毕业论文等;对已发表的文章,由 Cochrane 协作网的工作人员采用计算机检索和手工检索联合的方法查寻所有的随机对照试验,先后建立 Cochrane 对照试验中心注册库(Cochrane Central Register of Controlled Trials,CENTRAL)和各专业评价小组对照试验注册库,既可弥补检索工具如 Medline 等标识 RCT 不全、漏录的问题,也有助于系统评价者快速、全面获得相关的原始文献资料。为有效管理检出的文献,特别是当文献量较大时,有必要借助文献管理软件如 EndNote、Reference Manager、Procite 等管理文献题录、摘要信息、全文等,便于剔重、浏览、筛选和排序等,也有助于撰写文章时编写参考文献格式和引用参考文献等。例如,围绕维生素 D 能否有效改善骨密度值这一问题,首先选择要进行检索的数据库,国内必检数据库包括 CNKI、万方、SinoMed、VIP,国外数据库包括 PubMed,Web of Science,Embase 等,确定检索词:"vitamin D" 或者 "c(h)olecalciferol" 或者 "ergocalciferol" 合并 "randomized study" "randomized trial" 或者 "controlled clinical trial" 等。

(三) 选择文献

选择文献是指根据事先拟定的纳入和排除标准,从收集到的所有文献中检出能够回答研究问题的文献资料。因此,选择标准应根据确立的研究问题及构成研究问题的四要素:即研究对象、干预措施、主要研究结果和研究的设计方案而制定。

例如,拟探索维生素 D 能否有效改善骨密度值,围绕这一临床问题,确定研究对象(P):为大于 20 岁既往使用过维生素 D 治疗方案的成年人。干预措施(I):可以是服用维生素 D_3 或 D_2 的制剂,但不是维生素 D 的代谢物。对照控制(C):如果给予其他干预措施(如钙),那么所有组必须保持同质性才能参与比较。对可能影响骨和钙代谢的其他疾病(如慢性肾病、妊娠、糖皮质激素使用和抗癫痫药物使用)的受试者均不符合条件。结局指标(O):骨密度的数据(或在前臂评估的情况下,骨矿物质含量)必须可用,无论是否为该研究的主要终点。

文献资料的选择应分三步进行:①初筛:根据检索出的引文信息如题目、摘要筛除明显不合格的文献,对肯定或不能肯定的文献应查出全文再进行筛选;②阅读全文:对可能合格的文献资料,应逐一阅读和分析全文后,再确认是否合格;③与作者联系:被排除的文献将不再纳入,因此,如果文中提供的信息不全而不能确定者,或者有疑问和有分歧的文献应先纳入,通过与作者联系获得有关信息后再决定取舍。如图 9-8 所示。

文献筛选是以研究为单位,而不是以发表的研究报告为单位。同一研究可能被化整为零而发表多篇文献(每篇文章报告部分结果,内容不重叠或部分重叠),或者不同随访期的结果分别报告,或者多重发表(内容和数据基本相似)。筛选时务必根据研究目的进行选择,要避免将同一研究发表的多篇内容和数据相同的文献重复纳入,增加某一研究在系统评价中的权重。相关的设计筛选表和筛选说明需

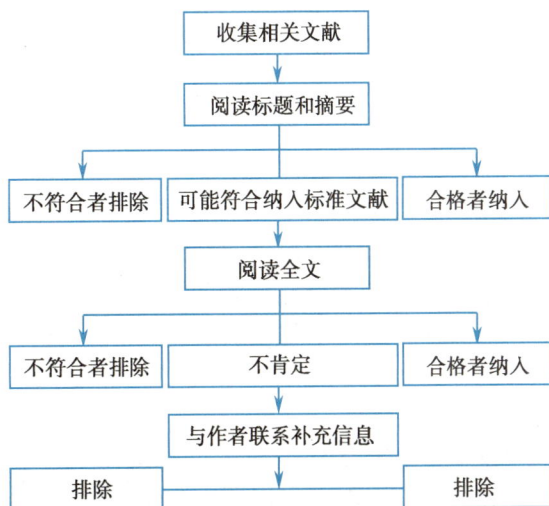

图 9-8 筛选文献的基本步骤

提前拟定,由两人独立筛选,避免相关文献被排除的可能性。

(四)评价偏倚风险

评估纳入系统评价的原始研究在设计、实施和分析过程中防止或减少系统误差(或偏倚)和随机误差的程度,以分析和解释纳入研究质量对结果的影响至关重要。研究质量评价包括:①内部真实性(internal validity),指单个研究结果接近真值的程度,即受各种偏倚因素如选择偏倚、实施偏倚、失访偏倚和测量偏倚的影响情况;②外部真实性(external validity/ generalizability),指研究结果是否可用于研究对象以外的其他人群,即结果的实用价值与推广应用的条件,主要与研究对象的特征、研究措施的实施方法及条件和结果的选择标准密切相关。

治疗、预防及康复等干预措施疗效和安全性的系统评价多数纳入 RCT 为主,评价 RCT 质量的工具很多。1995 年 Moher 等鉴定出 9 种清单和 60 余种量表,分别有 3~57 个条目,需要花 10~45 分钟完成。由于这些评价方法易受文献报告质量和文献评估者的主观因素影响,Cochrane 手册 5.0 未推荐使用任何一种清单或量表,Cochrane 协作网推荐采用由相关方法学家、编辑和系统评价员共同制订的“Cochrane 偏倚风险评估”工具(详见相关书籍),包括 7 个方面:①随机分配方法;②分配方案隐藏;③对研究对象、治疗方案实施者采用盲法;④对研究结果测量者采用盲法;⑤结果数据的完整性;⑥选择性报告研究结果;⑦其他偏倚来源。利用上述 7 条标准可逐一比对每一个纳入研究,并作出“偏倚风险低 / 偏倚风险高 / 偏倚风险不确定”的判断。其中,①②⑥⑦用于评估每一篇纳入研究的偏倚风险,其余 3 条则需针对每一篇纳入研究中的不同研究结果进行评估,强调同一研究中不同结果受偏倚影响程度不同。偏倚风险评价结果不仅采用文字和表格描述,还要求采用图示,更形象、直观反映偏倚情况。此评估工具对每一条的判断均有明确标准,减少了评估者主观因素影响,保证了评估结果具有更好的可靠性。

为避免选择文献和评价文献质量人员的偏倚,可考虑一篇文章由多人或盲法选评,也可采用专业与非专业人员相互配合,共同选评的办法。对选评文献过程中存在的分歧可通过共同讨论或请第三方协助解决。多人选择文献时,应计算不同评价者间的一致性(Kappa 值)。此外,最好先进行预试验,以摸索经验,标化和统一选择、评价方法。

(五)提取纳入文献的信息

提取数据是指采用手写或计算机录入方式将需要提取的信息填入数据提取表,即从原始研究的全文或者研究者提供的资料中收集相关数据的过程。研究数据提取的完整性和质量直接影响数据分析。因此在阅读全文提取数据前要精心设计数据提取表,以保证重要、有意义的信息和数据不被遗漏,否则反复修改提取表和反复提取信息会增加不必要的工作量。

不同题目的系统评价因涉及的研究问题不同,提取的数据信息不尽相同,要充分反映研究问题的独特性。虽然没有统一的标准,但需要提取的某些基本信息是一致的,包括:①研究基本信息,如纳入研究的题目和编号,引文信息,提取者姓名、提取日期等;②研究基本特征,如研究的合格性、研究的设计方案和质量,研究对象的特征和研究地点,研究措施或暴露因素的具体内容、结局指标测量方法等;③研究结果,如随访时间、失访和退出情况、数据资料,如治疗性研究中计数资料应收集每组总人数及事件发生率,计量资料应收集每组研究人数、均数、标准差或标准误等。而诊断准确度研究中要收集敏感度、特异度或能计算相关指标的原始数据信息。

(六)资料的分析

对收集的文献资料,可采用定性或定量的方法进行分析,以获得相应的结果。

1. 定性分析 是通过对比分析相同主题的不同证据资源的概念与结果,合并不同单个定性研究证据以制作新的证据的过程。其重点在于使用归纳法找寻概念、分析类型和主题解释概念。不同类型的研究问题需要不同的资料分析方法,概括起来合成定性研究证据的方法可以分为两大类:一类方法主要是"资料概括",包括内容分析法、框架分析法、贝叶斯meta分析等;另一类方法分析的结果是产生新概念或新理论,包括meta民族志/人种学/人文学、扎根/根基理论等。

例如,框架分析法的资料分析步骤可总结为:①反复阅读,熟悉资料;②确定一个概念或主题框架;③将与研究相关的内容索引标记;④对索引获得的内容主题进行归纳或关联性分析后形成图表;⑤使用图表来解释概念。

又如,meta民族志的资料分析步骤可总结为:①反复阅读熟悉资料,并对相关概念进行标记;②确定研究之间的关联性,可采用互补转译法、论点综合法等;③研究间相互转译,比较不同研究间概念的相似性和相互作用;④综合比较各种转译,从而产生新概念或新理论;⑤报告综合结果。更多分析方法详见相关专业书籍。

2. 定量分析　meta分析过程包括数据提取及汇总、异质性检验、模型选择、合并效应量估计及假设检验等。

(1) 数据提取:数据是否准确可靠,尤为关键,它是meta分析的基础,否则即使再先进的统计学方法,也不能弥补数据本身的缺陷。所以在收集与提取数据时,应广开渠道,通过多途径收集,确保数据全面完整;同时,采取有效的质控措施,如多人同步提取数据,防止选择性偏倚;最后对数据资料自身的真实性也要进行严格评价,在此基础上,方可实施meta分析。

(2) 数据类型及其效应量的表达:目前可用于meta分析的数据类型主要包括以下5类,以前三类数据类型比较常见:

1) 二分类变量资料:按照某种属性分为互不相容的两类,如描述临床结局时,选用存活、死亡,复发或不复发等。

2) 数值变量/连续性变量资料:如骨密度值、血压值、血沉、CD4/CD8等,往往有度量衡单位,且能够做到精确测量。

3) 等级资料/有序多分类变量资料:即将某种属性分为多个类别,类与类间有程度或等级上差异。如疗效判定用痊愈、显效、有效、无效等表示。

4) 计数数据或密度资料:即同一个体在一定观察时间内可发生多次不良事件,如心肌梗死、骨折、入院次数等。

5) 生存资料:同时观察两类数据,即是否发生不良事件以及发生不良事件的时间等。

不同数据类型决定了效应量的表达方式有所不同。效应量(effect size)被定义为临床上有意义的值或改变量。当结局观察指标为二分类变量资料时,常用的效应量表达有相对危险度、比值比,绝对危险度或需治疗人数等;当结局观察指标为连续性变量资料、非罕发的计数数据、较多分类的等级资料时,效应量采用均数差值(mean difference,*MD*)或标准化均数差值(standardized mean difference,*SMD*)等表达方式。对于较少分类的等级资料或罕发的计数数据,可转化为二分类变量资料进行处理,并选用相应的效应量;对于类似发病密度的数据,可以使用risk ratio,也简写成*RR*。对于生存资料,效应量表达可用风险比(hazard ratio,*HR*)。

在此基础上,按照统一设计的数据提取表,系统收集所纳入研究的重要信息,如样本量、分析方法、主要结果变量、设计方案、发表年份、具体实施时间及地点、质量控制措施等。

(3) 异质性检验:异质性检验(heterogeneity test)又称同质性检验,旨在检验多个原始研究结果间的一致性,其基本思想是:假设研究资料的真实效应一致,那么实际效应量的差异可认为是由抽样误差造成的;但若效应量间的差异过大,超出了抽样误差所能解释的范围,则应考虑异质性。异质性检验方法主要有 Q 检验法与图形目测法等。若 Q 检验有统计学意义,则表明存在统计学异质性(statistical heterogeneity),需要探讨异质性的来源并进行相应处理。异质性来源主要从两个方面考虑:一是临床异质性(clinical heterogeneity),如纳入研究在研究对象、干预措施、结局观察指标等存在差异;二是方法学异质性(methodological heterogeneity),如纳入了不同设计方案、不同方法学质量的原始研究等。

meta 分析之前应进行异质性检验,并根据异质性检验结果来决定是否估计合并效应量。

1) Q 检验及 I^2 指数:Q 检验的无效假设为所有纳入研究的效应量均相同(即 $H_0=\theta_1=\theta_2=\cdots\cdots=\theta_i$)。$Q$ 统计量定义为:$Q=\sum w_i(\theta_i-\overline{\theta})^2$,进一步可表达为式 9-15:

$$Q=\sum_{i=1}^{k}w_i\theta_i^2-\frac{(\sum w_i\theta_i)^2}{\sum w_i} \qquad 式(9-15)$$

上式中 w_i 为第 i 个研究的权重值。θ_i 为第 i 个研究的效应量,$\overline{\theta}$ 为合并效应量,$\overline{\theta}=\dfrac{\sum w_i\theta_i}{\sum w_i}$。$k$ 为纳入的研究个数。Q 服从于自由度为 $k-1$ 的 χ^2 分布。若 $Q>\chi^2_{(1-\alpha)}$,则 $P<\alpha$,表明纳入研究间的效应量存在统计学异质性,可进一步计算异质指数 $I^2=\dfrac{Q-(k-1)}{Q}\times100\%$,用以定量描述异质程度。若 I^2 为 0%~40%,表明异质性可忽略不计;I^2 为 30%~60%,表明存在一定程度的异质性;若 I^2 为 50%~90%,表明纳入研究的效应量存在较明显的异质性;当 I^2 为 75%~100% 时,表明异质性明显,需探讨异质性来源,考虑进行亚组分析、meta 回归等,甚至放弃 meta 分析。

需要注意的是,Q 检验的检验效能较低,在纳入研究个数较少的情况下有时不能检测出异质性,出现假阴性结果,可考虑提高检验水准,如 $\alpha=0.10$;相反,如果纳入研究过多,即使研究间结果是同质的,也可能出现 $P<\alpha$ 的情况,即异质性检验有统计学意义。因此,对 Q 检验结果的解释要慎重,需要结合异质指数 I^2 以及森林图进行综合判断。

2) 图形法:同时还有一些图形法用于展示异质性,如森林图(Forest 图)、标准化 Z 分值图、Radial 图、L'Abbe 图等。其中通过目测森林图中的可信区间重叠程度,判断异质性最为常用。若可信区间大部分重叠,无明显异常值,一般可认定同质性较好。

(4) 合并效应量估计

1) 合并效应量的估计模型:包括固定效应模型(fixed effect model,FEM)、随机效应模型(random effect model,REM)以及最新提出的质量效应模型(quality effect model,QEM)等。模型的选择取决于异质性检验结果以及对效应量变异的理论假设。

假如异质性检验无统计学意义且 $I^2<40\%$,并假设总体效应量为一个固定值时,可认为理论效应量是固定的,原始研究间的效应量即使有差别,也是由于抽样误差造成的,合并效应量估计可选用固定效应模型。

当异质性检验有统计学意义($P<0.10$)且 $I^2>50\%$,若假设合并效应量不固定并服从于某种分布(常假定为正态分布)时,考虑选用随机效应模型,计算合并效应量。随机效应模型因将研究间的变异因子 $\tau2$ 作为校正权重,其结果比固定效应模型结果更稳健,但可信区间的精度会有所降低。

若异质性明显($I^2>75\%$),考虑 meta 回归、亚组分析,探讨异质性来源;若临床异质性过于明显,则应放弃进行 meta 分析,仅作定性描述。

2) 合并效应量的假设检验:无论采用何种模型得到的合并统计量,均需要通过假设检验来判断其是否具有统计学意义,常用的方法是 Z 检验,用于检验合并效应量是否有统计学意义。实际上,合并效应量估计以及异质性检验,可以借助一些现成的分析软件来完成,方便快捷,这其中首推 RevMan 软件。

（胡一梅　穆晓红）

复习思考题

1. 什么叫观察性研究? 观察性研究包括哪些内容?
2. 病例对照研究与队列研究有何区别?
3. 随机对照试验的基本原则是什么? 基本要素有哪些?
4. 试述系统评价的定义及其步骤。

◇◇◇ **第十章** ◇◇◇

生物信息学在实验骨伤科学研究中的应用

学习目标

通过本章学习,掌握 Pubmed 数据库,RefSeq 数据库查询 DNA 序列,GEO 数据库在线分析差异基因等常用数据库的检索、解读和在线分析方法;了解 STRING 数据库在线分析 PPI 网络,DAVID 数据库在线进行 GO 功能注释和 KEGG pathway 富集等常用数据库。

生物信息学(bioinformatics)是系统运用生物学、数学、统计学、计算机科学和信息科学等理论和工具,对生物学尤其是分子生物学、生物化学和生物物理学等数据和信息进行采集、处理、存储、分配、传播、分析和解释的一门新兴综合交叉学科,通过对生物信息和生物学系统内在结构的研究,揭示大量复杂数据所赋有的生物学奥秘,阐明和理解其所包含的生物学意义。简言之,"生物信息学是生物学和信息技术的结合,是用计算机技术揭示生物学意义的一门学科"。

生物信息学的研究内容非常广泛,包括所有与生物数据相关的管理、分析和计算工具和方法,主要由三个部分组成:创建各类可以储存和有效管理大量且复杂生物信息学数据集的数据库;开发新的用于确定各类大数据集中不同成员之间相关性的计算和统计方法;研制使用这些工具分析和注释不同类型生物数据的途径。

生物信息学这一术语开始使用于 20 世纪 90 年代,最初生物信息学关注的是存储"基因组测序计划"序列的数据库,是 DNA、RNA 和蛋白质序列数据管理和分析的同义词。但目前这一术语已推广到各类与生物相关的数据,包括核酸、蛋白质和专业范围的数据库、算法和统计方法等。其中核酸范围包括核酸数据库、基因表达、核酸序列比对、基因预测、基因序列注释、宏基因组学、比较基因组学、RNA 结构预测、基因进化,等等;蛋白质范围包括蛋白质数据库、蛋白质序列比对、蛋白质空间(二级和三级)结构模拟、蛋白质相互作用分析、分子动力学模拟、分子对接、蛋白质组学,等等;不能归入核酸或蛋白质范围的内容都可归纳到其他领域里面,比如代谢途径及生化途径网络建模、数据挖掘分析、药物靶点预测及药物设计、序列算法开发、生物多样性研究、计算进化生物学,等等。

本章内容包括对科研工作者来说使用频率高、易学且不需要计算机编程就可以完成的一些生物信息学知识。

第一节　常用大型数据库简介

一、科学网

科学网（Web of Science）是全球最大、覆盖学科最多的收费服务综合性学术信息平台，收录了包括最具影响力的科学引文索引（Science Citation Index，SCI）在内的多种学术期刊，提供生物医学、自然科学、工程技术、艺术与人文学科、社会科学等各研究领域，源于图书、期刊、会议录、专利、网络资源（包括免费开放资源）等数据的文献检索服务。

（一）SCI 数据库

SCI 数据库是由美国科学信息研究所（Institute for Scientific Information，ISI）于 1960 年上线投入使用的包括印刷版、光盘版和联机期刊文献的数据库，是当今全球最为重要的大型数据库之一。

（二）《期刊引用报告》（*Journal Citation Reports*，*JCR*）

JCR 是 ISI 发布的年度报告。*JCR* 每年对 SCI 数据库所收录的期刊论文相互之间引用和被引用次数做统计处理后，获得的年度影响因子等指数，作为期刊的评价工具。

1. 总引用数（total cites）　某期刊发表的文章在一年内被引用的总次数，反映该期刊的读者数量。

2. 文章数量（articles）　某期刊发表的文章数量，综合性期刊一般比专业性期刊发表的文章数量多很多。

3. 影响因子（impact factor，IF）　某期刊前两年内发表的文章、在当年被引用的总次数除以前两年发表的文章总数，即该刊前两年所发表文章在当年的平均被引用次数，用来评估同一领域不同期刊的相对影响力。现已成为重要的期刊评价指标、反映期刊的学术水平及论文质量。简言之，某期刊的影响因子越高，说明其发表的文章被引用率越高，一方面反映这些文章的研究成果影响力大，另一方面也说明该期刊的学术水平高、被国际同行认可。

4. 立即指数（immediacy index）　当年发表的文章被引用总次数除以当年发表文章总数量，评价期刊在某个新兴研究方向的影响力。

二、NCBI 数据库

National Center for Biotechnology Information（https://www.ncbi.nlm.nih.gov/）简称 NCBI，是美国国立卫生研究院（National Institutes of Health，NIH）于 1988 年创建的国家生物技术信息中心，其初衷是给分子生物学家提供一个储存和处理信息的系统，所提供资源数据库在不断更新。为了便于数据库检索，NCBI 创建的文本检索引擎系统 Entrez 整合了 NCBI 各大数据库的端口，因此，通常所说的 NCBI 数据库检索，就是检索整合在 Entrez 引擎系统下的生物信息数据库。除了收录 PubMed 生物医学文献数据库、GEO 基因组等数据库外，NCBI 还提供了很多功能强大的数据检索与在线分析工具，已成为科研工作者必不可少的工具。

最新版 NCBI 数据库提供的数据资源分为 10 大类，每一类又包括多种数据检索与分析功能。

1. 文献数据库（Literature）　是全球最大的收集医学和科学摘要、全文科研论文、书籍和报告的数据库，比如 PubMed，PMC。

2. 基因数据库（Genes）　提供基因的序列和注释，比如 Gene，GEO DataSets。

3. 蛋白质数据库（Proteins）　提供蛋白质的序列、三维结构以及研究蛋白质功能域和活性位点的工具，比如 Structure。

4. 局部比对基本搜索工具（BLAST）　是 Basic Local Alignment Search Tool 的缩写，通过比对，发现自己感兴趣的序列与数据中序列之间的相似序列，比如 blastn、blastp。

5. 基因组数据（Genomes）　提供基因组序列、大规模功能基因组学数据和原始生物样本，比如 Nucleotide。

6. 遗传学数据（Genetics）　提供与人类病理以及临床诊断和治疗相关的可遗传 DNA 变异，比如 dbSNP。

7. 化学数据（PubChem）　提供化学信息库、分子通路和生物活性筛选工具，比如 Compounds。

上述这些资源都可以在 NCBI 的主页中找到，下面对其中最实用的数据库及其使用方法逐一进行介绍。建议在使用 NCBI 数据库前，先在 NCBI 主页注册一个自己的个人账号，以便保存自己的个性化设置、检索历史等信息。

第二节　常用文献数据库

一、PubMed 数据库

PubMed（https://pubmed.ncbi.nlm.nih.gov/）是一个提供免费生物医药科学论文摘要和部分全文的检索系统，收集了来自 Medline（收录生物医学领域相关文献数据库、生命科学相关学术杂志和在线专业书籍）、生命科学期刊和在线书籍超过 3 000 万篇生物医学文献引用，并提供 PubMed 中心和相应出版商网站的全文链接。

（一）检索方法

用户通过高级检索（Advanced）功能进入 PubMed 高级搜索生成器（PubMed Advanced Search Builder），先从左侧下拉菜单中选择检索范围，比如题目（Title），然后在检索框中添加需要检索的关键词（Add terms to the query box），比如 osteoporosis（骨质疏松），点击添加（ADD），并点击搜索（Search），提交检索任务。如果需要同时检索多个关键词，可根据具体情况运用布尔逻辑运算与（AND）、或（OR）、非（NOT）连接制定个性化检索式后，再提交检索任务。用户可以通过设置最佳匹配显示选项排序方式（Sorted by：Best match 下的 Display options），个性化显示文献的题目、作者、刊物、出版时间、内容、小结、摘要、每页显示几篇文献以及排序方式等。如果检索结果来不及阅读，也能以纯文本文件格式保存（Save）到本地电脑或者指定邮箱（E-mail）。

（二）过滤功能

PubMed 还自带了一些精确文献检索范围的过滤器（filters），如果检索到的文献比较多，或者需要特定的检索范围，可以按照个性化需求选择特定的过滤器指定检索范围，比如文献类型，包括书籍和文档（Books and Documents）、临床试验（Clinical Trial）、荟萃分析（Meta-Analysis）、随机对照试验（Randomized Controlled Trial）、综述（Review）、系统评价（Systematic Review）；也可以限定文献发表的时间，包括 1 年（1 year）、5 年（5 years）、10 年（10 years）、自定义范围（Custom Range）；以及检索到的可以下载的文献类型（Text availability），包括摘要（Abstract）、免费全文（Free full text）、全文（Full text）；等等。

(三)自动加载 SCI 影响因子

鉴于 SCI 数据库所收录期刊影响因子对科研工作指导的重要性和实用性,可以用 scholarscope 插件,在 PubMed 数据库检索到的文献中自动加载每篇 SCI 所收录期刊的影响因子。用户根据所用浏览器下载相应版本的 scholarscope 安装程序,安装后即能帮助用户按照影响因子筛选高质量的期刊文献。

通过设定上述检索条件,可以快速帮助用户从海量资源中筛选到最符合自己需求的文献,既能节省时间,又能提高准确度。

(四)使用小技巧

关于 PubMed 文献检索的几个小知识点,如果需要检索的关键词由两个或两个以上的单词组成,为了保证所用关键词在检索过程中作为一个整体不被拆分,可以加引号,比如 "bone cancer";也可以使用布尔逻辑运算与(AND)、或(OR)、非(NOT)确定检索式;由于数据库在不断更新,检索页面和检索结果的显示内容可能会有小的调整。这些知识点也适用于其他网络和数据库检索。

二、PMC 数据库

PMC(PubMed Central)数据库(https://www.ncbi.nlm.nih.gov/pmc/),即 PubMed 中心数据库,是由美国 NIH 国家医学图书馆(NIH/NLM)提供的生物医学和生命科学期刊文献免费全文数据库。其检索方法基本与 PubMed 数据库一致,唯一区别是检索到的文献可以直接下载全文。但从 PubMed 检索也可以直接链接到 PMC 的全文下载地址。

第三节 常用核酸数据库

一、一级核酸数据库

一级核酸数据库主要包括由 NCBI 开发并负责维护的基因库(GenBank)、欧洲分子生物学研究室 - 欧洲生物信息研究所(EMBL-EBI)开发并负责维护的欧洲核酸数据库(European Nucleotide Archive,ENA)、日本国立遗传学研究所(NIG)开发并负责维护的日本 DNA 数据库(DNA Data Bank of Japan,DDBJ),这三大国际核酸数据库联合形成国际核酸序列数据库协作体(International Nucleotide Sequence Database Collaboration,INSDC),每天更新核酸信息,实现了数据共享。

GenBank 数据库是开放平台,科研工作者和公司都可自行提交序列,因此每个基因都有多条序列,数据冗余度高、准确度相对较低,有时会产生别名。

二、二级核酸数据库

二级核酸数据库中储存的信息比较多,NCBI 开发和维护的常用二级核酸数据库有 RefSeq 数据库和 Gene 数据库。

RefSeq 数据库是 NCBI 在人类每个位点精挑细选一个代表序列构建起来的,一般可信度较高,且全部使用官方基因符号(official gene symbol)。本节以 NCBI 的 RefSeq 数据库和 Gene 数据库为例,介绍如何在核酸数据库中查找感兴趣基因的核酸信息。

(一)RefSeq 数据库

RefSeq 数据库(Reference Sequence Database)叫参考序列数据库,也叫非冗余序列数据库,是一套每天更新数据,经自动或人工精选的全面、完整、非冗余、注释完善的参考序列,包括基因组、转录本和蛋白质。在当今充斥着很多无用冗余信息的大数据时代,RefSeq 提供的非冗余序列使其成为目前全球最具权威性的序列数据库,是人类基因组功能注解的基础,也是目前最可靠的人类基因 mRNA 序列数据库。每个基因在 RefSeq 数据库有唯一且固定不变的序列标识符(Accession number,即 RefSeq ID),也叫检索号,供用户进行检索,其格式为“两个代表分子类型的字母前缀＿六个以上的数字”,比如 NG_012130 代表基因组,NM_123456 代表成熟的 mRNA;NP_123456 代表全长蛋白序列,也可能包括非全长蛋白或成熟多肽序列。

1. 检索方法　NCBI 的 GenBank 数据库和 RefSeq 数据库都整合在 Nucleotide 数据库中,直接打开 Nucleotide 数据库(https://www.ncbi.nlm.nih.gov/nuccore/)的检索框进行检索。第一种方式是用基因的一般信息进行检索:即在高级检索(Advanced)第一行的检索框中输入要检索基因的准确基因名(Gene name),比如 *SNAI2*,同时在左侧的检索条件(Builder)中选择 Gene name,接着在第二行的检索框中输入要检索基因的物种(Organism)名称,比如人类(Homo sapiens),同时在左侧的 Builder 中选择 Organism,上述两个检索框用逻辑运算 AND 连接,点击 Search,提交检索任务;在返回结果页面左侧的 Source 菜单中勾选 RefSeq,以及分子类型比如 DNA/RNA,制定过滤条件。第二种方式是用基因在 RefSeq 中的 Accession number 进行检索:在检索框中输入要检索基因的 Accession number,比如 NG_012130(*SNAI2* 基因在 RefSeq 数据库中的 Accession number),点击 Search,提交检索任务。这样标题为 Homo sapiens snail family transcriptional repressor 2(SNAI2),RefSeqGene on chromosome 8 的检索结果,就是我们要查的 *SNAI2* 基因在 RefSeq 数据库中的记录,该记录的标题说明人的 *SNAI2* 基因位于第 8 号染色体上。

2. 基因注释条目的详细解读

(1) LOCUS:这一行里包括基因座的登记号(NG_012130)、DNA 序列长度(10 753bp)、分子类别(DNA)、拓扑类型(linear)和更新日期。

(2) DEFINITION:是对该核酸序列的简短注释,内容与标题相同。

(3) ACCESSION:就是我们前面在搜索框中输入的在 RefSeq 数据库中特有的 Accession number(NG_012130),无论数据提交者是否修改过相关数据内容,该号码在 RefSeq 数据库中唯一且固定不变。本条记录显示 Accession 和 Locus 一样,因为 *SNAI2* 基因在录入 RefSeq 数据库之前尚未被命名,此时 Accession 就作为该基因的名字。但是如果某个基因在录入数据库之前已经被命名,该基因所对应的 Accession 和 Locus 就不同了。也就是说 Locus 是基因的通用名,一个基因只有一个通用名,而 Accession 只是基因在 RefSeq 数据库中特有的编号,同一个基因在不同数据库中的编号不同。

(4) VERSION:是 Accession 的版本号(NG_012130.1),用于识别 RefSeq 数据库中单一特定的核酸序列。当数据库中对应的核酸序列被修改过后,哪怕只有一个碱基发生了改变,其版本号都会增加,但其 Accession 保持不变。

(5) KEYWORDS:提供用于数据库搜索的关键词。

(6) SOURCE:核酸序列所属的物种名,其下的子条目 ORGANISM,是对所属物种做更详细的科学分类。

(7) COMMENT:人类的每条 RefSeq 后面都有一个 COMMENT,显示该条 RefSeq 的状态,REVIEWED 证明经人工审核过。另外,还提供该条 RefSeq 先前的版本信息及参考来源等补充内容。

(8) FEATURES:是非常重要的注释内容,它描述了核酸序列中各个已确定的片段区域,包含很多子条目。

1) source：提供了该 DNA 序列在染色体上的具体位置，当前序列来源于人类（"Homo sapiens"）基因组 DNA（"genomic DNA"）8 号染色体长臂的 11.21 区间"8q11.21"。

2) gene：提供拼接完整的 DNA 序列所需的片段及具体位置，所有 gene 里的片段拼接在一起组成完整的 DNA。

3) mRNA：拼接出各基因片段中外显子位置，所有 mRNA 里的片段，比如从第 5 001 到 5 243 位碱基，从第 5 989 到 6 534 位碱基，从第 7 442 到 8 832 位碱基拼接在一起［join (5 001..5 243,5 989..6 534,7 442..8 832)］，相当于完成了剪切过程的成熟 mRNA。

4) CDS（Coding Segment）：是蛋白质编码序列，蛋白质表达产物可能是由两个以上的片段相连后生成，同时指明每个片段在核酸序列中的具体位置。比如 CDS（5 165..5 243, 5 989..6 534,7 442..7 623）。

/gene= "SNAI2"注释该条 RefSeq 的编码基因。

/product= "zinc finger protein SNAI2"注释该条 RefSeq 的蛋白质编码产物。

表示该条记录中所存储的 SNAI2 的表达产物"锌指蛋白 SNAI2"，是由序列内 3 个片段联合在一起构成一段连续的序列编码生成，同时指明这 3 个片段在核酸序列中所处的具体位置（从第 5 165 到 5 243 位碱基，从第 5 989 到 6 534 位碱基，从第 7 442 到 7 623 位碱基）。

/protein_id= "NP_003059.1"注释该条 RefSeq 蛋白质编码产物的 ID。

/db_xref= 提供该条 RefSeq 在其他数据库中记录的链接。

/translation= 是计算机按照核酸序列和翻译密码本翻译出的蛋白质序列，并非生物体内发生的自然翻译，这也是蛋白质数据库中大多数蛋白质序列的来源。

5) misc_feature：是无法用任何特性关键词描述其生物学特性的核酸序列。

6) exon：是外显子，人的基因有多个外显子，注释每个外显子在核酸序列中的具体位置及编号，比如 /number=2 说明是第二个外显子。

7) ORIGIN：是基因的完整 DNA 序列。如果需要保存 DNA 全长序列，比如用于设计 PCR 引物，直接点击 FASTA，保存 FASTA 格式的 DNA 序列文件到本地电脑上。FASTA 格式是最常用的核酸序列书写格式，包括两部分，第一行为第一部分，由 > 和核酸序列名称、注释组成；第二行以后为第二部分，由单纯的核酸序列组成。

双斜线（//）是本条检索信息的结束符。

可以点击 Send to 保存本检索结果。

（二）Gene 数据库

Gene 数据库收录了 430 万条来自 5 300 多个物种的基因信息，整合了包含基因的核酸序列、结构、表达等相关综合数据资源，为用户提供了一个方便快速获取以基因为对象的基因序列注释和检索服务访问端口。

1. 检索方法 打开 Gene 数据库的高级（Gene Advanced Search Builder）检索框（http://www.ncbi.nlm.nih.gov/gene/advanced/），在第一行的检索框中输入要检索基因的准确基因名（Gene name），比如 *TP53*，同时在左侧检索条件（Builder）的下拉菜单中选择 Gene name，接着在第二行的检索框中输入要检索基因的物种（Organism）名称，比如人类（Homo sapiens），同时在左侧的 Builder 下拉菜单中选择 Organism，上述两个检索框用逻辑运算 AND 连接，点击 Search，提交检索任务。点击 Add to history，保存上述检索条件到个人 NCBI 账号。

2. 基因注释条目的详细解读 返回的检索结果显示了 *TP53* 基因在 Gene 数据库中记录的详细信息。

（1）标题部分说明 *TP53* 基因编码产物是肿瘤蛋白 p53［物种属于人类］。

（2）Gene ID 行是该基因在 Gene 数据库中被分配的唯一编号及更新日期。

（3）Summary（概述）包括多个条目。

1）Official Symbol（官方符号）：人类基因组组织基因命名委员会（Human Genome Organisation Gene Nomenclature Committee，HGNC）对该基因的命名。

2）Official Full Name（官方全称）：HGNC 对该基因命名的全称。

3）Primary source（主要来源）：HGNC 关于该基因详细信息的链接。

4）See related（查看相关信息）：外链 Ensembl 数据库和 OMIM 数据库（Online Mendelian Inheritance in Man，人类孟德尔遗传在线数据库）关于该基因的信息。Ensembl 和 OMIM 数据库是另外两个很重要的提供基因组注释信息的核酸数据库，其中的 Ensembl：ENSG00000141510 和 MIM：191170 分别为该基因在 Ensembl 数据库和 OMIM 数据库中的编号。由此也说明同一个基因在不同数据库中编号不同，用户在实际应用中可能需要对同一基因在不同数据库中的 ID 进行转换。

5）Gene type（基因类型）：该基因是否属于蛋白质编码基因。

6）RefSeq status（RefSeq 状态）：该基因是否经过 RefSeq 的审核。

7）Organism（物种）：该基因的来源物种。

8）Lineage（谱系）：该基因在哪些物种中表达。

9）Also known as（别名）：该基因的别名。

10）Summary（概述）：该基因的生物学功能等信息。

11）Expression（表达）：该基因在哪些组织中表达。

12）Orthologs（直系同源物种）：与该基因具有同源性的物种。

13）Genomic context（基因组背景）：包括 Location（位置）即该基因在染色体上的位置；Exon count（外显子数）即该基因的外显子总数；Annotation release（注释版本）即该基因的注释版本；同时提供了其他关于该基因的研究成果。

可以点击 Send to 保存本检索结果。

第四节　常用功能基因组数据库

GEO（Gene Expression Omnibus）数据库是由美国 NCBI 于 2000 年创建并维护的基因表达数据库，其目标是高效存储全球各研究机构提交的高通量功能基因组数据，支持研究者以简单的程序和格式上传保存完整且正确注释的数据，方便用户检索和下载感兴趣的研究和基因表达谱。一般来说，已发表论文中涉及的高通量基因表达数据都可以从该数据库免费查阅和下载，包括研究者提交的原始数据，比如高通量检测（芯片、测序等）所用的平台信息（Platform）、样本信息（Samples）和完整描述整个实验的系列资料（Series）。

每个 Platform 记录有一个唯一且固定的 GEO 登记号（GPLxxx），但一个平台可以包含来自不同研究者提交的多个样本。

Sample 记录描述每个样品的处理条件、操作方法及丰度检测量。每个样本都有一个唯一且固定的 GEO 登记号（GSMxxx）。每个样本只能对应一个平台，但可能会分布在多个实验系列描述中。

Serie 记录是对一组相关样本汇总，并对整套实验进行重点归纳和完整描述的数据。每套资料均有唯一且稳定的 GEO 登记号（GSExxx）。

一、GEO DataSets 数据库

(一) GEO DataSets 数据库中的数据来源

研究者提交的原始资料经 GEO 工作人员挑选、深度分析、整理和重新组装后，以 GEO 数据集(GEO DataSets)的形式储存到 GEO DataSets 数据库中，并指定一个唯一且固定的 GEO DataSet 登记号(GDSxxx)。

挑选整理后的 GEO Datasets 是 GEO 高级数据呈现和功能分析的基础，包括基因表达差异分析和聚类热图。因此，该数据库不仅存储对研究者所提供数据的描述，还储存了经过挑选和重新组装后的数据集。但并非所有研究者提交的数据都符合 GEO 工作人员重新进行 DataSet 组装的条件，因此并非所有数据都有相应的 DataSet 记录。

(二) GEO DataSets 数据库检索

用户可以到 GEO 的首页(https://www.ncbi.nlm.nih.gov/geo/)，根据检索目的在检索框中输入不同属性的检索式，包括关键词、GEO 登记号(比如 GSExxx、GDSxxx)、物种、数据集类型和作者等，在 GEO DataSets 数据库中检索感兴趣的研究，然后点击 GEO DataSets Database 选项中蓝色字体显示的数字，即可进入检索所得 GEO DataSets 收录的相关基因组数据集页面。勾选左侧菜单栏 7 组选项中的相关类别，可以帮助用户对检索结果进一步做个性化筛选：

1. Entry type(条目类型)

(1) DataSets：GEO 数据集(GEO Dataset)登记号(GDSxxx)。

(2) Series：整套实验研究(GEO Series)登记号(GSExxx)。

(3) Samples：GEO 样本(GEO Sample)登记号(GSMxxx)。

(4) Platforms：GEO 芯片平台(GEO Platform)登记号(GPLxxx)。

如果从文献中看到自己感兴趣研究的 GEO Series，就用该 GEO Series 的登记号 GSExxx 直接在 GEO 的首页进行检索。用户也可以直接用 GDSxxx 和 GSMxxx 进行检索，但比较常用的是用 GEO Series 登记号(GSExxx)检索。

2. Organism(物种类型)　点击 Customize，勾选需要检索的物种，当前检索选择 Homo sapiens。如果菜单中没有自己需要的物种，先手动添加比如人类(Homo sapiens)、小鼠(mouse)，然后再勾选。

3. Study type(研究类型)　根据 Study type 进行筛选，比如表达谱芯片(expression profiling by array)、甲基化芯片(methylation profiling by array)、单核苷酸突变(genome variation profiling by SNP array)等。

4. Author(作者)　不常用。

5. Attribute name(属性名称)　根据研究所用的检测标本进行筛选，比如细胞株(strain)、组织(tissue)。

6. Publication dates(出版日期)　本节以检索 GEO DataSets 数据库中收录的 arthritis(关节炎)相关基因组数据集为例，打开 GEO 数据库网址，在检索框中输入 arthritis，点击 Search，提交检索任务，则跳转到下列界面：

GEO DataSets 数据库中检索到 XXXX 个"关节炎"相关结果(There are XXXX results for "arthritis" in the GEO DataSets Database)。

GEO Profiles 数据库中检索到 XXXXXXX 个"关节炎"相关结果(There are 1085417 results for "arthritis" in the GEO Profiles Database)。

在左侧菜单列中需要限定的条件前都加上"√"，如果检索结果多，可以多限定几个条件，反之则可以根据具体情况放宽检索条件，比如以勾选 DataSets、Homo sapiens、Expression profiling by array（表达谱芯片）、tissue（组织）制定检索条件,这样就得到 GEO DataSets 数据库中收录的所有 arthritis 组织标本表达谱芯片检测结果。

（三）GEO DataSets 数据库检索结果解读

本节以检索结果"Osteoarthritic acetabular labrum 3-D culture"为例做解读,点击"Osteoarthritic acetabular labrum 3-D culture"进入详细记录页面,包括以下内容:

1. Title（题目）　该条记录的题目。

2. Summary（摘要）　该条记录的摘要。

3. Organism（物种）　该条记录检测标本所属物种。

4. Platform（平台）　该条记录检测所用平台。

5. Citation（文献引用）　该条记录相关已发表文献。

6. Reference Series（研究系列）　该条记录的 GEO Series 登记号（GSE60762）。

7. Sample count（标本数）　该条记录检测的标本数。

8. Value type（结果数值类型）　该条记录检测结果的处理方式。

9. Series published（研究发表日期）　该条记录的初版日期。

（四）GEO Datasets 数据库检索结果下载

Reference Series 后的 GSEXXXXX 链接,可以下载研究者上传的数据,包括:

1. Platforms 后面对应的文件　是研究者上传的用于根据探针名称注释本套数据集的平台文件,如果用户需要对该套数据集进行再分析则需要下载该文件。

2. Series Matrix File（s）　是研究者上传的对该套数据的分析结果,用户可以下载后直接使用,该文档是记事本格式（.txt）,为了方便查询,打开后复制全部数据,粘贴到 Excel 表格中,也可以直接用 Excel 打开。

3. GSE60762_RAW.tar　是研究者上传的原始数据。

（五）GEO DataSets 数据库检索结果在线分析

1. Find gene 工具　用于直接查找某个基因在该套数据集所有标本中的表达谱数据图。以 *VEGFC* 基因为例,在 Find genes 的检索框中输入 VEGFC,点击 Go,则返回 *VEGFC* 基因的表达结果,具体信息及表达谱数据图（图 10-1）如下:

题目:VEGFC-Osteoarthritic acetabular labrum 3-D culture

注释（Annotation）:VEGFC,vascular endothelial growth factor C

物种（Organism）:Homo sapiens

数据集类型（DataSet type）:Expression profiling by array,transformed count,8 samples

从下图中可以看出 *VEGFC* 在患者（Osteoarthritic）组织中高表达。

2. Compare 2 sets of samples 工具　用于自定义两组样本,然后进行比较。

点击 Step 1:Select test and significance level,选择统计方法和 p 值。

点击 Step 2:Select which Samples to put in Group A and Group B,弹出一个自定义两组样本的窗口,可以看见 A 组和 B 组两列的 GSM 编号是一样的,逐一点击 A 组（或者 B 组）需要添加到 osteoarthritic（disease state）的 GSM 号,背景变为黑灰色表示被选中,接着点击 osteoarthritic 完成添加;其余的 GSM 编号用同样的方法添加到 healthy（disease state）。

点击 OK,每组包含的 GSM 编号会在 Step2 下面显示,点击 Query Group A vs.B 获得所有差异表达的基因。每条记录代表一个基因,点击查看详细信息。

3. Cluster heatmaps 工具　用于制作该套数据所有表达基因的聚类分析热图,点击 Cluster heatmaps,选择参数,点击 display 即可。也可以通过双击本条记录题目右侧自带的热图缩略图,将其放大并显示该热图中颜色所代表的基因表达等信息,双击 Clustering 阅读,并

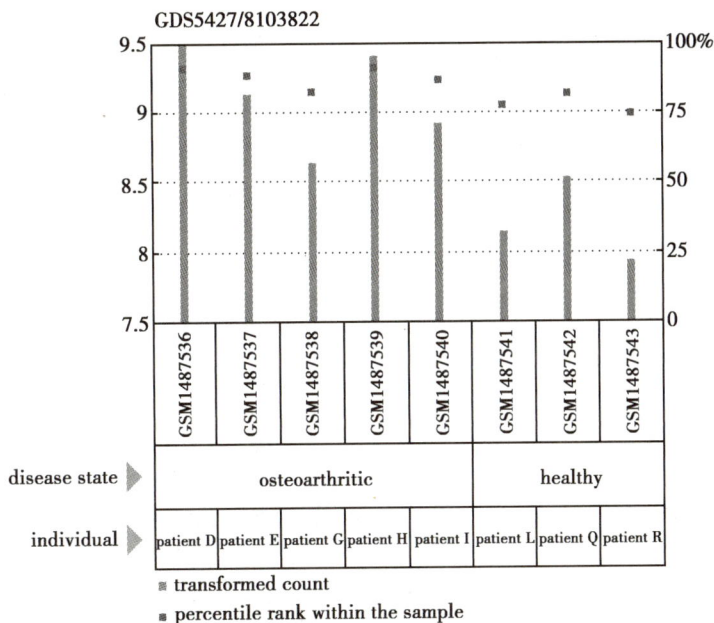

图 10-1　Find gene 工具在线分析 VEGFC 基因在所有标本中的表达谱数据图

可以通过修改参数制作个性化热图。

　　由于基因数目比较多，在完整图（Full image）中无法看到每个基因的详细信息，点击局部区域的基因会出现一个红色虚线框，上下拖动边框调整所选区域的大小，双击或者点击 Stack up 后该区域内的信息被放大显示（图 10-2），点击 Download 可以下载基因的具体表达值列表，生成的图是所选定区域内特定基因表达数据，因此所选区域不同，生成的图也不一样。点击 Plot value 可以看见探针在样本中的曲线图（图 10-3）。

　　此外 Cluster heatmaps 工具中还有一个基于 K-means/K-medians 的聚类分析，即 Partitional（K-means/K-medians）。

　　By location on chromosome 是根据基因在染色体上的定位进行分析。

　　4. Experiment design and value distribution（实验设计与数值分配）　该条记录实验设计方案的图示形式，点击 Experiment design and value distribution 即可显示详细信息，即每个样本中所有基因表达值的汇总，是归一化后的箱线图（图 10-4）。

　　5. GEO2R 分析　GEO2R 是使用基于 R 语言的生物信息软件包 Bioconductor 中的 limma 和 RGEOquery 代码，对研究者所提交的数据表执行比较的交互式在线工具，用于通过比较自定义 GEO 系列中不同实验条件下的两组或两组以上样本，筛选差异表达最显著的基因，返回结果为根据 p 值由小到大排列的差异基因列表，p 值越小的基因差异越显著。

　　与上述其他在线分析工具不同，GEO2R 是直接分析原始系列矩阵数据文件。点击 Reference Series 后的 GSEXXXXX 链接，即可跳转到包含 Analyze with GEO2R 分析工具的页面，点击 Analyze with GEO2R 进入描述所有样本详细信息的列表，通过 Define groups 自定义组名（在 Enter a group name 框中先输入其中一组的名称，比如正常对照组 Healthy control，按回车命名；同样的方法命名第二组）、完成样本分组（先点击选择要归入某一组的标本即 GSMXXXXX 条目，条目被选中后出现背景色，然后点击要归入的目标组别名前面的方框即可，同样方法把所有需要分析的标本进行分组，分组完成后可以点击 list 查看分组情况），点击 Analyze，则显示差异最显著的前 250 个基因，将结果拷贝到写字本，再拷贝到 Excel 文档保存。

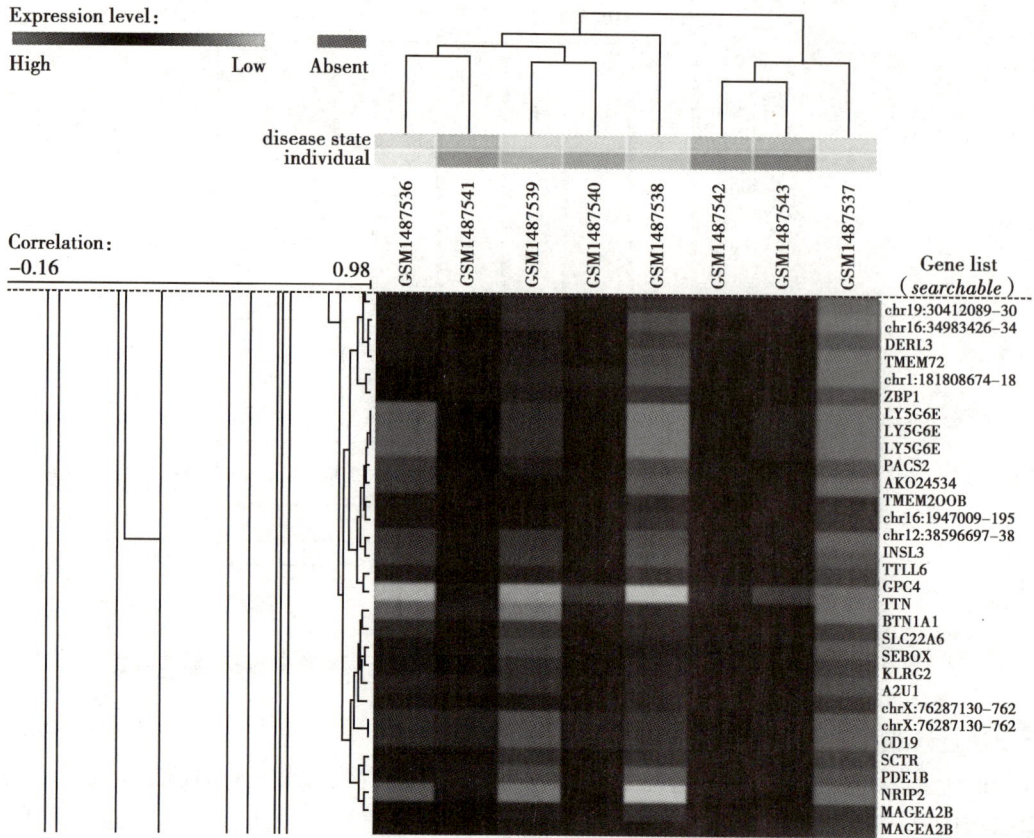

图 10-2　放大显示的聚类分析热图示例

也可以点击 Download full tables,保存所有的基因差异表达信息表(.tsv 格式),同样先用写字本打开,再拷贝到 Excel 文档保存,用于后期按照不同的差异倍数、p 值等条件个性化筛选感兴趣的基因。

使用 Select columns 添加或者删减生成的基因列表中包含的数据和注释列,其中 adj.P.Val、logFC、Gene.symbol 和 Gene.title 是必选项。

在 Options 中确定分析参数,点击 Reanalyze 重新分析。

Visualization 是对上述分析结果的可视化。

单击在线结果差异基因列表一行,显示该基因的表达图谱,图中的每条柱子表示从研究者上传的数据中提取的基因表达量(图 10-5)。点击左侧的 Sample values,可以显示每个样本的具体表达值。

二、GEO Profiles 数据库

GEO Profiles 是将 GEO DataSets 中的信息按照单个基因在所有样本中的表达整理成的

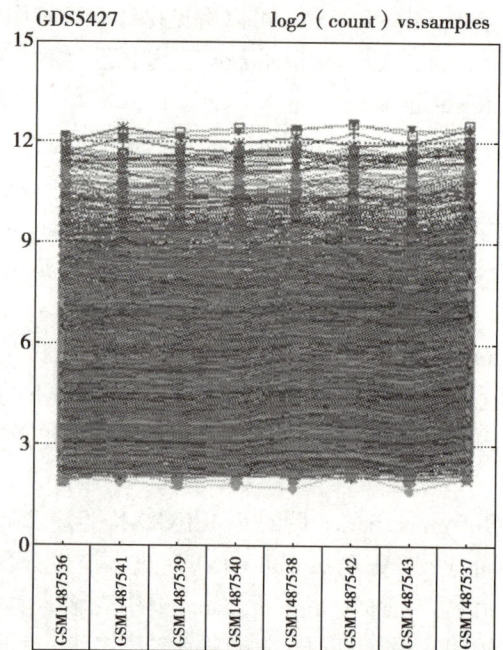

Values for selected 4524 genes displayed.
Choose 12 of fewer genes to see individual gene labels.

图 10-3　所有探针在样本中的曲线图示例

174

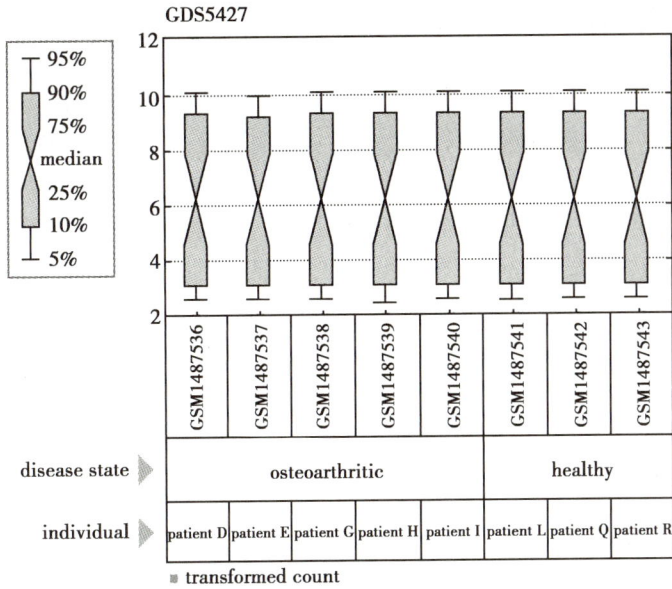

图 10-4　GEO DataSets 数据集实验设计与数值分配示例

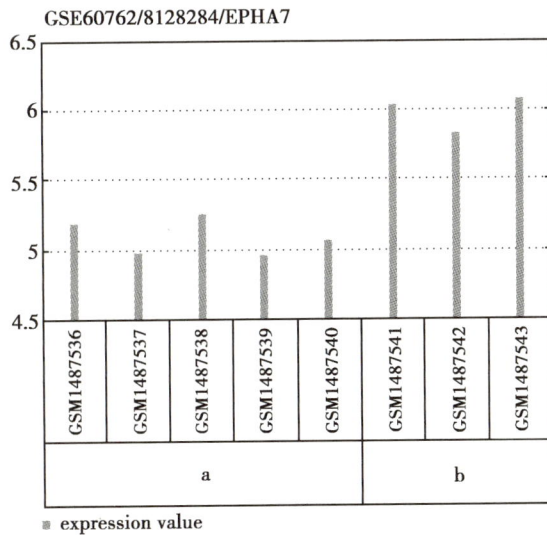

图 10-5　基因表达图谱示例

数据库。

打开 GEO Profiles 主页（https://www.ncbi.nlm.nih.gov/geoprofiles/），在检索框中输入要查询的基因名称，点击 Search，提交检索任务，同样可以通过 Advanced，用不同的属性名字进行检索。

因此，检索整套数据选择 GEO DataSets，如果关注某个基因表达量可选择 GEO Profiles。

第五节　常用蛋白质数据库

蛋白质数据库的种类比核酸数据库多。蛋白质的结构可分为四级，一级为组成蛋白质的氨基酸序列;二级为氨基酸序列形成的周期性结构,比如 α 螺旋、β 折叠、不规则卷曲和 β 转角等;三级为整条多肽链形成的三维空间结构;四级为多个蛋白质分子形成的复合体结构,比如两个蛋白质分子形成的二聚体、三个蛋白质分子形成的三聚体等。

　　与核酸数据库一样,蛋白质数据库也分为一级和二级。一级蛋白质数据库包括蛋白质序列数据库和蛋白质结构数据库,储存的都是通过实验检测所得的基础数据,二级蛋白质数据库储存的信息则是对一级数据库分析整理的结果,或者以字母形式书写的二级结构序列。DSSP(Dictionary of Protein Secondary Structure)是目前应用最广泛的用于定义已知三维结构蛋白质二级结构的系统,是建立在经典氢键探测(hydrogen bond estimation algorithm)基础上的算法。DSSP 定义的二级结构是根据氢键模式指定的 8 种单一英文字母。B 代表独立 β 桥内的残基(一对 β 折叠氢键);E 代表平行的 β 折叠,和 / 或反平行的折叠形态(延伸链);G 代表 3 转角螺旋(亦即 3_{10} 螺旋);H 代表 α 螺旋;I 代表 5 转角螺旋(π 螺旋);S 代表弯曲;T 代表氢键转角,剩余的环状区域标识为 L(https://swift.cmbi.umcn.nl/gv/dssp/)。

一、UniProt 数据库

(一) UniProt 数据库组成

　　UniProt 是目前国际上最常用的一级蛋白质序列数据库,其宗旨是为科学界提供全面、高质量和免费获取的蛋白质序列和功能信息资源。UniProt 是 Universal Protein 的缩写,由三大数据库(Swiss-Prot,TrEMBL 和 PIR)组成。

　　Swiss-Prot 是由欧洲生物信息学研究所(EMBL-EBI)和瑞士生物信息学研究所(SIB)共同管理的、收录经人工注释的一级蛋白质序列数据库,具有注释可信度高、冗余度小的优点。

　　TrEMBL(Translation from EMBL)蛋白质序列数据库也是由 EMBL-EBI 和 SIB 共同管理的,但收录的是经计算机注释的一级蛋白质序列数据库。去除 Swiss-Prot 数据库中已收录的,该数据库收录了在 EMBL 核酸序列数据库中蛋白质编码核酸序列(CDS)的所有翻译产物,其优点是收录范围广,缺点是冗余度大、可信度低。

　　PIR(Protein Information Resource),即蛋白质信息资源数据库,是由美国 Georgetown 大学医学中心(GUMC)建立并维护的,支持基因组学、蛋白质组学和系统生物学研究的综合公共生物信息学数据库。

(二) UniProt 数据库数据分类

　　UniProt 数据库中收录的数据分三个层次:

　　1. UniParc 数据库　收录所有 UniProt 数据库子库中蛋白质序列,量大但粗糙。

　　2. UniRef 数据库　是去除 UniProt 数据库几个子库中重复序列后的数据库。

　　3. UniProt 知识库(UniProt Knowledgebase,UniProtKB)　是收集准确一致、且大量注释蛋白质功能信息的中心。除了收录每个 UniProtKB 条目必需的核心数据(主要是氨基酸序列、蛋白质名称或描述、分类数据和引用信息)外,还添加了尽可能多的注释信息以及其他数据库链接。

　　(1) UniprotKB 数据库主要由两部分组成,即 Swiss-Prot(人工注释的)和 TrEMBL(计算机注释的),因为 UniProtKB/TrEMBL 中的记录是由计算机自动注释的,所以其中收录的数据量远超过 UniProtKB/Swiss-Prot。UniprotKB/Swiss-Prot 是最常用的检索蛋白质序列信息的数据库。

　　(2) UniProtKB 数据库对所收录数据分配了一个唯一的 Entry name(检索名)。

　　1) UniprotKB/Swiss-Prot Entry name:由长达 11 个字的大写字母 + 数字按 X_Y 的形式组成,即蛋白质或基因名称缩写(并非标准的 Gene name)_ 物种的编码(最多五个字符,通常由属名的前三个字母和种名的前两个字母组成）。例如：ACCD_STRSE。

2）UniprotKB/TrEMBL Entry name：由长达 16 个字的大写字母 + 数字组成的 X_Y 形式，其中 X 由 6 或 10 个字母数字组成，Y 由代表物种编码的最多五个字组成。由于 TrEMBL 中收录的蛋白质数据太多，不可能对所有条目都进行人工物种编码，所以 TrEMBL 采用"虚拟编码"对物种进行分类。

（3）UniProtKB 数据库蛋白质序列信息检索：可以用不同的属性检索式进行检索，比如 Entry name（检索名）、Gene name（基因名）、Protein name（蛋白质名）、Organism（物种）等。

本节以人（Homo sapiens）的 *VEGFC* 基因为例，检测其蛋白质序列信息。打开 UniProtKB 数据库主页（https://www.uniprot.org/），点击 Advanced（高级检索），在第一个 Term（术语）栏中输入 VEGFC（或者 Vascular endothelial growth factor C），在属性（All）下拉菜单选择 Gene name（Protein name），在第二个 Term（术语）栏中输入 Homo sapiens，在属性（All）下拉菜单选择 Organism，用逻辑符号 AND 连接，点击 Search，提交检索任务，返回 2 条结果，第一条是来自 Swiss-Prot 数据库人工审核过的，第二条是来自 TrEMBL 数据库未经人工审核过的。我们重点关注第一条来自 Swiss-Prot 数据库人工审核过的条目，每个条目包括检索号（Entry），检索名（Entry name），蛋白质名称（Protein name），基因名称（Gene name），物种（Organism）和长度（Length）。

点击 Entry（P4976），则可显示该蛋白的所有注释信息和相关数据库链接。

（4）UniProtKB 数据库蛋白质序列信息注释的解读：注释信息页面的左侧一列即 Display 为注释标签，用户可以向下拉页面读取所有注释信息，也可以点击 Display 下面某一个分类标签，直接跳转到相关部分注释内容。右侧最上面一栏为工具标签，包括与其他蛋白质序列进行比较（BLAST，Align），将当前记录转换为 Text、FASTA（canonical）、XML、RDF/XML 或者 GFF 格式方便阅读（Format），保存（Add to basket）并下载当前记录的 FASTA 格式蛋白质一级结构序列（即氨基酸序列），查阅本条记录的历史版本（History）这些工具。

工具标签下方是这条记录中蛋白质序列的基本信息，包括蛋白质名（Protein），基因名（Gene），物种（Organism），以及人工审核、注释及在蛋白质水平的实验依据等状态（Status）。

紧接着是对当前蛋白质序列的详细注释。

1）功能（Function）：从基因本体论（Gene Ontology，GO）角度详细注释了该蛋白质的功能，且提供了该条记录的检索关键词（Keywords）、酶和信号通路数据库（Enzyme and pathway databases）以及蛋白质家族 / 组数据库（Protein family/group databases）等，且每条注释信息都有来源依据。

2）名称与分类（Names & Taxonomy）：提供了该条记录的蛋白质（Protein name）、基因名（Gene name）、分类学谱系（Taxonomic）以及相关数据库（Organism-specific databases）等。

3）蛋白质亚细胞定位（Subcellular location）：提供了该蛋白质在细胞内不同组分中的具体定位。

4）病理与生物技术（Pathology & Biotech）：提供了与该蛋白质突变或缺失相关的疾病和表型信息，以及相应参考文献。

5）翻译后修饰和 / 或加工（PTM/Processing）：提供了蛋白质翻译后修饰或翻译后加工的相关信息，比如蛋白水解成熟、特定氨基酸位点上发生的磷酸化、乙酰化、甲基化等翻译后修饰。

6）表达（Expression）：提供了该蛋白质在不同组织器官中的表达信息，以及相关数据库。

7）相互作用（Interaction）：提供了该蛋白质的亚结构（Subunit structure）与其他蛋白质或蛋白质复合物相互作用（Binary interactions）的信息，并提供了在各种蛋白质相互作用数据库

（Protein-protein interaction databases）中相关记录的链接。

8）结构（Structure）：提供了该蛋白质的二级结构（Secondary structure）和三级结构信息（3D structure databases）。三级结构信息是经实验测定后、提交到 PDB 蛋白质结构数据库的。

9）家族及结构域信息（Family & Domains）：提供了该蛋白质的家族（Domains and Repeats）及结构域（Region）信息、系统发生学数据库（Phylogenomic databases）、家族及结构域数据（Family and domain databases）的链接。

10）序列（Sequence）：提供了该蛋白质的氨基酸序列信息，如果蛋白质有多个异构体则会显示多条序列，这时 Sequence 后面会有个数字说明序列数目，比如 Sequence（2+）说明有 2 条序列，点击 FASTA 按钮下载 FASTA 格式的氨基酸序列，FASTA 文件可以用记事本打开，比如：

>sp|P49767|VEGFC_HUMAN Vascular endothelial growth factor C OS=Homo sapiens OX=9606 GN=VEGFC PE=1 SV=1

MHLLGFFSVACSLLAAALLPGPREAPAAAAAFESGLDLSDAEPDAGEATAYASKDLEEQL
RSVSSVDELMTVLYPEYWKMYKCQLRKGGWQHNREQANLNSRTEETIKFAAAHYNTEILK
SIDNEWRKTQCMPREVCIDVGKEFGVATNTFFKPPCVSVYRCGGCCNSEGLQCMNTSTSY
LSKTLFEITVPLSQGPKPVTISFANHTSCRCMSKLDVYRQVHSIIRRSLPATLPQCQAAN
KTCPTNYMWNNHICRCLAQEDFMFSSDAGDDSTDGFHDICGPNKELDEETCQCVCRAGLR
PASCGPHKELDRNSCQCVCKNKLFPSQCGANREFDENTCQCVCKRTCPRNQPLNPGKCAC
ECTESPQKCLLKGKKFHHQTCSCYRRPCTNRQKACEPGFSYSEEVCRCVPSYWKRPQMS

11）相似蛋白质（Similar proteins）：提供了与该蛋白质序列相似的蛋白质链接。

12）交叉引用（Cross-references）：提供了其他含有该蛋白质信息的数据库链接。

13）条目信息（Entry information）：提供该条数据库记录的录入信息及免责声明（Disclaimer）。

14）杂项（Miscellaneous）：无法归入前几项的内容。

二、PDB 数据库

（一）PDB（Protein Data Bank）数据库介绍

PDB 是全球唯一收录通过实验方法获得的生物大分子（蛋白质、核酸以及核酸与蛋白质复合物）3D 结构的数据库，其中以蛋白质结构为主（90% 以上）。每个提交到 PDB 数据库的蛋白质晶体结构被分配一个由字母和数字组成的四个字的检索号（PDB ID），但 PDB 数据库中是一个晶体结构对应一个 PDB ID，而不是一个蛋白质对应一个 PDB ID，因为同一个蛋白质在 PDB 数据库中可以有多个晶体结构，这些晶体结构可以是一个蛋白的不同结构形态（比如和不同的受体结合），也可以是由不同的实验室解析后提交的。

（二）在 PDB 数据库中检索蛋白质的结构信息

可以用蛋白质名或者 PDB ID 作为检索式进行检索，下面以 Vascular endothelial growth factor D（蛋白质名）为例，在 PDB 数据库中检索其蛋白质结构信息。打开 PDB 数据库（https://www.rcsb.org/）主页，在检索框中输入 Vascular endothelial growth factor D，选择提示框中的 in UniProt Molecule Name（Vascular endothelial growth factor D），点击查询，结果返回了一个蛋白质晶体结构，点击蛋白质晶体结构图片或者 PDB ID，打开该条记录的 Structure Summary 页面，如果是直接用 PDB ID（比如 2XV7）检索，则直接跳转到这个页面。可以通过点击 Sequence 查看该蛋白质的二级结构信息；点击 3D View 通过在线 3D 可视化工具查看该蛋白质结构的 3D 展示。

（三）蛋白质晶体结构 PDB 文件注释解读

关于当前条目的详细记录可以通过 Display 的下拉菜单选择 PDB 或者 mmCIF 格式在线阅读,也可以用 Download Files 下拉菜单下载后阅读,下载后的文件以 PDB ID 命名,以".pdb"或者".cif"为后缀,可以用记事本打开,本节以 PDB 文件注释为例进行解读。

1. 基本信息

（1）HEADER：该蛋白质晶体结构所属分子类别、提交日期,PDB ID。

（2）TITLE：该条记录的标题。

（3）COMPND：结构中各分子的组成等信息。

（4）SOURCE：结构中各分子的生物来源。

（5）KEYWDS：数据库检索关键词。

（6）EXPDTA：解析该晶体结构采用的实验方法。

（7）AUTHOR：作者信息。

（8）REVDAT：对该条记录的修改记录。

（9）JRNL：该结构的参考文献信息。

（10）REMARK：无法归入上述分类的注释。

2. 该蛋白质的一级结构信息（即氨基酸序列）

（1）DBREF：PDB ID 等信息。

（2）SEQRES：氨基酸序列。

（3）MODRES：标准残基上的修饰。

3. 非标准残基信息

（1）HET：非标准残基及位置。

（2）HETNAM：非标准残基化学名。

（3）FORMUL：非标准残基化学式。

4. 二级结构信息

（1）HELIX：螺旋结构上氨基酸的位置及所属链。

（2）SHEET：折片结构上氨基酸位置及所属链。

（3）TURN：转角结构上氨基酸位置及所属链。

（4）LINK：残基间的化学键。

5. 实验参数信息

（1）CRYST1：晶胞参数。

（2）ORIGXn：直角 -PDB 坐标。

（3）SCALEn：直角部分结晶学坐标。

6. 原子的 3D 坐标信息　ATOM：PDB 文件中最主要、篇幅最长的就是 3D 坐标部分,每行提供一个原子的信息,包括原子号、原子名、所在氨基酸名及分子链、所在氨基酸编号。原子的 3D 坐标信息可通过可视化软件,比如 JSmol 以 3D 形式展示。

第六节　常用化合物数据库

一、PubChem 数据库介绍

PubChem 是隶属于 NCBI 的有机小分子生物活性数据,包括 3 个子数据库:PubChem

BioAssay 主要用于存储来自高通量筛选实验和科技文献的生化实验数据;PubChem Compound 用于存储验证过的化合物化学结构信息;PubChem Substance 用于存储研究机构和个人上传的化合物原始数据。

二、PubChem Compound 数据库检索

用户可以通过 PubChem 化合物(PubChem Compound)数据库检索自己感兴趣的化合物,包括中药单体的二级和三级结构信息,但对于那些原子太多、活性太高的化合物只有二级结构存储。本节以淫羊藿的主要成分淫羊藿苷(Icariin)为例检索其化学结构信息,打开 PubChem 化合物数据库主页(https://www.ncbi.nlm.nih.gov/pccompound/),在检索框输入 Icariin,点击 Search,提交检索任务,返回的结果中,只有第一个题目为"Icariin;489-32-7;Ieariline..."的化合物是我们要找的,点击题目跳转到该化合物的基本信息页面,包括 PubChem C ID(化合物在该数据库的 ID);Structure(化合物结构);Molecular Formula(分子式);Synonyms(别名);Molecular Weight(分子量);Dates(创建和修改日期)及其来源和功能等介绍。

三、PubChem Compound 检索结果注释解读

1. Structures 记录 2D(化合物二维结构展示)、3D(化合物三维结构展示或者解释无法生成三维结构的原因)晶体相关的结构描述和信息。点击 Get Image(https://pubchem.ncbi.nlm.nih.gov/compound/5318997#section=2D-Structure、https://pubchem.ncbi.nlm.nih.gov/compound/5318997#section=3D-Conformer)可以下载相应的高分辨率 2D(图 10-6)和 3D 结构(图 10-7)图片;也可以点击 Download 下载不同格式(SDF,ASNT,JSON,XML)的原始数据,用于药物靶标预测等。

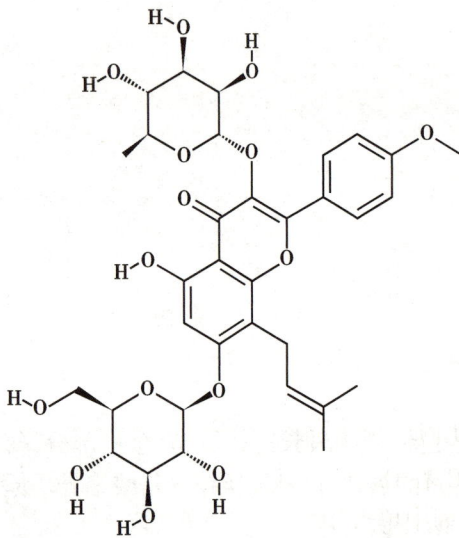

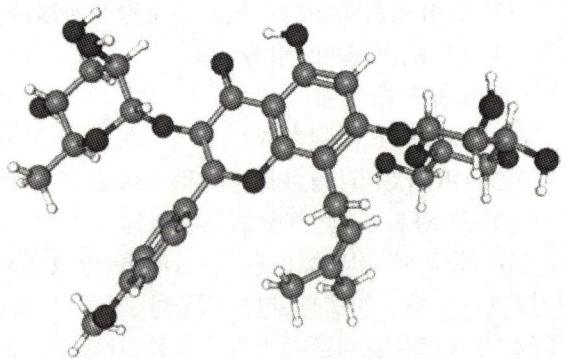

图 10-6 化合物 CID 5318997(Icariin)二维结构图　　图 10-7 化合物 CID 5318997(Icariin)三维结构图

2. Names and Identifiers 记录该化合物的标识符、同义词、化学名称等。

3. Chemical and Physical Properties 记录该化合物的理化特征,比如熔点、分子量等。

4. Spectral Information 记录该化合物的光谱数据。

5. Related Records 基于相似结构、注释等的相关化合物 / 物质信息。

6. Chemical Vendors 提供销售该化合物的化学品供应商名单。每个供应商可能有多种质量和纯度不同的含有相同化学物质的产品,但列表中化学品供应商的顺序是随机的,并且 PubChem 不负责对任何供应商做认证。

7. Drug and Medication Information 提供多个来源的药品研发信息,比如进行过的临床试验(Clinical Trials)等。

8. Associated Disorders and Diseases 记录该化合物的适用疾病。

9. Literature 记录与该化合物相关普通出版物类参考文献,比如期刊文章等。

10. Patents 记录该化合物相关专利信息。

11. Biomolecular Interactions and Pathways 记录该化合物相关生物分子的相互作用和信号通路等信息。

12. Biological Test Results 记录该化合物的生物活性等检测结果。

13. Classification 提供该化合物的 MeSH,ChEBI,Kegg 等分类系统。

14. Information Sources 提供注释该数据的组织机构二级列表。

第七节 常用蛋白质相互作用数据库

一、STRING 数据库介绍

STRING(https://string-db.org/)是一个在线分析蛋白质 - 蛋白质相互作用(PPI)网络以及功能富集的数据库,目前最新版本为 11,共存储了 5 090 个物种、2 460 万种蛋白质、20 亿个蛋白质 - 蛋白质相互作用信息。

二、STRING 数据库 PPI 网络分析方法

点击 STRING 数据库首页左上角 STRING 图标,或用(https://string-db.org/cgi/input?sessionId=bVTUcWTPxg9s&input_page_show_search=on)网址直接进入在线分析页面,左侧菜单栏提供了不同的分析选项,可以输入单个或者多个蛋白质的相关名称或者序列进行分析,用户可以根据自己的需要选择不同属性的蛋白质输入方式。如果用户输入的是单个蛋白质名称(Protein by name)或者蛋白质序列(Protein by sequence),数据库将返回与该蛋白质有相互作用的所有蛋白质之间的 PPI 网络图。如果输入一组蛋白质名称(Multiple proteins)或者序列(Multiple sequences),数据库将只返回所有输入蛋白质之间的 PPI 网络图。

(一) 单个蛋白质 PPI 网络分析

比如以输入单个人类蛋白质对应的基因名(VEGFC)为例进行分析,点击左侧分析选项 Protein by name,在 Protein Name 检索框中输入 VEGFC,在 Organism 检索框的下拉菜单中选择 Homo sapiens,点击 SEARCH,提交分析任务,返回页面中单击 CONTINUE,则跳转到 VEGFC 的 PPI 网络图、PPI 网络图显示模式设置选项、详细注释等信息。网络节点(圆球)代表蛋白质,节点中间的螺旋图案为该蛋白质已经通过实验解析或者预测的 3D 晶体结构图,节点之间的连线代表 PPI 的证据,不同颜色代表不同的证据类型,比如经过实验验证的、从精选数据库中提取的、预测的等;节点间的连线也可以在线设置为用粗细代表数据支持强度,也就是说节点间的连线越粗,说明支持证据越强。

(二) 多个蛋白质 PPI 网络分析

点击左侧分析选项 Multiple proteins 的检索框,输入一组基因名,比如用 GEO2R 在线

笔记栏

工具分析 GEO DataSets 数据库中数据集所得的一组差异基因，即一组在特定条件下显著差异表达（上调、下调或者二者一起）的基因，在 Organism 检索框的下拉菜单中选择 Homo sapiens，点击 SEARCH，提交分析任务。

第八节　常用功能富集分析数据库

一、DAVID 数据库介绍

DAVID（The Database for Annotation，Visualization and Integrated Discovery）为研究人员提供了一套全面的功能注释工具，以了解大量基因背后的生物学含义。在其分析功能中常用的是对一组基因进行 GO（Gene Ontology，基因本体）功能注释和 KEGG pathway（京都基因与基因组百科全书信号通路）富集分析。

GO 是基因本体联合会（Gene Ontology Consortium）建立的生物信息学领域的多种生物本体论（ontologies）数据库，分别从在细胞中的定位（cellular component，CC）、分子功能（molecular function，MF）和参与的生物过程（biological process，BP）三个方面对基因产物（蛋白质）的生物学功能进行注释。CC 指的是基因产物执行功能的细胞结构位置，比如线粒体、核糖体。MF 指的是发生在分子水平的功能活动，比如催化功能、运输功能。BP 指的是由多种分子参与完成的更广泛的生物过程，比如 DNA 修复、葡萄糖跨膜转运。因此，通过 GO 富集分析可了解所关注的基因集富集在哪些生物学功能、过程和细胞定位，可用于整合不同生物蛋白质组信息、确定蛋白质结构域功能、预测疾病相关基因等。

KEGG（Kyoto Encyclopedia of Genes and Genomes）是从分子水平信息，特别是高通量实验技术比如基因组测序产生的大规模分子数据库，整合了基因组、化学和系统功能信息，用于了解细胞、物种和生态等生物系统的高级功能和效用的综合数据库。KEGG pathway 是 KEGG 数据库中最常用的一个专门存储信号通路信息的数据库。

二、DAVID 在线 GO 功能注释和 KEGG pathway 富集分析工具

本节同样以 GEO2R 在线工具分析 GEO DataSets 数据库中数据集所得的一组差异基因为例进行分析。打开 DAVID 数据库主页（https://david.ncifcrf.gov/），点击 Shortcut to DAVID Tools 下拉菜单中的 Functional Annotation，或者直接打开该分析工具网址（https://david.ncifcrf.gov/summary.jsp），按照 Functional Annotation Tool 页面指示，第一步在左侧的检索框中输入 *VEGFC* 基因（Step1：Enter Gene List），A 框直接拷贝粘贴（A：Paste a list），B 框以文件形式上传（B：Choose From a File）；第二步，选择标识符（Step2：Select Identifier），根据自己输入的列表类型选择，当前分析选择 OFFICIAL_GENE_SYMBOL，接着在 Step2a：Select species 框中输入物种，当前分析选择人类（Homo sapiens）；第三步，选择自己输入的列表类型，当前分析选择基因列表（Gene List）；第四步，点击提交（Submit List）。则可跳转到对所输入基因列表的功能富集注释结果（Annotation Summary Results）。

在上述返回的 Annotation Summary Results 页面，点击 Gene_Ontology（3 selected）左侧的 +，查看详细的 GO 功能富集注释，默认选择的是 GOTERM_BP_DIRECT、GOTERM_CC_DIRECT、GOTERM_MF_DIRECT 三个条目，分别点击每个条目右侧的 Chart，跳转到分析结果，可以点击右上角的 Download File 按钮，复制所有结果粘贴到记事本（.txt）中保存，再用 Excel 打开查看。

点击 Pathways(3 selected)左侧的 +,查看详细的 Pathways 富集注释,默认选择了三个条目,我们只需要选择 KEGG_PATHWAY,用同样的方法点击该条目右侧的 Chart 阅读、保存和打开。

(杨燕萍　王伟军)

复习思考题

1. 如何用 Pubmed 数据库检索题目中出现股骨头坏死的文献?

2. 以 Series GSE74089 为例,如何用 GEO 数据库在线分析工具 GEO2R,分析股骨头坏死与正常人之间差异基因表达?

3. 如何使用 DAVID 在线工具,将 GEO2R 差异基因分析结果中以 Gene Bank Accession number(GB_ACC)命名的基因(比如 NM_001164375　NM_005737 NM_000399 NM_212557 NM_130830 NM_000641)转换为基因名(Gene Symbol)?

第十一章

◆◆◆ 骨伤科生物力学

学习目标

　　通过本章学习,掌握生物力学概念,了解生物力学的历史源流,熟悉生物力学的研究内容和方法;掌握骨伤科生物力学常用的几种实验方法;了解临床中应用生物力学的实例并掌握简单的分析方法。

第一节　生物力学基础

一、生物力学概念

　　力学是研究物质机械运动规律的科学。生物学是研究生物的结构、功能、发生和发展的规律,以及生物与周围环境的关系等的科学。随着科学技术的进步和发展,人们不断地向生物学和力学提出新的研究任务和课题,并由此发展形成一系列新的交叉学科,生物力学应运而生,历经半个世纪的发展已形成了其完整的理论基础和科学体系。生物力学是应用力学原理和方法对生物体的力学问题进行定量研究的生物物理学分支学科,同时也是多种学科相互交叉、相互渗透所形成的一个新兴边缘学科。

　　生物力学是生命科学的重要组成部分,它通过生物学与力学原理方法的有机结合,认识生命过程的规律,解决生命与健康领域的科学问题。它利用连续介质力学、多相介质力学、断裂损伤力学和流变力学等力学基本原理,结合生理学、医学、生物学来研究生物体,特别是人体的功能、运动以及生长、消亡的规律,最终服务于临床诊断与治疗、生物医学工程和生物技术等高新技术领域以及人类的保健事业。

二、研究内容和方法

(一)生物力学的研究内容

　　生物力学的研究领域非常广泛,诸如动物体的游动、运动;植物体的营养水分的缩运;人体组织与器官的功能、萌生、发育、破损、消亡等的机制;血液、体液、气体和水分的流动和扩散规律及其效应,等等。这些研究领域,对于人类健康、人类社会进步都有重要的意义。

　　生物力学按传统力学的分类方法,可以分为生物固体力学、生物流体力学、生物运动力学等。既然人体是一个复杂系统,疾病的产生又是多方面因素综合作用的结果,因此生物力学的这种传统分类难免会存在一些局限性。目前,从医学应用的角度和理论研究的科学分类来看,生物力学可以分为以下三个主要分支学科:

1. 组织与器官力学 包括骨力学、软组织力学、肺力学、心脏力学、子宫力学、口腔力学、颅脑力学等。

2. 血流动力学 包括血液流变学、动脉中的脉动流、心脏动力学和微循环力学等。

3. 生物热力学 包括生物传质传热理论、应用生物控制理论以及药物动力学等。

我国传统中医药的不断创新和发展为我国生物力学的技术进步提供了新的研究领域。特别是中医小夹板、脉象仪、推拿测定仪等项目与生物力学相结合的研究,在临床实践中已经取得了一定成效,推动了学科之间的交叉渗透,拓宽了生物力学在中医药领域的发展空间。

我国的生物力学研究,有相当一部分是与中医相结合的。特别是在骨骼力学、脉搏波、无损检测、推拿、气功、生物软组织等项目的研究中已经取得了一定的成绩。

(二)生物力学的研究方法

生物力学作为一门新兴的边缘学科,近年来,已经有了很大的发展。但这一学科的深入研究仍存在多方面的困难。例如,难以获取理想的活组织实验资料;生物体的个体差异性很大,难以给出可靠的本构关系,等等。

由于生物组织器官乃至生物整体系统运动的复杂性,难以用一种统一的方法进行研究。目前,对人体组织,如骨、软骨、皮肤、血管、系膜、肌肉、角膜等的生命力学研究,可进行体外或在体实验研究,但是由于在体实验的困难性,一般都采用体外研究的方法。采取这种研究办法是要使研究对象最大限度地模拟在生理环境之中的状态,以便测定其应力 - 应变关系,从而构造合理的本构关系。

总之,生物力学的研究方法主要是:

1. 用解剖学方法确定所研究对象结构的几何特征、特性,给定本构关系。

2. 根据器官或系统的功能情况,建立合理的力学模型,相应的微分方程或微分 - 积分方程。

3. 给出该方程的解析解或数值解或近似解等。

4. 建立相应的实验方案,进行生理实验及在体实验。

5. 反复对比修正,以期得到临床应用。

第二节 生物力学实验方法

一、机械性能测试方法

机械性能也称为力学性能。骨骼、软组织及其他材料的机械性能通过其强度、刚度、硬度、塑性、韧性等方面来反映。定量描述这些性能的指标称为机械性能指标,它包括屈服强度、抗拉强度、延伸率、截面收缩率、冲击韧性、疲劳极限、断裂韧性等。这些机械性能指标是通过一系列实验测定的,包括拉伸实验、弯曲实验等。

(一)实验原理

1. 拉伸实验原理 拉伸实验是夹持均匀横截面样品两端,用拉伸力将试样沿轴向拉伸,一般拉至断裂为止,通过记录的力 - 位移曲线测定材料的基本拉伸力学性能。对于均匀横截面样品的拉伸过程,如图 11-1 所示,则样品中的应力为

$$\sigma = \frac{F}{A} \qquad\qquad 式(11-1)$$

其中 A 为样品横截面的面积。应变定义为

$$\varepsilon = \frac{\Delta l}{L}$$ 式(11-2)

其中 Δl 是试样拉伸变形的长度。

2. 弯曲实验原理　可采用三点弯曲或四点弯曲方式对试样施加弯曲力,一般直至断裂,通过实验结果测定材料弯曲机械性能。为方便分析,样品的横截面一般为圆形或矩形。三点弯曲的示意图如图 11-2 所示。

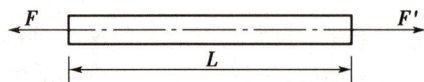

图 11-1　金属试样拉伸示意图　　图 11-2　三点弯曲实验示意图

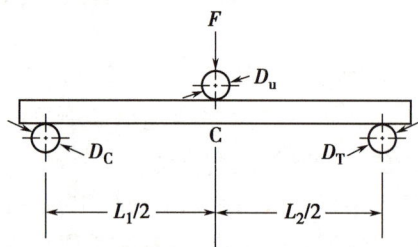

据材料力学,弹性范围内三点弯曲情况下 C 点的总挠度 f 和力 F 之间的关系如公式 11-3 所示:

$$f = -\frac{FL^3}{48EI}$$ 式(11-3)

其中 I 为试样截面的惯性矩,E 为杨氏模量。

(二) 实验操作

1. 拉伸实验

(1) 实验样品标准:对厚、薄板材,一般采用矩形试样,其宽度根据产品厚度(通常为 0.10~25mm),采用 10mm、12.5mm、15mm、20mm、25mm、30mm 六种比例试样,尽可能采用 $l_0 = 5.65(F_0)^{0.5}$ 的短比例试样。试样厚度一般应为原轧制厚度,但在特殊情况下也允许采用四面机加工的试样。通常试样宽度与厚度之比不大于 4:1 或 8:1,对铝镁材则一般可采用较小宽度。对厚度小于 0.5mm 的薄板(带),亦可采用定标距试样。试样各部分允许机加工偏差及侧边加工粗糙度应符合图 11-3 和表 11-1 的规定。

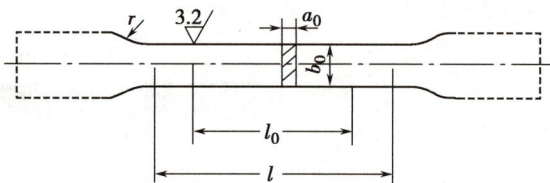

图 11-3　金属拉伸标准板材试样

表 11-1　金属拉伸标准板材试样尺寸要求

矩形试样宽度 b_0	试样标距部分内宽度 b_0 的允许偏差	试样标距部分内最大与最小宽度 b_0 的允许差值
10		
12.5	±0.2	0.1
15		
20		
25	±0.5	0.2
30		

(2) 实验样品评定：出现下列情况之一者，实验结果无效。试样断在机械刻画的标记上或标距外，造成性能不合格；操作不当；实验记录有误或设备发生故障影响实验结果。实验后试样出现两个或两个以上的缩颈，以及显示出现肉眼可见的冶金缺陷（例如分层、气泡、夹渣、缩孔等），应在实验记录和报告中注明。

2. 弯曲实验

(1) 试样尺寸要求：见表 11-2。

表 11-2　薄板试样尺寸要求

薄板实验横截面尺寸					
产品宽度		h	L_1	L	R
≤10	>10				
$b \times h$	$10 \times h$	0.25~0.5	100~150h	250h	0.10~0.15
		>0.5~1.5	50~100h	160h	
		>1.5~<5	80~120	110~160	2.5

(2) 试样制备和尺寸测量：矩形横截面试样应在跨距的两端和中间处分别测量其高度和宽度。计算弯曲弹性模量时，取用三处高度测量值的算术平均值和三处宽度测量值的算术平均值。计算弯曲应力时，取用中间处测量的高度和宽度。对于薄板试样，高度测量值超过其平均值 2% 的试样不应用于实验。

(3) 实验样品评定：弯曲实验后，按有关标准规定检查试样弯曲外表面，进行结果评定。检查试样弯曲外表面，按照测试规范进行评定，若无裂纹、裂缝或裂断，则评定试样合格，测试有效。

(三) 结果与分析

1. 拉伸实验　钢板尺寸：宽度 b=31.26mm，厚度 h=1.16mm，标距 L=260mm。拉力机记录的是不同载荷 F 下的形变 ΔL 的大小，根据公式 11-1、公式 11-2，计算出每一时刻的应力 - 应变数据。

2. 弯曲实验　钢板尺寸：宽度 b=26.63mm，厚度 h=1.03mm，跨距 L=2.40mm。

无卸载实验：根据实验机记录的载荷 - 位移数值，做弯曲力 - 挠度曲线图。

弯曲模量的计算：根据公式 11-4

$$E_b = \frac{L^3}{48I}\left(\frac{\Delta F}{\Delta f}\right) \qquad 式（11\text{-}4）$$

以及 $I=\dfrac{1}{12}bh^3$，求得 E_b=1 079GPa。其中，$\dfrac{\Delta F}{\Delta f}$ = 斜率 = $\dfrac{31.153\ 5-12.177\ 9}{3.371\ 7-1.282\ 8} \times 1\ 000$=9 084N/mm。

(四) 误差分析

1. 夹持试样时由于目测不可能使试样正好处于与夹具垂直的方向，拉应力方向与试样中轴线方向偏离。

2. 弯曲实验中应把试样放在支座上，使两端露出部分的长度相等。

3. 试样尺寸人为测量过程可能引入的读数误差，即试样测量尺寸与实际尺寸的差别，导致理论结果计算的误差。

4. 试样本身是否具有代表性，有无缺陷，充分考虑试样的形状、拉伸速率以及实验温度等因素对实验结果的影响。

5. 所使用力学实验机的量程。若试样拉断时只需要很小的力，而拉力机的最大入口力却很大,测量的精确性将大大下降。两者需匹配。

二、电阻应变测试方法

电阻应变测试方法即为用电阻应变计测定各种材料的表面应变,再根据应力、应变的关系式,确定构件表面应力状态的一种实验应力分析方法。将电阻应变计固定在被测构件上,构件变形时,应变计的电阻将发生相应变化。用电阻应变仪(即电阻应变测量装置)测量电阻变化,把它换算成应变值;或输出与应变成正比的模拟电信号(电压或电流),由记录器记录下来;或用计算机按预定要求进行数据处理。用上述方法都可得到所测的应力或应变。

电阻应变计测量技术的优点:①测量精度和灵敏度高;②频率响应好,可测量从静态到数十万赫兹的动态应变;③测量数值范围广;④易于实现测量的数字化、自动化和无线电遥测;⑤可在高温、低温、高压液、高速旋转、强磁场和核辐射等环境下进行测量;⑥可制成各种传感器,测量力、压力、位移、加速度等物理量,在工业过程和科学实验中用作控制或监视的敏感元件。

电阻应变计的主要缺点是:①一个应变计只能测定构件表面一点在某个方向的应变;②只能测得栅长范围内的平均应变。

(一)发展简史

电阻应变计测量技术起源于 19 世纪。1856 年,W. Thomson 对金属丝进行了拉伸实验,发现金属学的应变和电阻的变化有一定的函数关系,说明应变关系可转换为电流变化的关系,可用电学方法测定应变。1938 年,E. Simmons 和 A. Ruge 制出了第一批实用的纸基丝绕式电阻应变计。1953 年,P. Jackson 利用光刻技术,首次制成了箔式应变计。随着微光刻技术的进展,这种应变计的栅长可短至 0.178mm。1954 年,C. S. Smith 发现半导体材料的压阻效应。1957 年,W. P. Mason 等研制出半导体应变计,其灵敏系数比金属丝应变计高 50 倍以上,现已用于测量力、扭矩和位移等的传感器上。

电阻应变计品种繁多,包括分别适用于高温、低温、强磁场和核辐射等条件的以及用于测量残余应力和应力集中的特殊应变计。

早期的电阻应变计测量仪器,用直流电桥和检流计显示的方法测量应变,其灵敏度和精度都比较差,20 世纪 40 年代,出现了由可调节的测量电桥和放大器组成的电阻应变仪,使电阻应变计在工程技术和科学实验领域内获得广泛的应用。为了克服直流放大器信号的漂移和线性精度差等缺点,传统的电阻应变仪都采用交流放大器,以载波放大方式传递信号。这种仪器的性能稳定,其精度能满足一般的测试要求,但它的工作频率受载波频率的限制,而且存在电容、电感影响测量精度等问题。20 世纪 60 年代,出现了采用直流放大器的电阻应变仪。电阻应变仪正朝向数字化、自动化和多功能方向发展,已有用于静态应变测量数字显示的应变仪和多点自动巡回检测的应变测量装置,以及用于动态应变测量的数据采集处理系统等产品。电阻应变计测量技术在机械、化工、土建、航空等部门的结构强度实验中,获得了广泛的应用。

(二)测量原理

电阻应变测量系统由电阻应变计、电阻应变仪和记录器三部分组成,其工作过程如下:

电阻应变计可按公式 11-5 将构件的应变转换为单位电阻变化:

$$\frac{\Delta R}{R} = k\varepsilon \qquad \qquad 式(11\text{-}5)$$

式中 R 为初始电阻;ΔR 为该电阻的变化;ε 为轴线方向的应变;k 为灵敏系数。

电阻应变仪采用电桥或电位差计的测量线路,将电阻应变计的电阻变化转换为电压(或电流)的变化,并经放大后输出。

（三）一般应变测量技术

应变测量技术可分为静态应变测量和动态应变测量两类：

1. 静态应变测量　工作过程如下：应用电阻应变计测量常温下的静态应变时，可达到较高的灵敏度和精度，其最小应变读数为 1 微应变，一般精度为 1%~2%，应变测量范围从 1 微应变到 2 万微应变，特殊的大应变电阻应变计可测到结果为 20% 的应变值。常温箔式电阻应变计栅长可短到 0.178mm，适于测量应力梯度较大构件的应变。采用应变计可方便地测定平面应变状态下构件上某点的应变。多点巡回的测量装置可在数分钟内自动记录上千个应变数据。存储器由于每秒可存储数万个数据，故适合测点较多的大型构件的应变测量。

环境温度变化时，由于敏感栅的电阻温度效应以及敏感栅和被测构件材料的线胀系数不同，安装在可自由膨胀构件上的电阻应变计的电阻将发生变化。

温度的变化使电阻应变计产生的指示应变值，称为热输出（或称视应变），它和所需测定的应变无关，必须消除。消除的方法：①采用补偿块线路补偿法。在一块和构件材料相同但不受力的补偿块上，安装一个和工作电阻应变计的规格性能相同的电阻应变计（称为补偿应变计），将补偿块和构件置于温度相同的环境中，并将工作应变计和补偿应变计分别接入电桥的相邻桥臂，利用电桥特性消除热输出。②采用特殊的温度自补偿应变计。③采用热输出曲线修正法。将和工作应变计规格性能相同的应变计，安装在材料和被测构件相同的试件上，在和实测相似的热循环情况下，测取应变计的热输出和温度的关系曲线。在现场测量应变的同时，测定相应的温度。根据上述曲线对测得的应变数据进行修正。④采用温差电偶补偿法。在直流的电桥电路中，用温差电偶的热电动势将热输出的电压变化预先抵消。一般在常温条件下测量应变时，采用第一种方法；在高温或低温条件下测量应变时，采用第一、第二或第四种方法，也可在用第二种方法之后，再用第三种方法将前法测得的应变数据修正。

另外，在使用长导线及与电阻应变仪的电阻不匹配或灵敏系数不相同的应变计时，需要对测量结果进行修正。

2. 动态应变测量　工作过程如下：电阻应变计的频率响应时间约为 10^{-7} 秒，半导体应变计可达 10^{-7} 秒，构件应变的变化几乎立即传递给敏感栅，但由于应变计有一定栅长，当构件的应变波沿栅长方向传播时，应变计的瞬时应变读数为应变波在栅长间距内的应变平均值。这会给测量结果带来误差。假设应变波为正弦波，其传播速度与声波在材料中传播速度相同，若采用栅长 1mm 的应变计对钢构件进行测量，则当应变频率达 25 万赫兹时，应变测量误差小于 2%。一般机械的应变频率都不超过 25 万赫兹，应变测量误差也不超出上值。高频应变测量的范围，主要受电阻应变仪和记录器的限制，在测量动态应变时，要根据被测应变的频率，对应变计进行动态标定及选择合适的电阻应变仪和记录器。对于随机应变信号，采用数据处理装置，可大大减少整理工作的时间。

（四）特殊条件下的应变测量技术

应变测量技术主要有以下五种：

1. 高温或低温条件　现在已经有适用于 –270~800℃ 的各种类型的电阻应变计和黏结剂。进行短时间的动态应变测量时，环境温度可高达 1 000℃。在高温或低温条件下，应变计的热输出常常超过所测的应变，故必须采取有效的补偿方法。但由于这种热输出的分散性大和重复性差，不能做到完全补偿。另外，黏结剂的蠕变、绝缘电阻的变化和敏感栅的氧化等也会引起应变读数的变化，加上灵敏系数随温度改变，及其测量的误差，都会影响应变测量的准确性。因此，用电阻应变计测量高温或低温条件下的应变时，其精度比常温条件下差。

2. 高速旋转构件 采用电阻应变计测量高速旋转构件的应变时,除了必须解决应变计的防护和温度补偿问题以外,还应着重解决装在旋转构件上的应变计和测量仪器之间的信号传递。一般用的集流器有拉线式、炭刷式、水银式和感应式四种,后三种可用于测量转速在 10 000 转 /min 以上的构件的应变。无线电应变遥测装置可装在无法安装集流器的密封旋转构件上,它能消除集流器因接触电阻而产生的噪声信号。

3. 高压液态 电阻应变计可用于测量高压液体介质容器内壁的应变,但由于电阻应变计处在高压液态介质中工作,必须解决应变计的防护、引线的引出以及压力效应等问题。一般对于油类的绝缘介质,应变计不需采取防护措施。对于在水下工作的应变计,采用凡士林、二硫化钼或环氧树脂等化学涂层后,可在 200~1 000 巴(1 巴 $=10^5$Pa)的压力下测量应变。应变计引线的引出,通常采用灌注了环氧树脂或松香 - 锭子油的带有锥形内孔的密封装置。这种装置可在压力达数千巴的液体介质容器中达到有效的密封。高压液体介质对敏感栅的压力会改变电阻值,应在读数中扣除它或采取补偿法予以消除。

4. 强磁场和核辐射环境 在强磁场作用下,电磁感应会对应变测量系统产生"干扰",影响测量的结果。用抗磁材料制造电阻应变计的敏感栅,或将两个相同的应变计重叠在一起,并利用电桥线路,能够减少磁场"干扰"的影响。如在应变测量线路系统中采取有效的屏蔽,也能获得较好的结果。核辐射对电阻应变计的影响较为复杂,除了核辐射产生电磁感应对应变测量产生"干扰"外,还会使电阻应变计的敏感栅和黏结剂的性能发生变化,使应变计的电阻和灵敏系数发生变化。另外,核辐射热还会使应变计有热输出,因此在应变测量时,应采用抗核辐射的敏感栅材料和无机黏结剂或聚酰亚胺黏结剂,并采取严格的屏蔽和补偿措施。

5. 残余应力测量 应用电阻应变计可以测量机械构件由于焊接、铸造、切削等工艺所产生的残余应力。其原理是:将电阻应变计安装在被测构件的残余应力区域内,采取切割、钻孔和电化学等方法,全部或部分释放残余应力,测出电阻应变计在残余应力释放前后的应变变化,再按弹性理论算出构件的残余应力。根据残余应力的释放方式,用应变计测定残余应力的方法可分为切割法、钻孔法和逐次剥层法三种。它们都属于破坏性的机械测定法,其测量精度在很大程度上取决于应变计的粘贴位置和加工工艺。为此,需采用加工定位的专用夹具以及专用于测定残余应力的应变值。

三、光测法

光测法是利用局部放电产生的光辐射进行检测的方法,光辐射主要在由粒子从激励状态回复到基态或低能级过程及正、负离子或正离子与电子的复合过程中产生。各种放电发出的光波长不同,通常在 500~700nm 之间。为避开日光干扰,所采用的光传感器一般需要配备滤光设备,或将传感器置于密闭设备内,如气体绝缘组合开关(gas insulated switchgear, GIS)。光电转换后,通过检测光电流的特性可以实现局部的识别。

实验一 光弹性实验方法观察实验

(一) 实验目的

1. 了解光弹性仪各部分的名称和作用,掌握光弹性仪的使用方法。
2. 观察光弹性模型受力后在偏振光场中的光学效应。

(二) 基本原理概述

光弹性实验所使用的仪器为光弹性仪,一般由光源(包括单色光源和白色光源)、一对偏振镜、一对四分之一波片以及透镜和屏幕等组成,其装置见图 11-4,常用国产 409-Ⅱ 型光弹性仪。

光弹性实验中最基本的装置是平面偏振光装置,它主要由光源和一对偏振镜组成,靠近光源的一块称为起偏镜,另一块称为检偏镜。当两偏振镜轴正交时形成暗场,通常调整一偏振镜轴为竖直方向,另一为水平方向。当两偏振镜轴互相平行时,则呈亮场。

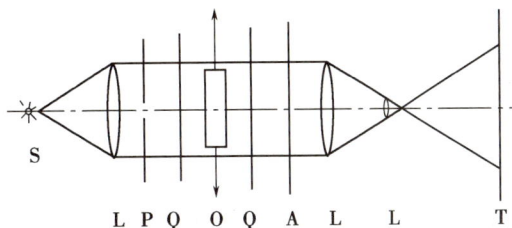

图 11-4　光弹性仪装置简图

S:光源,L:透镜,P:起偏镜,Q:四分之一波片,A:检偏镜,O:试件,T:屏幕

在正交平面偏振光场中,由双折射材料制成的模型受力后,则使入射到模型的平面偏振光分解为沿各点主应力方向振动的两列平面偏振光,且其传播速度不同,通过模型后产生光程差 D,此光程差与模型的厚度 h 及主应力差 (S_1-S_2) 成正比,即

$$D=ch(S_1-S_2) \qquad \text{式（11-6）}$$

其中 c 为比例系数,此式称为平面应力光学定律。当光程差为光波波长 λ 的整数倍时,即

$$D=N\lambda \quad N=0,1,2\cdots\cdots \qquad \text{式（11-7）}$$

产生消光干涉,呈现暗场,同时满足光程差为同一整数倍波长的诸点,形成黑线,称为等差线,由式(11-6)和式(11-7)可得到

$$S_1-S_2=\frac{Nf}{h} \qquad \text{式（11-8）}$$

其中 $f=\dfrac{l}{c}$,称为材料条纹值。由此可知,等差线上各点的主应力差相同,对应于不同的 N 值则有 0 级、1 级、2 级……等差线。

此外,在模型内凡主应力方向与偏振镜轴重合的点,亦形成一暗黑干涉条纹,称为等倾线,等倾线上各点的主应力方向相同,由等倾线可以确定各点的主应力方向。当二偏振镜轴分别为垂直水平放置时,对应的为零度等倾线。这表明,等倾线上各点的方向皆与基线(水平方向)成零度夹角。此时若再将偏振镜轴同步逆时针方向旋转10°,即得到10°等倾线,其上各点主应力方向与基线夹角为10°,其他依此类推。

等差线和等倾线是光弹性实验提供的两个必要资料,据此可根据模型的受力特性计算其应力。为了消除等倾线以便获得清晰的等差线图,在两偏振镜之间加入一对四分之一波片,以形成正交圆偏振光场。

一般观测等差线时,首先采用白光光源,此时等差线为彩色,故亦称为等色线,当 $N=0$ 时呈现黑色,等差线的级数即可根据零级确定。非零级条纹均为彩色,色序按黄红绿标示着主应力差 (S_1-S_2) 的增加,并以红绿之间的深紫色交线为整数条纹,在具体描绘等差线图时可采用单色光源(如钠光),以提高测量精度。

(三) 实验设备与模型

1. 光弹性仪一台。

2. 光弹性模型数个——圆盘、圆环、吊钩、框架等。

(四) 实验步骤

1. 观察光弹性仪的各个部分,了解其名称和作用。

2. 取下光弹性仪的两块四分之一波片,将二偏振镜轴正交放置,开启白光光源,然后单独旋转检偏镜,反复观察平面偏振光场光弹变化情况,分析各光学元件的布置和作用,并正确布置出正交和平行两种平面偏振光场。

3. 调整加载杠杆,放入圆盘模型,使之对径受压,逐级加载,观察等差线与等倾线的形成。同步旋转两偏振镜轴,观察等倾线的变化及特点。

4. 在正交平面偏振场中加入两片四分之一波片。先将一片四分之一波片放入并转动使之成暗场,然后转45°,再将另一四分之一波片放入并转动使再成暗场,即得双正交圆偏振光场。此时等倾线消除,在白光光源下,观察等差线条纹图,分析其特点。再单独旋转检偏镜90°,则为平行圆偏振光场,观察等差线的变化情况。

5. 熄灭白光,开启单色光源,观察模型中的等差线图,比较两种光源下等差线的区别和特点。

6. 换上其他 1~2 个模型,重复步骤 3~5,观察在不同偏振光场和用不同光源情况下,模型内等差线和等倾线的特点和变化规律。

7. 关闭光源,取下模型,清理仪器、模型及有关工具。

(五) 实验报告要求

1. 绘出光弹性仪装置简图,简述各光学元件的作用。

2. 简要说明仪器调整过程,并绘出正交和平行平面偏振光场以及圆偏振光场布置简图。

3. 简述在不同偏振光场和不同光源下观察到的模型中的干涉条纹现象。

实验二 用光弹法测定应力集中系数

(一) 概述

在实际工作结构中有许多零部件的截面形状并非都是均匀的,往往由于工艺或结构上的需要在构件上开孔、槽、接管等,使截面形状发生突变,这就是应力集中现象。我们常用应力集中系数来表达应力的程度,光测法是研究应力集中最有效的方法之一。

(二) 实验目的

1. 熟悉用补偿法测取小数级条纹的方法。

2. 用光弹性法测定带圆试板的孔边应力集中系数。

(三) 实验原理

图 11-5 为一带圆孔的轴向拉伸试件,孔边 A 点是开孔横截面上最大应力作用点,当最大应力不超过材料的比例极限时,用实测的条纹级数 N_A 求 A 点的最大应力。

A 点的最大应力为:

$$\sigma_{max} = \frac{N_A f}{h} \qquad \text{式(11-9)}$$

而开孔横截面上的平均应力为:

$$\sigma_0 = \frac{P}{h(B-d)} \qquad \text{式(11-10)}$$

于是开孔横截面上的应力集中系数为:

$$\partial = \frac{S_{max}}{S_0} = \frac{N_A f(B-d)}{P} \qquad \text{式(11-11)}$$

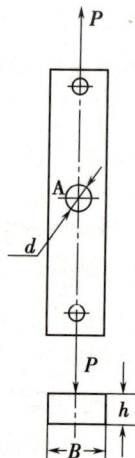

图 11-5 拉伸试件

由于时间边缘效应的影响,不易测准开孔边缘的条纹级数;为减少测量误差,可采用逐渐加载法:先对试件施加初载荷 P_1,测取孔边 A 点的条纹级数 N_1;然后再将载荷增至 P_2,测得条纹级数 N_2,在对应载荷增量为 P_2-P_1 时,条纹级数增量为 N_2-N_1,故孔边最大应力为:

$$\sigma = \frac{(N_2-N_1)f}{h} \qquad 式(11-12)$$

所以应力集中系数为:

$$\partial = \frac{(N_2-N_1)f(B-d)}{(P_2-P_1)} \qquad 式(11-13)$$

(四) 实验步骤

1. 测量试件尺寸,在每一不同部位测量 3 次,最后取其平均值作为计算依据。

2. 将试件正确置于加载架上,将光弹仪调整成为正交圆偏振光场。

3. 先用白光光源,对试件逐渐加载,观察等差线的变化规律,确定条纹级数的递增趋向,然后改用单色光源。

4. 将载荷增加到孔边出现 4~5 级条纹时,测读带孔横截面上各点的条纹级数,或拍摄条纹图案,记下此时的载荷。

5. 卸除载荷,取下试件,使仪器恢复原状。

(五) 实验报告要求

1. 计算带孔横截面上各点的应力大小,并绘出应力分析曲线图。

2. 计算孔边的应力集中系数。

四、有限元分析方法

(一) 有限元分析方法的形成

近 30 年来,随着计算机计算能力的飞速提高和数值计算技术的长足进步,诞生了商业化的有限元数值分析软件,并发展成为一门专门的学科——计算机辅助工程(computer aided engineering,CAE)。这些商品化的 CAE 软件具有越来越人性化的操作界面和易用性,使得这一工具的使用者由学校或研究所的专业人员逐步扩展到企业的产品设计人员或分析人员,CAE 在各个工业领域的应用也得到不断普及并逐步向纵深发展,CAE 仿真在工业设计中的作用变得日益重要。

当前流行的商业化 CAE 软件有很多种,其中最著名的是美国的 Nastran 有限元分析系统。该系统发展至今已有几十个版本,是目前世界上规模最大、功能最强的有限元分析系统。除了 Nastran 以外,世界各地的研究机构和大学也发展了一批专用或通用的有限元分析软件。虽然软件种类繁多,但是万变不离其宗,其核心求解方法都是有限单元法,也简称为有限元法(finite element method,FEM)。

在 1963 年前后,经过多位专家学者的努力,人们认识到有限元法就是变分原理中 Ritz 近似法的一种变形,从而发展了使用各种不同变分原理导出的有限元计算公式。1965 年 O. C. Zienkiewicz 和 Y. K. Cheung(张佑启)发现,对于所有的场问题,只要能将其转换为相应的变分形式,即可以用与固体力学有限元法的相同步骤求解。1969 年 B. A. Szabo 和 G. C. Lee 指出可以用加权余量法,特别是伽辽金(Galerkin)法,导出标准的有限元过程来求解非结构问题。我国的力学工作者为有限元方法的初期发展做出了许多贡献,其中比较著名的有:陈伯屏(结构矩阵方法),钱令希(余能原理),钱伟长、胡海昌(广义变分原理),冯康(有限单元法理论)。

(二) 有限元法的基本思路

有限元法的基本思路可以归结为:将连续系统分割成有限个分区或单元,对每个单元提出一个近似解,再将所有单元按标准方法加以组合,从而形成原有系统的一个数值近似系统,也就是形成相应的数值模型。

下面将以在自重作用下的等截面直杆为例说明有限元法的思路。

1. 等截面直杆在自重作用下的材料力学解答 受自重作用的等截面直杆如图 11-6 所示。试求杆的位移分布、杆的应变和应力。杆的长度为 L,截面积为 A,弹性模量为 E,单位长度的重量为 q,杆的内力为 N。有如下公式:

$$N(x) = q(L-x) \qquad \text{式}(11\text{-}14)$$

$$dL(x) = \frac{N(x)dx}{EA} = \frac{q(L-x)dx}{EA} \qquad \text{式}(11\text{-}15)$$

$$u(x) = \int_0^x \frac{N(x)dx}{EA} = \frac{q}{EA}\left(Lx - \frac{x^2}{2}\right) \qquad \text{式}(11\text{-}16)$$

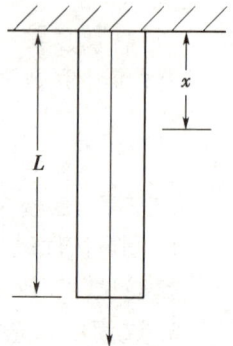

图 11-6 受自重作用的等截面直杆

2. 等截面直杆在自重作用下的有限元法解答 连续系统离散化如图 11-7 所示,将直杆划分成 n 个有限段,有限段之间通过公共点相连接。在有限元法中将两段之间的公共连接点称为节点,将每个有限段称为单元。节点和单元组成的离散模型就称为对应于连续系统的"有限元模型"。有限元模型中的第 i 个单元,其长度为 L_i,包含第 $i,i+1$ 个节点。

(三) 有限元法的计算步骤

可以归纳为以下 3 个基本步骤:网格划分、单元分析、整体分析。

1. 网格划分 有限元法的基本做法是用有限个单元体的集合来代替原有的连续体。因此,首先要对弹性体进行必要的简化,再将弹性体划分为有限个单元组成的离散体。单元之间通过节点相连接。由单元、节点、节点连线构成的集合称为网格。

2. 单元分析 对于弹性力学问题,单元分析就是建立各个单元的节点位移和节点力之间的关系式。由于将单元的节点位移作为基本变量,进行单元分析首先要为单元内部的位移确定一个近似表达式,然后计算单元的应变、应力,再建立单元中节点力与节点位移的关系式。

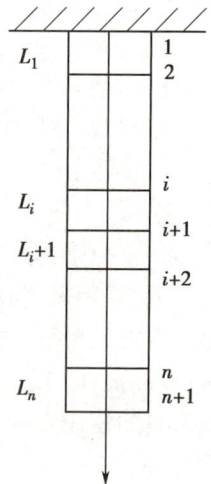

图 11-7 离散后的直杆

3. 整体分析 对由各个单元组成的整体进行分析,建立节点外载荷与节点位移的关系,以解出节点位移,这个过程称为整体分析。同样以弹性力学的平面问题为例,如图 11-8 所示,在边界节点 i 上受到集中力 p_x^i, p_y^i 作用。节点 i 是三个单元的结合点,因此要把这三个单元在同一节点上的节点力汇集在一起建立平衡方程。

i 节点的节点力:

$$U_i^{(1)} + U_i^{(2)} + U_i^{(3)} = \sum_e U_i^e \qquad \text{式}(11\text{-}17)$$

$$V_i^{(1)} + V_i^{(2)} + V_i^{(3)} = \sum_e V_i^e \qquad \text{式}(11\text{-}18)$$

i 节点的平衡方程:

$$\sum_e U_i^e = P_x^i \qquad \text{式}(11\text{-}19)$$

$$\sum_e V_i^e = P_y^i \qquad \text{式}(11\text{-}20)$$

(四) 有限元法的进展与应用

有限元法不仅能应用于结构分析,还能解决归结为场问题的工程问题。自 20 世纪 60 年代中期以来,有限元法得到了巨大的发展,为工程设计和优化提供了有力的工具。当今国际上 FEM 方法和软件发展趋势呈现出以下一些特征:

1. 从单纯的结构力学计算发展到求解许多物理场问题 有限元分析方法最早是从结构化矩阵分析发展而来,逐步推广到板、壳和实体等连续体固体力学分析。实践证明这是一种非常有效的数值分析方法,而且从理论上也已经证明,只要用于离散求解对象的单元足够小,所得的解就可足够逼近于精确值。

2. 由求解线性工程问题进展到分析非线性问题 随着科学技术的发展,线性理论已经远远不能满足设计的要求。众所周知,非线性的数值计算是很复杂的,它涉及很多专门的数学问题和运算技巧,很难为一般工程技术人员所掌握。

图 11-8 整体分析

3. 增强可视化的前后处理功能 早期有限元分析软件的研究重点在于推导新的高效率求解方法和高精度的单元。随着数值分析方法的逐步完善,尤其是计算机运算速度的飞速发展,整个计算系统用于求解运算的时间越来越少,而准备数值模型和处理计算结果的时间占整个分析工程的比例越来越高。据统计,整个分析流程中,前处理占用的工作时间大致在 80%,加上后处理部分,占用的时间就要超过 95%。

4. 与 CAD 软件的无缝集成 当今有限元分析系统的另一个特点是与通用 CAD 软件的集成使用,即在用 CAD 软件完成部件和零件的造型设计后,自动生成有限元网格并进行计算,如果分析的结果不符合设计要求则重新进行造型和计算,直到满意为止,从而极大地提高了设计水平和效率。

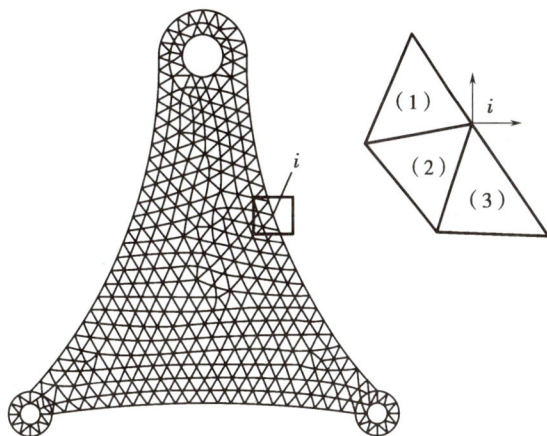

第三节 骨伤科生物力学实验

一、柳木夹板固定治疗骨折的生物力学实验研究

小夹板固定治疗骨折是传统中医特色的骨折疗法。小夹板是根据动静结合与筋骨并重原则,维持骨折相对稳定的主要工具。临床常用柳木夹板作为局部外固定治疗骨折的外部杠杆,它不仅具有一定的强度和刚度,保持了骨折端的相对稳定,同时也具有一定的弹性和韧性,使夹板在所需约束力的范围内变形不会过大。因此,柳木夹板在发挥固定作用的同时,也能配合功能锻炼发挥其纠正残余侧方移位和维持骨折对位对线的弹性回位作用。

(一) 刚度测试

方法:按实验设计要求加工处理,在近端精确画出固定线。远端打孔以固定载荷均布片。将弯曲实验台放置在一平坦稳固的平台上,固定夹板的近端,把两支位移传感器安放于载荷均布片上方(防止夹板承受较大载荷而断裂时损坏传感器)同一直线两端,并使两表头距夹板中线的距离相等,以防夹板产生扭矩。给夹板一定的初始载荷,并以此时的传感器读数为初读数。而后均匀平稳加 / 卸载,记录不同载荷下相应的位移传感器的读数。

(二) 抗弯强度测试方法

1. 标准试件的制作 取柳木夹板三块,制成长 150mm、宽 50mm 的标准试件,并按设计要求打孔以安装载荷均布片。

2. 应变片的安装　应变片的选用合理与否及粘贴质量的好坏是决定测试能否成功的重要因素。本实验所选用应变片为较耐湿的 BQ120-5BA 型纸基箔式应变片,电阻值 119.5Ω,误差在 0.2% 之内;灵敏系数 2.05,误差在 0.28% 之内;长 5mm、宽 2mm,贴片前首先对应变片进行外观及电阻测量,并进行分选,以保证所用工作应变片与温度补偿片的电阻差值不超过 ±0.5Ω。同时为保证应变片在试件表面的粘贴可靠,预先用细砂纸在试件表面应变片的粘贴位置打磨光滑,再用细针画线定出应变片的粘贴方向和确切位置。而后用丙酮对试件表面进行清洗,待干燥后把按比例混匀的 914 胶均匀涂抹在待贴应变片处。小心粘贴应变片,应保证粘贴好的应变片位置准确、整洁干净、无气泡。在常温下固化 24 小时后焊接测量导线,并再次测量电阻值是否满足要求。实验前把各应变片所引导线按半桥方式连接在应变仪上预热 30 分钟以消除应变片工作过程中温度的影响和提高电桥的灵敏度。实验装配及工作原理同前(抗弯刚度测试)。

(三) 抗扭强度测试方法

1. 标准试件的制作和应变片的选择粘贴如抗弯实验,载荷均布片的设计所用弹性元件为不锈钢片。

2. 实验过程　把扭转实验台安放在平坦稳固的平台上,将已准备完毕的标准试件固定在扭转实验台上,再将两支位移传感器按夹板的受力方向一上一下放置在载荷均布片上,并使两表头在一条直线上,且距夹板中轴线的距离相等。然后两侧均匀平稳加载,并记录位移传感器和应变仪的读数。

(四) 拉伸实验方法

1. 常温静载情况下的拉伸实验是用来测量和了解材料机械性质最主要、最基本的方法之一。本实验通过对夹板的拉伸实验,找出夹板的弹性模量和泊松比这两个重要的弹性常数。

2. 取柳木夹板六块,制成拉伸标准试件并在其中部粘贴应变片(贴片方法同前)。

3. 把标准试件固定在电子万能试验机上,将连接好的工作应变片和温度补偿应变片接在应变仪上。平稳加载,记录下相应的读数。

(五) 蠕变测试方法

试件在某一固定温度和固定应力下,其变形随时间的增长而增加的现象称为蠕变。蠕变是物体具有黏弹性的重要指标。将柳木夹板固定在弯曲实验台上,记录一定载荷下夹板的挠度随时间的变化,进而可以算出夹板在一定载荷下的蠕变率。

(六) 力学性能测试结果

1. 弯曲强度及刚度测试结果

(1) 弯曲力学状态下柳木夹板的弹性模量测试结果:在弯曲力学状态下,柳木夹板的弹性模量波动在 (6.20±1.25) GPa 范围内。这可能因为柳木作为一种木材,其机械性质与木材的组成、纹理走向、生长条件、温度、湿度、树龄、癖病有很大关系。

(2) 柳木夹板加/卸载实验下的应力-应变曲线及载荷-变形曲线:在载荷作用下,载荷-变形与应力-应变之间呈线性关系,即符合胡克定律。此时的应力-应变曲线的斜率便可认为是柳木夹板的弹性模量。但同时可以看到,夹板在加载和卸载时所得的两条曲线不重合,即有"滞后环"出现。分析原因可能有以下三个方面:①夹板在加载过程中产生了部分塑性变形;②夹板是一种黏弹性体,在卸载时表现出"内摩擦"性质;③因夹板的零载荷并非为零,实际为两表头的预压力和砝码托盘的重量(共约 350g)。所以在加载和卸载这段时间内存在着蠕变的量的积累。

我们知道弹性固体具有确定的形状,在外力作用下可以发生变形并具有新的平衡状态下的形状。当除去外力后,它能完全恢复原来的形状,将变形过程中由于外力做功而产生的能量全部释放出去,使本身恢复原状。黏性液体没有确定的形状,在外力作用下发生不可逆的流动。通过对夹板的加/卸载实验可以看到,夹板在外力作用下发生变形,但在卸载时却没有恢复加载时相同应力状态下的形状,保留了一部分的残余变形,表现在加/卸载实验所得到的两条不重合的应力-应变曲线上,即"滞后环"。"滞后环"是一种形态学上的描述,它的出现既有黏性因素的存在,又有蠕变的量的积累。为能定量描述这种特性,本实验以末次加载前与首次卸载后的应变差作为衡量其黏滞性的指标。

(3)柳木夹板的抗弯强度测试结果:柳木夹板在一定的弯曲载荷作用下,其应力-应变关系基本呈线性变化,随着载荷的增加,柳木夹板的强度逐渐变小,这可能是夹板内部纤维的屈服,也可能与内部纤维的少量断裂有关。但柳木夹板在断裂前并无明显的屈服阶段。

2. 抗扭强度测试结果 通过对3个标准试件的测试结果分析可知,各标准试件的力学性能指标并不一致,这可能是试件的结构差异所造成的。

3. 拉伸力学性能测试结果 柳木夹板在整个拉伸过程中,其应力与应变成正比变化,即服从胡克定律。直至断裂也没经过明显的屈服和强化阶段。所以可以说,柳木夹板在拉伸力学状态下是一种弹性材料。直线的斜率即为夹板的弹性模量。

4. 蠕变性能测试结果 蠕变是黏弹性物体的主要特征之一,柳木夹板的蠕变测试显示在第一天最明显,以后逐渐变小并趋于平稳,因此使用夹板外固定治疗骨折,蠕变也是骨折治疗过程中布带松弛的原因之一。

综上可知,柳木夹板作为一种较为理想的外固定材料,具有以下力学特点:①各向异性:它在不同的力学状态下,表现出不同的力学性能(如不同作用力柳木夹板的弹性模量不同)。②黏弹性:柳木夹板像人体骨骼一样具有滞后、蠕变等力学特性。③不稳定性:不同柳木夹板的力学性能也不一致,这可能与材料本身的结构性质有关。④柳木夹板的抗扭与抗弯强度接近,但均较抗拉强度低。

二、肩关节的生物力学

广义上来说,肩关节是一组连接上臂与躯干的结构,是人体的一个复杂关节复合体。肩关节包含四个关节,即肩盂关节、肩锁关节、胸锁关节和肩胛胸关节。肩盂关节由肩胛骨的关节盂和肱骨头构成,是典型的球窝关节。肱骨头的半球形关节面大于关节盂的关节面,虽然在盂的周围有盂唇附着而略微增加了关节盂的深度,但仅有1/4~1/3的肱骨头关节面与之相接触,故肩关节的活动范围较大,但稳定性不足。肩关节囊松弛,关节腔宽大,而且韧带少而弱,是一个不稳定的关节,较易发生关节脱位。肩关节虽然稳定性不够,但却是灵活性最佳的关节,可做前屈、后伸、外展、内收、旋内、旋外以及环转运动。

(一)肩关节的解剖结构特征

肩关节是全身活动范围最大的关节,其稳定性主要依靠静态稳定以及动态稳定来维持。

1. 静态稳定结构 主要包括肩盂几何外形、软组织、喙肩韧带、盂肱韧带、盂唇、关节囊,以及关节面的相互接触、肩胛骨的倾斜和关节内压力。

(1)关节因素:解剖上肱骨头关节面有30°的后倾,这对于平衡关节周围肌肉力量显然是很有意义的。肩盂的大小、解剖形态对关节的稳定性很有意义。肩盂发育不良的患者易出现复发性肩关节不稳定;盂唇对于扩大肩盂的面积、增加肩盂深度有意义,在有盂唇存在的情况下,肩盂关节面的面积约占肱骨头关节面面积的1/3,而去除盂唇,这一比例则降至1/4。肩盂关节面有5°的向上倾斜,这与上部关节囊及盂肱上韧带一起对防止肱骨头向下方

笔记栏

脱位有很大意义。关节内压力是另一个重要的稳定因素,正常的肩关节内总存在负压,负压对保持肩关节多方向的稳定性有重要作用。

(2) 关节囊和韧带组织的作用:肩关节的韧带包括上部、中部和下部的韧带。肩关节的关节囊前下方很薄而且松弛,每个人的关节松弛程度不同,如果过于松弛则可能导致肩关节不稳定。

(3) 盂肱韧带:包括喙肱韧带、盂肱上韧带、盂肱中韧带及盂肱下韧带,它们其实是特定区域的肩关节囊增厚所形成的,而并非像膝关节周围的韧带那样是各自独立的结构。喙肱韧带起自喙突基底的前外侧,分成两束:一束进入关节囊,另一束则止于肱骨大小结节。喙肱韧带还有抵抗肩关节向下方脱位的作用,在肩关节外旋位时是重要的下方稳定结构。

(4) 盂肱上韧带:盂肱上韧带自肱二头肌长头腱盂上结节起点的前方发起,止于肱骨小结节基底的近端,该韧带与向上倾斜的肩盂一起起到防止肱骨头向下方脱位或半脱位的作用。

(5) 盂肱中韧带:盂肱中韧带起自盂上结节和肩盂上缘以及前上部盂唇,向下外走行,在肩胛下肌位于小结节的止点内侧约 2mm 处进入肩胛下肌。该韧带十分粗壮,宽可达 2mm,厚可达 4mm,被认为是阻挡肱骨头向前方脱位的重要结构。因此盂肱中韧带对维持肩关节前方稳定起到一定作用。

(6) 盂肱下韧带:几乎整个前部的盂唇均为盂肱下韧带的起点,该韧带自起点发出后向外下方走行,止于肱骨头关节面的下缘以及解剖颈。其前方特殊增厚的部分称为前束,而后方特殊增厚的部分称为后束。盂肱下韧带在上臂位于外展、外旋位时对于维持肩关节前方稳定具有重要意义。临床上常见的复发性肩关节前方不稳定,其原因常常是盂肱下韧带不完整所致。

总之,肩关节囊及韧带组织是肩关节周围的重要静态稳定结构,盂肱下韧带又是其中最重要的部分,整个关节囊韧带复合体作为一个整体,通过协同作用来保持肩关节的稳定性。

2. 动态稳定结构　主要包括肩袖肌群、肱二头肌及三角肌。肩关节周围的肌肉在运动过程中收缩产生动态稳定作用,其作用机制体现在四个方面:①肌肉本身的体积及张力;②肌肉收缩导致关节面之间的压力增高;③关节的运动可以间接使周围静态稳定结构拉紧;④收缩的肌肉本身有屏障作用。

(1) 肩袖肌肉群:其本身的肌张力有助于保持肩关节的稳定性。肩胛下肌是肩关节前方重要的屏障,可防止肱骨头发生向前方脱位,冈上肌、冈下肌及小圆肌对于维持肩关节上方及后方的稳定性亦有很重要的作用。肩袖肌肉主动收缩有助于肩关节的稳定性。冈上肌是重要的上方稳定结构,肩胛下肌为最重要的肩关节前方稳定结构。

(2) 肱二头肌:肱二头肌长头腱被认为是可使肱骨头下压的重要结构。肩关节镜下显示当以电刺激肱二头肌长头腱时,肱骨头可被压向肩盂内。在上臂外旋时肱二头肌长头腱作为肩关节的稳定作用最为明显,而内旋时其稳定作用最不明显。肱二头肌长头腱会在下方、前方及后方对肩关节起到稳定作用,长头腱与短头腱一起维持肩关节前方稳定。

(3) 三角肌:三角肌的作用对应其不同的区域有高度的分化,其前部及后部纤维对肩关节的稳定性有一定作用。

3. 静态、动态稳定结构之间的相互作用　静态与动态稳定结构的作用并不是互不相关的,当肱骨头移位较小时,动态稳定结构的作用更重要,而当肱骨头移位较大时,静态稳定结构的稳定作用更明显。关节囊韧带组织可感知位置、运动以及牵拉,这些信号经由静态稳定结构通过反射弧传至动态稳定结构,影响了关节周围肌肉的运动,从而帮助关节保持稳定,这被称为本体感觉。在复发性肩关节前脱位的患者中,这种本体感觉则被破坏。

(二）肩关节的运动

在正常活动范围，整个肩胛带的活动范围超过了人体其他任何一个关节的活动度，上肢可外展上举近180°，内、外旋活动范围加起来超过150°，围绕水平运动轴的前屈及后伸活动范围加起来接近170°，这么大的运动范围是由胸锁关节、肩锁关节、盂肱关节及肩胛骨胸壁关节共同完成的。其中主要的运动发生在盂肱关节和肩胛骨胸壁关节上，而在运动范围的极限部分，胸锁关节的运动也很重要。

盂肱关节屈可达70°~90°；伸可达40°~50°；收展90°~120°；还可以做360°的环转运动。肩关节可以进行三维方向的广泛运动，其运动有如下特点：

1. 静息位　肩胛骨的静息位是相对躯干的冠状面向前旋转30°，另外从后方看，肩胛骨长轴相对于躯干的长轴向上方旋转3°，从侧方看，肩胛骨静息时相对于躯干的冠状面前屈20°，肱骨头静息时位于肩盂的中心，肱骨头及肱骨干均位于肩胛骨平面内，肱骨头关节面相对于肱骨干有30°的后倾。

2. 关节面及其指向　肱骨头的关节面约占整个球形表面积的1/3，并呈120°的圆弧状，相对肱骨干长轴，肱骨头关节面有45°的向上倾斜，相对于肱骨远端两髁之间的连线，肱骨头关节面后倾30°，肩盂的形状像一个反向的逗号。

3. 上肢上举　肩关节最重要的功能是使上肢上举。在上肢上举的过程中，盂肱关节及肩胛胸壁关节各自的运动范围有多大，也就是经常说到的肩胛骨、肱骨节律的问题，Bergmann总结了前人的研究结果，认为在上举的前30°内，盂肱关节的运动范围占较大比例，而在最后60°的上举活动中，盂肱关节和肩胛胸壁关节的运动度是基本相等的。在整个上臂上举的过程中，盂肱关节和肩胛胸壁关节总运动角度的比例约为2:1；接受过非限制性全肩置换手术的患者术后患肢上举时，盂肱关节和肩胛胸壁关节的运动比例变为1:2。

4. 上肢外旋　在上肢极度上举时必伴随肱骨头的外旋以使肱骨大结节能避开喙肩弓从而避免发生撞击，另外上举时肱骨的外旋运动还可放松盂肱关节下方的韧带结构，使上臂达到最大限度的上举，上肢可在不同位置上举。

5. 旋转中心　盂肱关节旋转中心位于肱骨头几何中心旁(6 ± 2)mm范围内，在盂肱关节旋转过程中，肱骨头的移位很小。在整个上臂上举的过程中，肱骨头仅向上移位约4mm。因此，若肱骨头向上移位过大，可能意味着存在肩袖的缺损或肱二头肌长头腱的断裂。上举过程中肩胛骨的旋转中心位于肩峰尖端。

(三）肩关节受力分析

在分析肩关节的受力情况时，可将肩关节的结构简化为一杠杆系统，然后进行力学分析。

例11-1　平抬手臂时（图11-9），计算肌力及肩关节上产生的反作用力大小。假设手臂

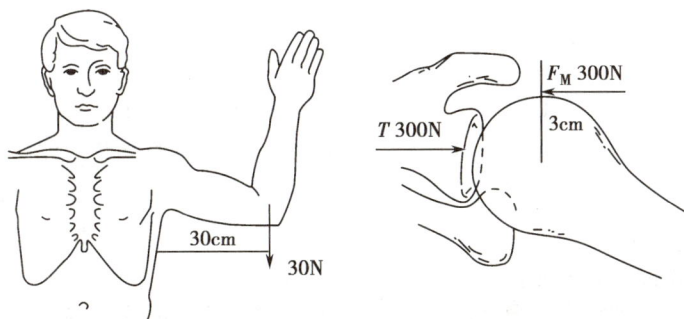

图 11-9　肩关节简化为杠杆系统

重量为体重的 1/20,人体重力为 600N,则手臂重力为 30N,其重心作用在大约离肱骨头中心 30cm 处。

解:为了平衡手臂的重量,假设肌力 F_M 平行手臂,并离关节中心 3cm,此时肩关节处于相对的静态,根据杠杆平衡原理,可得:

$$F_M \times 0.03 - 30 \times 0.30 = 0$$

$$F_M = \frac{30 \times 0.30}{0.03} = 300N$$

设肩关节上的反作用力为 T,T 与 F_M 是一对作用力与反作用力,因此,它的值与 F_M 的大小相等、方向相反,因此,$T=300N$。

但实际情况是三角肌肌力与臂不平行,而是成一定的夹角,因此,精确的计算过程比以上要复杂。

(四)临床应用

1. **肩关节失稳** 即肱骨头不能保持在肩盂的中心位置,根据其不稳定的程度可分为肩关节脱位、肩关节半脱位以及单纯的肩关节疼痛。

(1)反复发生的肩关节脱位:可侵蚀肩盂前下方的关节软骨并破坏相应部位的盂唇组织。软骨盂唇的缺损会导致肩盂边缘的高度降低,从而进一步影响肩关节的稳定性。除盂唇外,若肩盂前下方存在较大的骨性缺损时,肱骨头稳定性将明显减小。关节脱位或半脱位时所伴随的关节囊韧带复合体的损伤,不仅影响关节的机械稳定作用,也影响本体感觉的传入。关节囊韧带的松弛影响其中本体感受器的灵敏度。而手术治疗重建关节囊正常的张力后可使这种灵敏度得到恢复。

(2)肩关节前方不稳定的病理改变:包括 Bankart 损伤(盂肱关节的前下部结构,包括盂肱关节囊的前下部、盂肱下韧带的前束或前下部盂唇自肩盂边缘处撕脱)、骨性 Bankart 损伤、关节囊损伤、关节囊过度松弛、肩袖损伤、肩胛骨骨折、肩盂发育不良和盂肱下韧带损伤(肩关节创伤后发生前脱位时,盂肱下韧带可从其在肩盂侧的起点处断裂,也可以在韧带的中段断裂,还可以自韧带肱骨侧止点处断裂)等。

(3)肩关节前方不稳定的手术治疗或关节镜下诊断治疗:Bankart 修补术将损伤的关节囊、盂唇缝回肩盂边缘,从而恢复正常的解剖结构。肩盂盂唇缺损或者骨性缺损小于20%时,只要关节囊复合体未损伤或者得到修复,肩关节前方稳定性就无明显下降;肩盂边缘的骨折,若其累及范围超过肩盂的25%,需要在修复肩盂较大的骨性缺损和关节囊复合体后,肩关节的稳定性才得到恢复。肩关节不稳定最终的治疗方法为肩关节融合术。

2. **肩关节周围炎(以下简称"肩周炎")** 目前一些学者提出的有关肩周炎成因,可分为外力效应型、环境效应型和非平衡效应型三类。

(1)外力效应型肩周炎:系指肩关节周围炎的成因源于外力损伤。由于肩关节功能的需要,同一块肌肉往往同时受到几个不同方式作用力的叠加,而肌力矢向变换频繁,更成为软组织易损伤的条件。肩关节周围软组织出现损伤后,肩关节保持各功能态的平衡能力就出现了薄弱环节,影响平衡的稳定。因此,损伤往往有继续增大的可能。

(2)环境效应型肩周炎:是指由于机体不能适应外界环境的突然变化而导致肩关节周围软组织病变。风、寒、湿等对机体的侵袭,尤其人到中年后,其软、硬组织均发生退行性改变,适应能力减弱,应激反应迟钝,这不仅为外力效应型肩周炎的形成创造了条件,也为环境效应型肩周炎的形成提供了可能性。

(3)非平衡效应型肩周炎:系指肩关节周围某个或某些部分组织发生病变,使肩关节不能维持正常生理功能而导致的肩关节活动受限。骨骼虽是身体的支架、运动的支撑,但其动力还是来自肌肉配合及其他软组织的协调活动。一旦肩关节周围某部分软组织发生病变，就会使肩关节正常生理活动的平衡受到破坏，进而导致肩关节活动障碍。

3. 肩峰撞击综合征　肩关节解剖结构中，喙突 - 喙肩韧带 - 肩峰相连而成的喙肩弓构成重要的解剖间隙。喙肩弓下即肩峰下间隙，又称"肩峰下关节"或"第二肩关节"，肩峰下至肱骨头表面之间的间距（10~15mm）因任何原因的狭窄，肩峰钩状突起都将引起严重的临床症状，这成为肩部诸多病种发病的重要病理基础，而肩袖腱性结构离其肱骨大结节止点近侧末端1cm区域内为解剖上的缺血区，是引起肩袖退变、损伤、破裂的解剖学因素。

肩部前屈、外展时，肱骨大结节与喙肩弓反复撞击，导致肩峰下滑囊炎症、肩袖组织退变，甚至并发肩袖撕裂损伤，引起肩部疼痛、活动障碍。需要行关节镜下肩峰下滑囊清理术、肩峰成形术，并确定肩袖的撕裂损伤范围，关节镜下采用带线骨锚钉对撕裂肩袖进行缝合修复。

三、骨质疏松性椎体压缩骨折与经皮椎体成形术

（一）骨质疏松性椎体压缩骨折

骨质疏松骨折（脆性骨折）指原发性骨质疏松症导致骨密度和骨质量下降，骨强度减低，在日常活动中受到轻微暴力即可发生的骨折，是骨质疏松症最严重的后果。常见的骨折部位是脊柱、髋部、桡骨远端和肱骨近端。

脊柱骨质疏松骨折的发生，预示着全身骨强度明显降低，新的脊柱骨折或非脊柱骨折的危险性明显增加，此时期是强化骨质疏松治疗和预防新的骨折发生的重要时期。

1. 椎体结构的生物力学　椎体主要由多孔的松质骨构成，表面为薄层皮质骨形成的骨壳。椎体终板是位于椎体和椎间盘之间的薄层透明软骨。三种组织的解剖结构特性、材料特性以及生物力学性能对骨质疏松椎体骨折的发生发展具有重要影响。

（1）椎体的松质骨：椎体的松质骨在脊椎载荷中起重要作用，松质骨的质量决定于它的力学特性，诸如表面的强度和表面的弹性模量，这些又与它内部的骨小梁形状、方向、密度和结合性等微结构以及组织层面的韧性相关。

骨质疏松发生时，骨量的降低使椎体内骨小梁的分布、结构以及生物力学性能发生变化。实验表明，骨质疏松椎体的骨小梁更多地分布在垂直方向，用以代偿骨丢失的效应，然而垂直方向增加的骨小梁使得骨质疏松结构对侧向的"错误"负荷（剪切力）抵抗变小。严重的骨质疏松，椎体内骨小梁断裂、缺损，骨小梁变得薄而稀疏，进而发生微骨折。

（2）椎体的皮质骨：椎体表面薄层皮质骨形成的骨壳，在椎体的载荷中起重要作用，具有承重及分散应力的作用，并且通过形成封闭腔室加强松质骨的硬化效应。实验结果表明，皮质骨壳平均厚度为（0.38 ± 0.06mm），占整个椎体骨量的21%~39%，但是占整个椎体韧性的38%~68%。骨质疏松时，椎体骨皮质变薄提示骨强度的降低。

（3）椎体终板：有限元模型实验进行椎体内初始衰竭位置的定位，显示高危部位最初出现在松质骨，包含高危组织最多的同样是松质骨。位于皮质终板和邻近皮质终板位置的高危组织的数量比其他区域显著增多。因此，当椎体承载压缩负荷时，接近终板和终板内的组织是初始衰竭的高危位置。骨质疏松性椎体压缩骨折早期，常见椎体明显的双凹变形，提示终板和终板内的骨组织破坏塌陷变形（图 11-10）。通过对终板下面的松质骨进行局部分析，而不是整个椎体或者骨密度，可以提高对骨折风险的预测水平。

2. 椎体负荷

（1）蠕变效应与负荷的关系：蠕变效应系指在一段时间内持续负荷的作用下所导致的持续变形。当负荷消除后，椎体内仍残存着的应力称为残余应力。而残余应变，是与残余应力

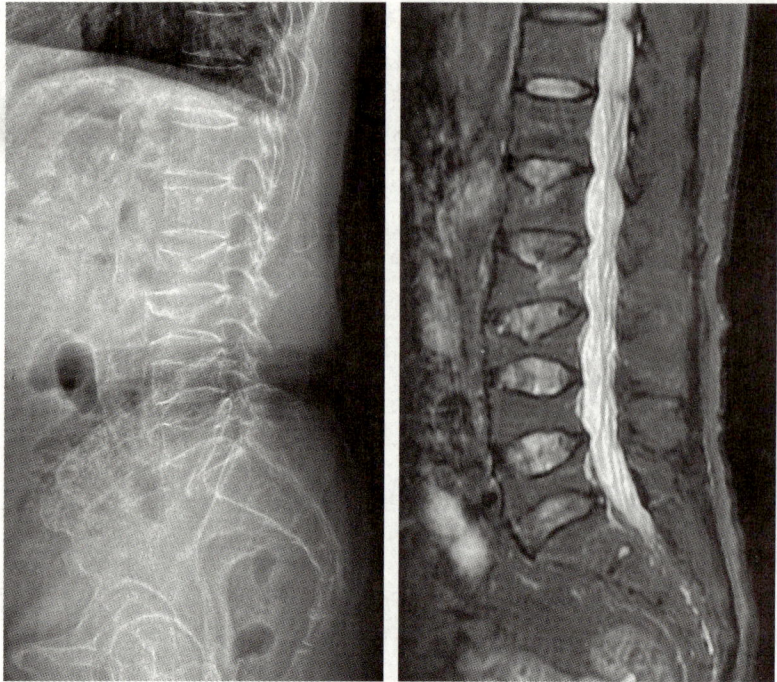

图 11-10 骨质疏松性椎体双凹变形

相应的应变。实验结果表明非创伤性的椎体骨折可能与长期的蠕变效应有关，因为骨小梁没有充足的时间从长时间的静态和循环负荷所累计的蠕变变形中恢复过来。与循环负荷导致的疲劳效应相对应，蠕变效应通常由静态负荷引起。

（2）负荷方式：骨质疏松由多种因素产生，除了骨代谢病理因素以外，运动负荷也是重要因素之一。因各种原因的长期失用如瘫痪或肢体骨折，可导致骨质疏松。适当合理的运动负荷可增加骨量或减少骨丢失。

脊柱负荷方式的改变也是造成椎体骨折的重要因素。关于椎体压缩骨折的研究发现，脊柱的前屈是最容易发生骨折的负荷作用方式，由于脊柱矢状面不平衡导致椎体前部的应力集中，是骨质疏松症患者发生脊柱骨折和再次骨折的重要原因。

（二）经皮椎体成形术

随着人口老龄化，骨质疏松症患者占人口比例越来越高，骨强度的降低极易导致骨折的发生，脊柱椎体骨折是骨质疏松性骨折的高发部位。一旦发生椎体骨折，患者将出现顽固性的腰背疼痛，椎体骨折常常难以愈合而致椎体高度进行性丢失，脊柱出现后凸畸形，从而影响脊柱的生物力学，更进一步将导致骨折的再发生。自 20 世纪 80 年代以来，人们采用经皮椎体成形术（图 11-11）治疗骨质疏松性椎体压缩骨折，取得了良好的临床疗效，逐渐成为骨质疏松性椎体压缩骨折的主要治疗方法。

该手术的主要操作方法为：在影像设备导视下，将注射针经皮、椎弓根插入椎体，向椎体内注入骨水泥而对骨折塌陷的椎体内成形加固。椎体成形术治疗机制尚不清楚，多数的观点认为：①骨水泥聚合反应的热效应，可使椎体内部及椎体周围的末梢神经对疼痛的敏感性降低；②骨水泥注入椎体后能够加固椎体结构，恢复（或增高）骨折塌陷的椎体高度，恢复椎体的强度和刚度；③矫正脊柱后凸畸形，改善脊柱的生物力学结构。另外，骨水泥单体的生物细胞毒性作用也杀伤末梢神经细胞，减轻对疼痛的敏感性。

椎体成形术虽然已在骨科临床中应用近 30 年，注射的充填材料仍在不断的研制中。现

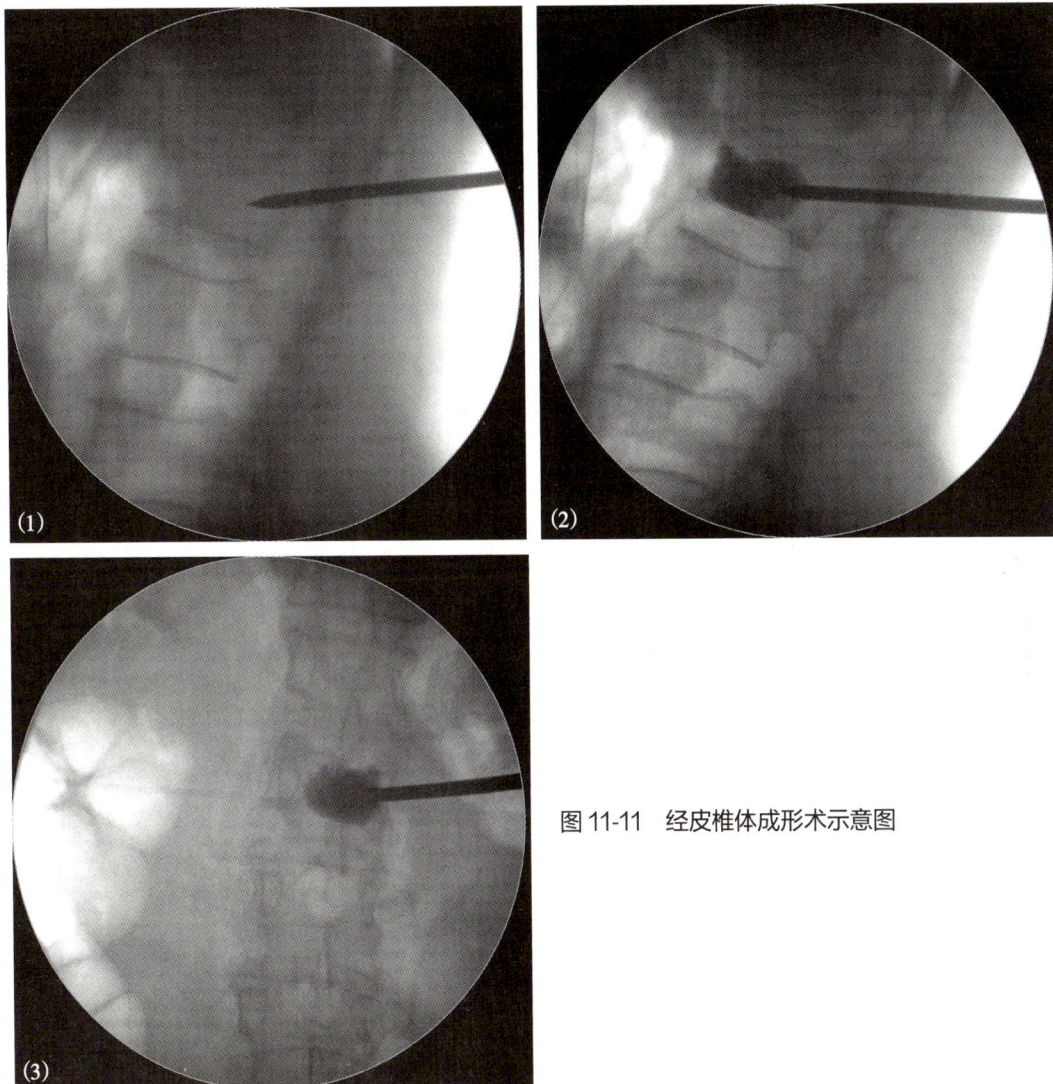

图 11-11　经皮椎体成形术示意图

将常用的材料举例如下:

1. 聚甲基丙烯酸甲酯(PMMA)骨水泥　PMMA 是目前最常用的充填材料,具有可塑性强、强度大等生物力学特性,能迅速地稳定病变椎体、缓解症状,但存在明显不足之处:①PMMA 在聚合时会释放热量,损伤邻近组织,包括脊髓和神经根。②PMMA 较高的刚度和强度,成形椎体和相邻非成形椎体的强度、弹性模量不同,导致力学上的应力遮挡,可能造成继发性脊柱不稳而引起疼痛。③PMMA 的外泄造成局部压迫;由于 PMMA 单体可以被吸收,故可能在注射过程中造成血压下降、脂肪栓塞等并发症。④PMMA 不能降解和替代,长时间后是否会在骨与骨水泥之间界面松动再次导致机械不稳,尚不得而知。

三维有限元力学分析表明 PMMA 在稳定椎体、恢复强度和刚度的同时,可能使其后部结构及相邻腰椎出现应力集中现象。

因此,研究者正在努力寻找替代品来弥补或改善 PMMA 骨水泥的不足和提高修复材料的生物相容性,包括在 PMMA 的基质中加入一些人体骨粒或具有活性成分的羟磷灰石类物质,以及开发生物活性骨水泥等研究。

2. 磷酸钙骨水泥(calcium phosphate cement,CPC)　磷酸钙系列材料的化学成分与人体骨组织的主要成分极为相似,生物相容性良好,是基础材料之一,其中具有代表性的是羟基磷灰石(HA)和磷酸钙生物活性骨水泥(CPC)。

CPC 具有可注射性和很好的椎体成形能力,还具有组织相容性和可生物降解性。因此在临床应用中不会产生严重的炎症反应和异体细胞反应,磷酸钙最终会被吸收,并在骨重建过程中被正常骨取代。

CPC 的生物学特性可以总结为:①相似性(similarity),与骨的化学组成相似;②可吸收性(absorbability),能随着时间逐渐吸收,并被宿主骨替代;③生物活性(bioactivity),可以在骨的表面形成 CPC 并与周围的松质骨形成紧密、直接及突起样结合;④可促进细胞的功能和表达;⑤骨传导作用(osteoconductivity),能提供新骨形成的支架或模板。另外,也有人认为 CPC 对蛋白具有很强的亲和性,并有合适的三维立体几何构形,可结合和聚集循环系统中内源性的骨形态发生蛋白,是生物活性肽、骨生长因子、骨髓间充质干细胞(MSCs)以及骨细胞的理想载体,从而具有骨诱导性(osteoinductivity)。

磷酸钙骨水泥性能的优点在于生物相容性好、可塑性好、与成骨活性相协调的降解活性,而缺点在于强度低、力学性能较差,无法满足实际应用的要求。目前,材料学研究者正在研发各种 CPC 基复合材料,即将两种或两种以上具有互补特性的生物材料按一定的比例和方式组合,构造出新型 CPC 复合材料,使材料的力学性能得到一定的提高。

(李念虎　曾平　乔野)

复习思考题

1. 什么是生物力学?

2. 生物力学的研究方法是什么?

3. 经皮椎体成形术目前常用的两种填充材料 PMMA 和磷酸钙骨水泥,各自的优缺点是什么?

◇◇◇ 主要参考文献 ◇◇◇

1. 邹移海,徐志伟,苏钢强.实验动物学[M].北京:科学出版社,2004.

2. 沈霖,林燕萍,王拥军.骨伤科实验研究[M].北京:北京科学技术出版社,2005.

3. 时光达,宋一同,陈宝兴.实验骨伤科学[M].2版.北京:人民卫生出版社,2001.

4. 刘平,童瑶.中医药科学研究思路与方法[M].上海:上海中医药大学出版社,2003.

5. 高英茂.组织学与胚胎学[M].北京:人民卫生出版社,2005.

6. 廖二元,谭利华.代谢性骨病学[M].北京:人民卫生出版社,2003.

7. 田伟.实用骨科学[M].北京:人民卫生出版社,2008.

8. 王亦璁.骨与关节损伤[M].4版.北京:人民卫生出版社,2007.

9. 李凤奎,王纯耀.实验动物与动物实验方法学[M].郑州:郑州大学出版社,2007.

10. 卞琴,梁倩倩,侯炜,等.长期直立与大鼠腰椎骨质增生的关系[J].中国脊柱脊髓杂志,2009,19(1):60-64.

11. 李晨光,王拥军,施杞,等.动静力失衡性大鼠颈椎间盘组织形态学及超微结构[J].中国矫形外科杂志,2006,14(5):356-359.

12. CHENG N T,GUO A,MENG H. The protective role of autophagy in experimental osteoarthritis,and the therapeutic effects of Torin 1 on osteoarthritis by activating autophagy [J]. Bmc Musculoskeletal Disorders,2016,17(1):1-8.

13. CARAMÉS B,TANIGUCHI N,OTSUKI S,et al. Autophagy is a protective mechanism in normal cartilage,and its aging-related loss is linked with cell death and osteoarthritis [J].Osteoarthritis & Cartilage,2010,62(3):791-801.

14. TAKAYAMA K,KAWAKAMI Y,KOBAYASHI M,et al. Local intra-articular injection of rapamycin delays articular cartilage degeneration in a murine model of osteoarthritis [J]. Arthritis Research & Therapy,2014,16(6):482.

15. ZHANG Y,VASHEGHANI F,LI Y,et al. Cartilage-specific deletion of mTOR upregulates autophagy and protects mice from osteoarthritis [J]. Osteoarthritis & Cartilage,2015,74(7):1432.

16. 李荫龙,张栋.小动物活体体内光学成像技术的应用进展[J].中国中西医结合杂志,2015,35(1):118-123.

17. 陈珺,张豪,杨国柱,等.骨形态计量学目前应用专家共识[J].中国骨质疏松杂志,2014,20(9):1031-1038,1054.

18. 魏占英,章振林.Micro-CT在骨代谢研究中骨微结构指标的解读及应用价值[J].中华骨质疏松和骨矿盐疾病杂志,2018,11(2):200-205.

19. 刘续宝,王素萍.临床流行病学与循证医学[M].4版.北京:人民卫生出版社,2013.

20. 沈洪兵,齐秀英.流行病学[M].8版.北京:人民卫生出版社,2013.

21. REID I R,BOLLAND M J,GREY A.Effects of vitamin D supplements on bone mineral density:a systematic review and meta-analysis [J].The Lancet,2014,383(9912):146-155.

22. 樊龙江.生物信息学[M].杭州:浙江大学出版社.2017.

23. BAYAT A. Science,medicine,and the future:Bioinformatics [J]. BMJ,2002,324(7344):1018-1022.

24. 孟和,顾志华 . 骨伤科生物力学 [M]. 2 版 . 北京:人民卫生出版社,2000.

25. 付洪兰 . 实用电子显微镜技术 [M]. 北京:高等教育出版社,2004.

26. 司徒镇强,吴军正 . 细胞培养 [M]. 北京:世界图书出版公司,1996.

27. 赖世隆 . 中西医结合临床科研方法学 [M].2 版 . 北京:科学出版社,2008.

复习思考题
答案要点

模拟试卷

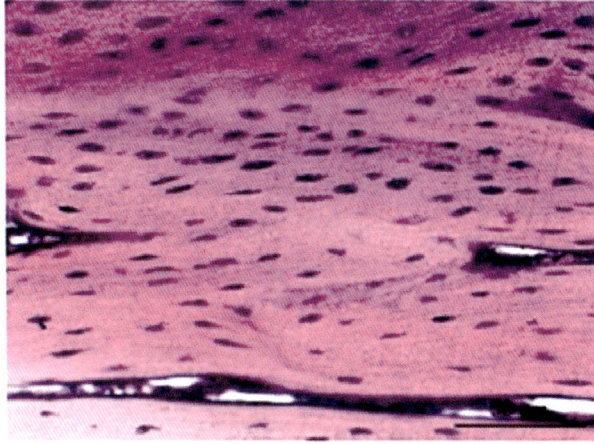

图 3-1　骨细胞光镜模式图

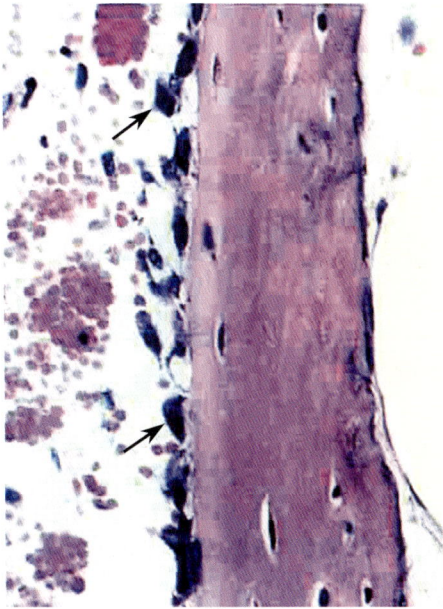

图 3-3　成骨细胞光镜像

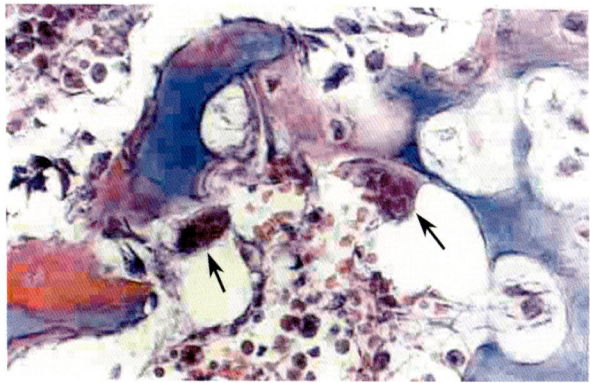

图 3-4　破骨细胞光镜像

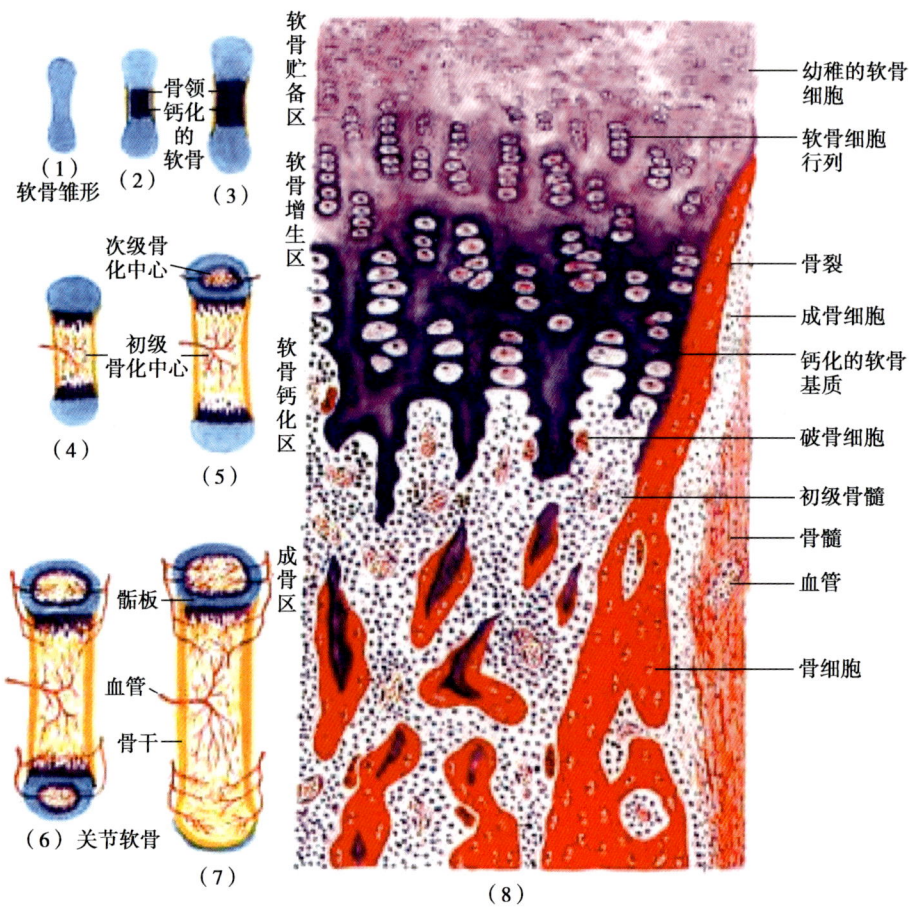

（1）软骨雏形
（2）
（3）
骨领
钙化
的
软骨
（4）
次级骨
化中心
初级
骨化中心
（5）
（6）关节软骨
骺板
血管
骨干
（7）
（8）

软骨贮备区
软骨增生区
软骨钙化区
成骨区

幼稚的软骨
细胞
软骨细胞
行列
骨裂
成骨细胞
钙化的软骨
基质
破骨细胞
初级骨髓
骨髓
血管
骨细胞

图 3-6　软骨内成骨示意图

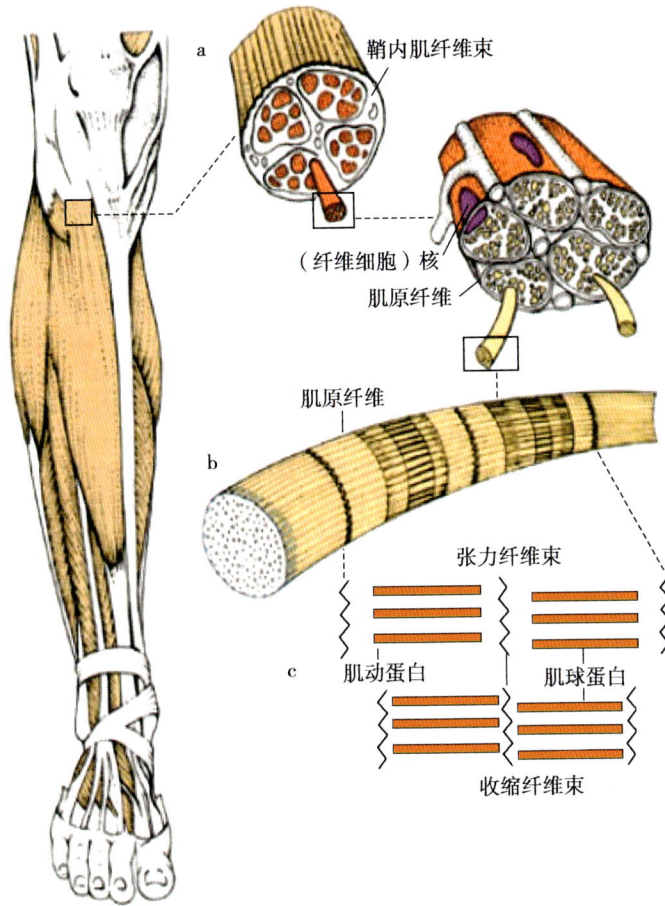

图 3-7　骨骼肌结构模式图

图中标注：鞘内肌纤维束、（纤维细胞）核、肌原纤维、肌原纤维、张力纤维束、肌动蛋白、肌球蛋白、收缩纤维束

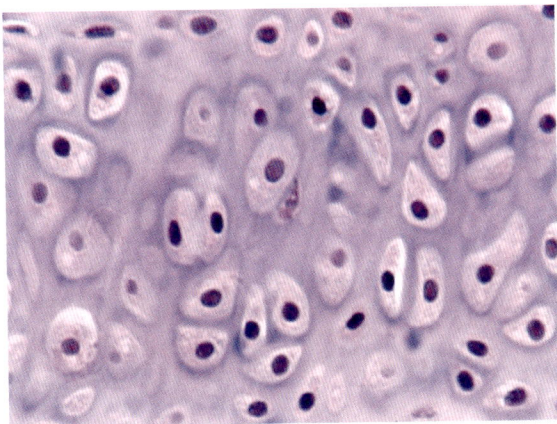

图 3-8　透明软骨

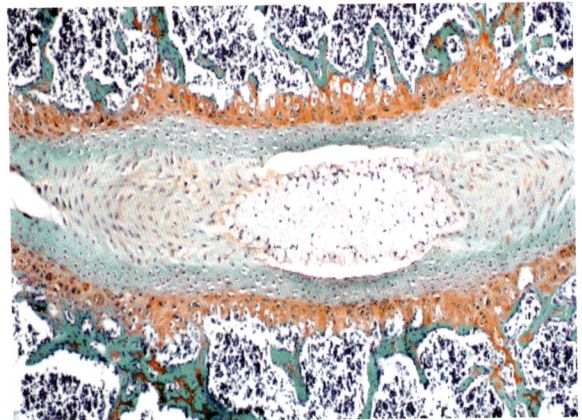

图 3-9　鼠椎间盘纤维软骨

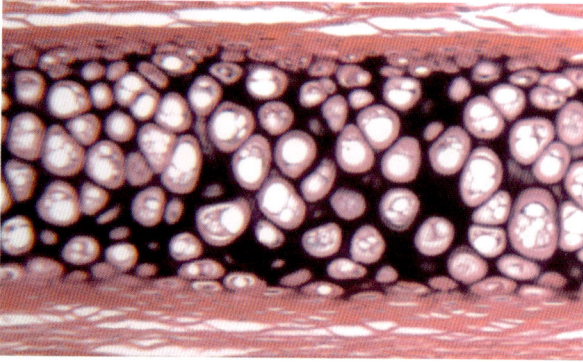

图 3-10 弹性软骨

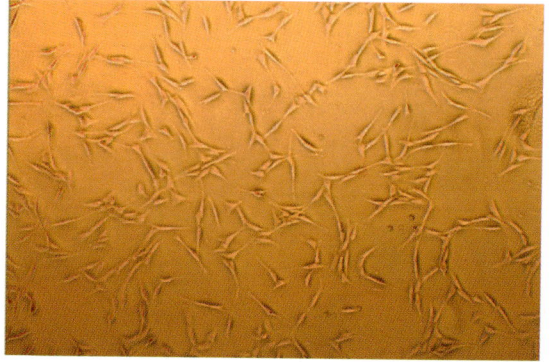

图 6-1 成骨细胞观察(HE 染色)

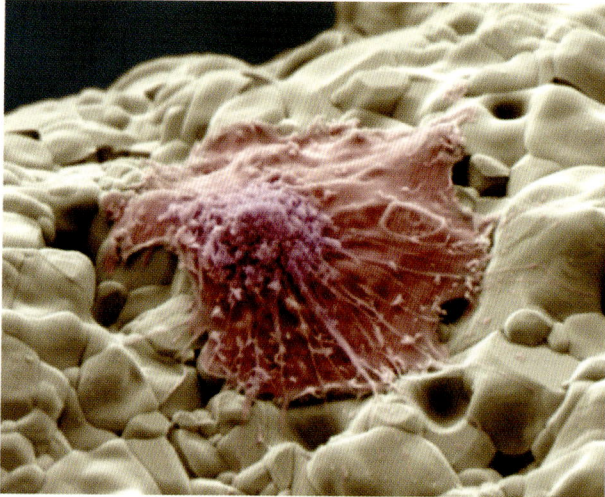

图 6-2 成骨细胞电镜扫描

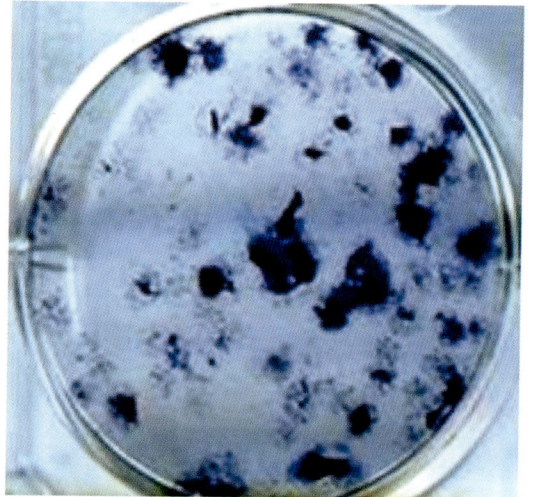

图 6-3 成骨细胞 ALP 染色阳性

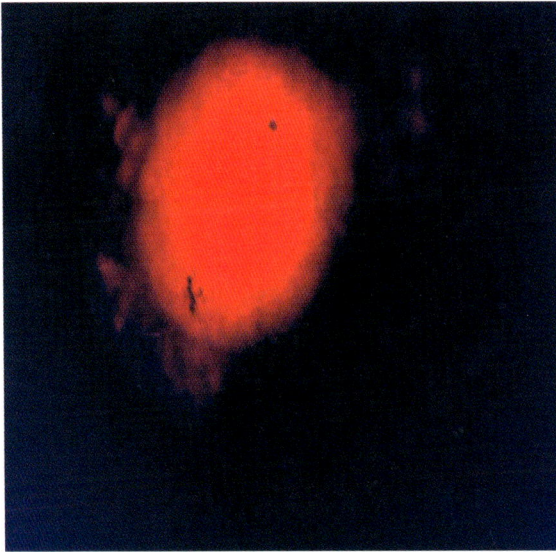

图 6-4　四环素荧光成骨细胞骨结节（橘红色）

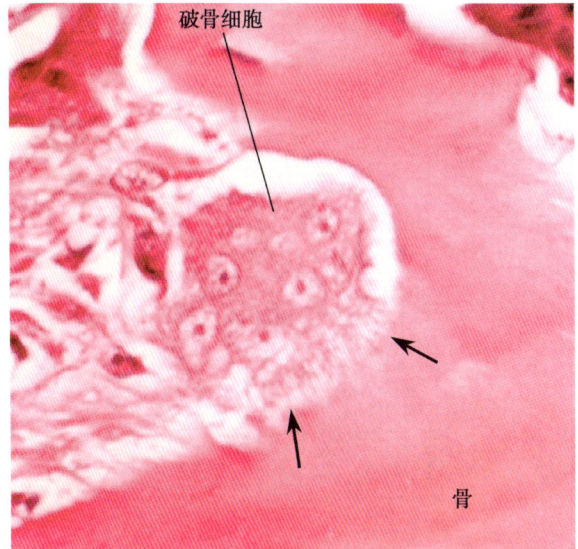

图 6-5　成熟的破骨细胞

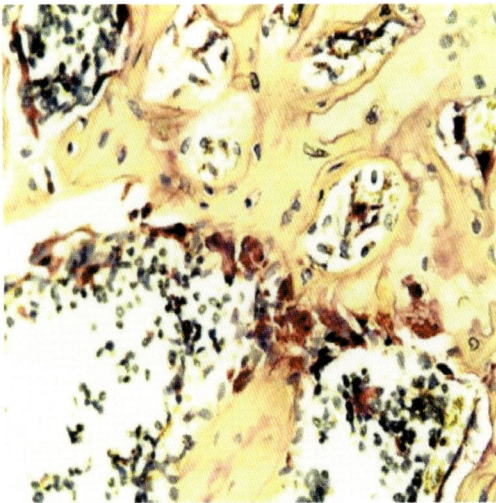

图 6-6　破骨细胞抗酒石酸酸性磷酸酶（TRAP）
染色（红色沉淀）

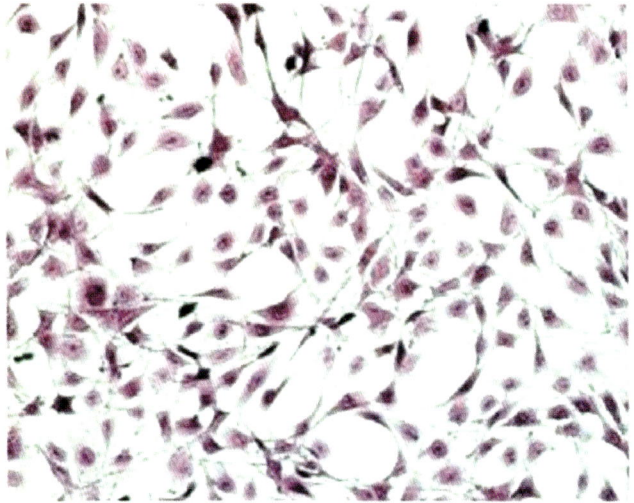

图 6-7　原代培养的软骨细胞，为多边形（10×40）

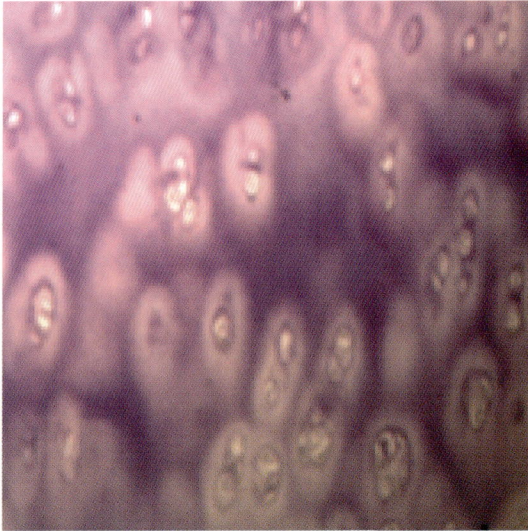

图 6-8　原代软骨细胞甲苯胺蓝染色,可见较多较小蓝紫色结晶(10×40)

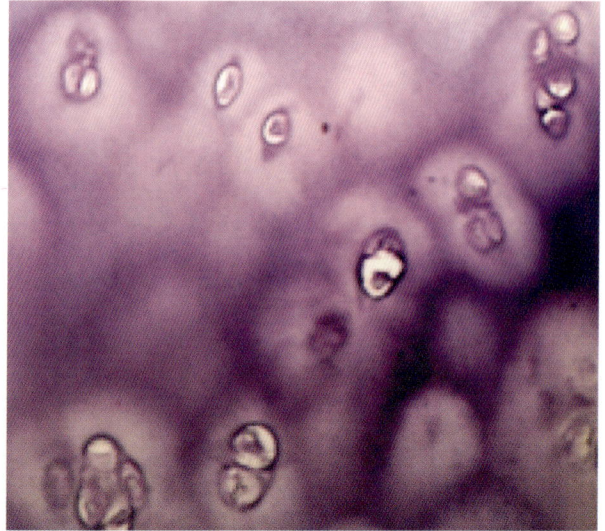

图 6-9　第 3 代软骨细胞,胞质染成棕黄色(10×100)

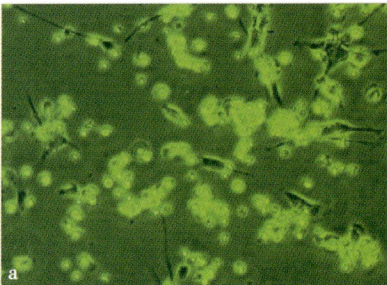

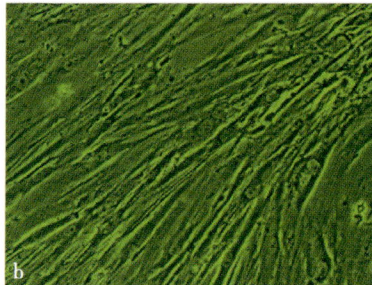

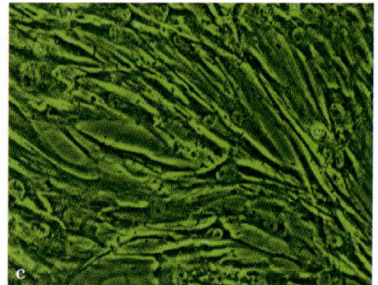

图 6-11　骨髓间充质干细胞的形态鉴定

a. 第 6 天培养的骨髓间充质干细胞形态(×100);b. 第 14 天培养的骨髓间充质干细胞形态(×100);c. 传代培养的骨髓间充质干细胞形态(×100)

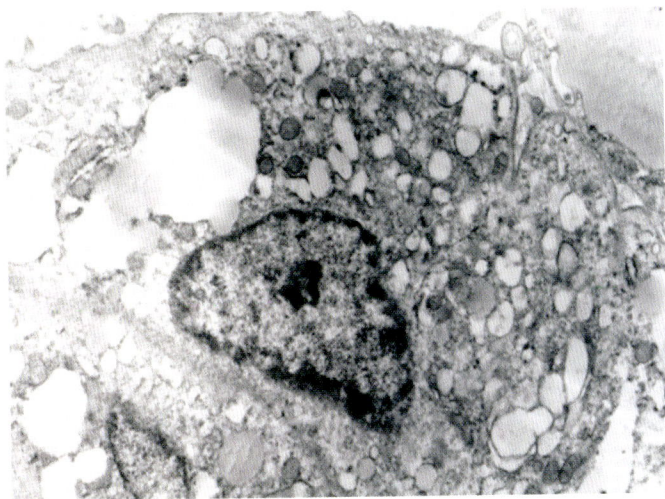

图 6-12　骨髓间充质干细胞透射电镜观察（×8k）

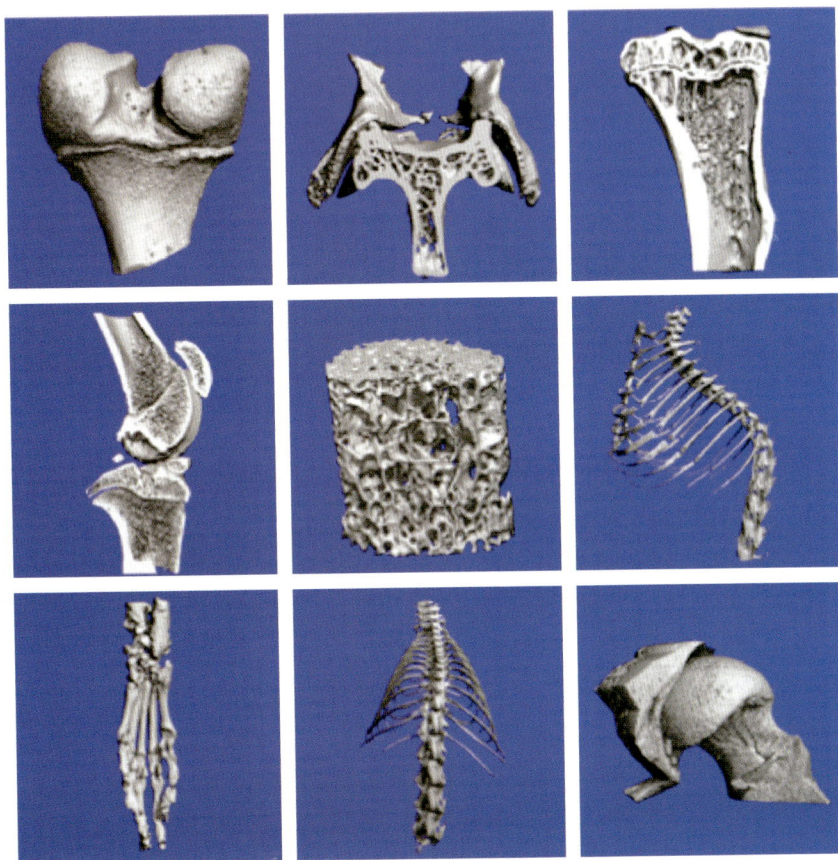

图 8-1　鼠各部位骨显微 CT 影像